WUNDERSCHÖN

Priv. Doz. Dr. Stéphane Stahl

WUNDERSCHÖN

Warum wir dem Bann des Äußeren
nicht entkommen

Für Fragen und Anregungen:
info@stephanestahl.de

ISBN Hardcover: 978-3-9827981-0-3
ISBN E-Book: 978-3-9827981-2-7
ISBN Hörbuch: 978-3-9827981-3-4

Bibliografische Informationen der Deutschen Nationalbibliothek: Die Deutsche Nationalbibliothek verzeichnet diese Publikation in der Deutschen Nationalbibliografie; detaillierte bibliografische Daten sind im Internet über www.dnb.de abrufbar.

Stéphane Stahl
Wunderschön

Originalausgabe 2026

Bahnhofstr. 36
66111 Saarbrücken
www.stephanestahl.de

Lektorat: Dr. Peter Schäfer, www.schaefer-lektorat.de
Cover: Web & Grafik / Das Buchdesign – J. Stetten, Laatzen; Bildmaterial: Gemini Pro
Satz und Layout/E-Book: Dr. Peter Schäfer, mit Adobe InDesign

Inhalt

Vorwort von Lukas Prantl

Schönheit – kaum ein anderes Thema berührt uns so unmittelbar. Es prägt unser Selbstbild, beeinflusst, wie wir anderen begegnen, und spielt oft eine größere Rolle, als wir zugeben möchten. In einer Welt voller Bilder, Likes und schneller Urteile wird das äußere Erscheinungsbild immer wichtiger – ob wir wollen oder nicht.

Dieses Buch lädt dazu ein, Schönheit in all ihren Facetten neu zu betrachten. Es geht nicht darum, feste Antworten zu liefern, sondern Fragen zu stellen. Was macht einen Menschen schön? Welche Rolle spielen Biologie, Kultur, Psychologie – und die Medien? Wie viel von unserem Schönheitsideal ist uns angeboren, wie viel anerzogen?

Mich persönlich beschäftigt das Thema seit vielen Jahren – als Wissenschaftler, als Arzt und nicht zuletzt als Mensch. Ich sehe, wie sehr Schönheit Menschen bestärken kann – und wie sehr sie verunsichert, wenn man sich selbst nicht genügt. Ich sehe Patientinnen und Patienten, die mit ganz unterschiedlichen Erwartungen kommen, und versuche, ihnen mit Respekt, Ehrlichkeit und auf Augenhöhe zu begegnen.

PD Dr. Stéphane Stahl gelingt es in diesem Buch, Wissenschaft verständlich zu machen, ohne sie zu vereinfachen. Er schlägt Brücken zwischen Forschung und Alltag – und regt zum Nachdenken an. Ich habe beim Lesen nicht das Gefühl, belehrt zu werden, sondern ernst genommen – mit all meinen Fragen, Zweifeln und eigenen Vorstellungen.

Dieses Buch ist kein Plädoyer für oder gegen Schönheitschirurgie. Es ist ein Plädoyer für einen bewussteren Umgang mit einem Thema, das uns alle betrifft. Es macht Mut, Klischees zu hinterfragen und die eigene Sichtweise zu schärfen – jenseits von Hochglanzbildern und schnellen Urteilen.

Ich bin dankbar, diese Reise im Buch von Herrn Stahl mitgehen zu dürfen.

Univ. Prof. Dr. Dr. med. Lukas Prantl, PhD, MHBA, FACS
Präsident der ESCHM
Past-Präsident der DGPRÄC
Vize-Präsident der DGCH
Gründungsdirektor des Hochschulzentrums für Plastische und Ästhetische, Hand- und Wiederherstellungschirurgie Universität Regensburg

Schönheit ist ...

»Tall and tan and young and lovely
The girl from Ipanema goes walking
And when she passes, each one she passes
Goes aaah«
Aus Tom Jobims »The Girl from Ipanema«

Beginnen wir mit ein paar Fragen. Eine gute Frage zu verstehen, ist schon die halbe Antwort, sagt schließlich Sokrates. Haben Sie einen Partner? Wenn ja, haben Sie sich schon einmal gefragt, warum Sie ausgerechnet ihn gewählt haben – oder er Sie? Und warum wird jemand befördert – und nicht die ebenso qualifizierte Kollegin? Welchen Einfluss hat womöglich Ihr Aussehen auf Ihr Selbstbewusstsein und Wohlbefinden? Warum schauen Männer bei Frauen oft automatisch auf bestimmte Körperbereiche? Ist das eine unbewusste Reaktion oder nur ein Klischee? Und schließlich: Warum haben manche Frauen eine scheinbar unwiderstehliche Anziehung auf Männer?

Kaum ein anderes Thema hat Dichter und Denker so sehr beschäftigt wie die betörende Schönheit mancher Frauen. Ein berühmtes Beispiel dafür ist »The Girl from Ipanema«, eines der meistgespielten Lieder der Musikgeschichte. Inspiriert von einer jungen Frau, die am Strand von Ipanema in Rio de Janeiro flaniert, erzählt es von einer Schönheit, die alle Blicke fesselt. Die sanfte Bossa-Nova-Melodie bringt ihre bezaubernde Ausstrahlung mit einer Leichtigkeit zum Klingen, die das Lied bis heute unvergessen macht.

Ist es nicht paradox, dass trotz der verbreiteten Ansicht, Schönheit sei eine subjektive Eigenschaft, eine Frau wie die Ipanema-Schönheit alle Blicke auf sich zieht?

Faszination und Polarisierung – warum ich Schönheitschirurg wurde

Als junger Medizinstudent faszinierte mich die brasilianische Lebensart genauso wie die Geschicklichkeit brasilianischer plastischer Chirurgen. Besonders beeindruckte mich, wie sehr deren Eingriffe nicht nur das äußere Erscheinungsbild, sondern auch das Selbstvertrauen der Patienten veränderten. Sie hinterließen eine so starke Wirkung, dass ich mich schließlich für dieses Fachgebiet entschied.

Ein Stipendium bei renommierten Chirurgen in den USA prägte meinen Werdegang und mit den Jahren rückte die Ästhetische Chirurgie immer mehr in den Mittelpunkt meiner Arbeit. Da viele Menschen die Unterschiede zwischen Plastischer, Wiederherstellender und Ästhetischer Chirurgie nicht kennen, antworte ich auf die Frage nach meinem Beruf gelegentlich mit einem einfachen: »Ich bin Schönheitschirurg.«

Daraufhin entgegnet man mir manchmal mit einer Mischung aus Selbstgefälligkeit, Geringschätzung und Verlegenheit: »Das habe ich nicht nötig.« Nach der zweiten oder dritten Begegnung fragen einige dann mit vorgehaltener Hand nach: »Du, sag mal, was könnte man denn dagegen machen …?«

Schönheit und Intelligenz als Erfolgsfaktoren

Schön und klug – zwei Eigenschaften, die in unserer Gesellschaft besonders hoch im Kurs stehen. Oft gelten sie als Zeichen von Wert und Erfolg. Schon als Kleinkind kann man das zu spüren bekommen: Die leuchtend blonden Locken eines entzückenden Babys rufen begeisterte Reaktionen hervor. Doch sobald die Schulzeit beginnt, rückt die äußere Schönheit in den Hintergrund – plötzlich zählen Noten mehr als das Aussehen, zumindest aus Sicht der Eltern.

Vielleicht verändert sich die Wahrnehmung von Schönheit mit dem Älterwerden der Eltern? In jungen Jahren spielt Attraktivität eine entscheidende Rolle – privat wie beruflich. Frauen wie Sydney Sweeney oder Influencerinnen wie Olivia Dunne zeigen, dass Jugend und Schönheit, kombiniert mit Talent und Engagement, viele Türen öffnen. Bei Männern hingegen scheint Attraktivität gekoppelt mit Erfolg an Wert zu gewinnen – Prominente wie George Clooney oder David Beckham profitieren von einer Mischung aus Erfolg und gutem Aussehen. Ob in den Medien, im Sport oder in der Politik – gutes Aussehen bringt Aufmerksamkeit und Anerkennung, doch seine Bedeutung verändert sich je nach Alter und Geschlecht.

Schönheitschirurgie wird in Boulevard-Medien oft mit Reichtum, Glamour und Prominenten assoziiert, bisweilen mit grotesken Entstellungen nach chirurgischen Eingriffen. Doch das sind Extremfälle. Sie verzerren die Realität. Persönliche Anekdoten sind greifbar und emotional, überdecken aber den Normalfall. So bleibt oft unerkannt, dass viele Patienten unter echtem Leidensdruck stehen und seriöse Eingriffe ihre Lebensqualität verbessern können.

Wird Schönheit überbewertet oder ist sie tatsächlich ein Karrierefaktor? In den nächsten Kapiteln werfen wir einen differenzierten Blick auf dieses Thema – jenseits einfacher Schwarz-Weiß-Muster, gestützt auf fundierte Fakten und hochwertige Quellen. Ziel ist es, ein tiefgehendes Verständnis für die komplexen Zusammenhänge zu schaffen und zur kritischen Auseinandersetzung einzuladen.

Warum dieses Buch mehr ist als ein Ratgeber

Dieses Buch geht ausführlich darauf ein, welche Beweggründe Menschen dazu bringen, ihr Äußeres verändern zu wollen, und was die allgemeine Wahrnehmung von Attraktivität beeinflusst.

Die bisherigen Bücher von Schönheitschirurgen haben wenig zur sachlichen Diskussion über die Frage beigetragen, ob die Schönheit im Blick des Betrachters liegt. Statt fundierter Analysen dominieren narzisstische Autobiografien, zweifelhafte Ratgeber und voyeuristische Tagebücher – was bestehende Vorurteile verstärkt.

Das Thema Schönheit birgt Widersprüche. Welche körperlichen Merkmale werden als attraktiv erachtet? Wie fühlt es sich an, diese zu besitzen oder eben nicht?

Als ich 2005 meine Karriere begann, schienen die Ansichten über Schönheit vielfältiger und die Debatten weniger polarisiert. In Deutschland gilt es vielen als moralisch fragwürdig, nach einem besseren Aussehen zu streben. Deshalb ertragen Menschen, die unter äußeren Makeln leiden, ihre Schmerzen oft im Stillen, ohne darüber zu sprechen. Doch wer Menschen helfen will, muss zunächst versuchen, sie zu verstehen.

Der vorhandene Schatz wissenschaftlicher Erkenntnisse bietet die Chance, die Diskussion über Schönheit auf ein neues Niveau zu heben. Statt uns von vereinfachten Anekdoten und emotionalen Narrativen leiten zu lassen, sollten wir uns um ein faktenbasiertes Verständnis bemühen. Dieses Buch soll Patienten befähigen, begründete Entscheidungen über ihr Streben nach Attraktivität zu treffen.

Es liefert faktenbasiertes, praxisnahes und aktuelles Wissen – verständlich aufbereitet und wissenschaftlich fundiert. Dafür habe ich Hunderte Originalquellen durchforstet, von Fachliteratur bis zu verstaubten Antiquariatsfunden.

Welche Themen dieses Buch für Sie bereithält

Im ersten Kapitel schauen wir uns an, wie Attraktivität unser Leben beeinflusst – von der Partnerwahl über den Job bis hin zur Medienwelt. Und ja, sogar im Gerichtssaal kann gutes Aussehen einen Unterschied machen.

Kapitel zwei zeigt, warum Schönheit mehr ist als bloße Äußerlichkeit – sie ist tief in der Evolution des Menschen verankert. Wir beleuchten, weshalb Attraktivität als Signal für Gesundheit, Jugendlichkeit und genetische Fitness dient und warum unser Gehirn Durchschnittlichkeit oft als besonders ansprechend wahrnimmt.

Kapitel drei entlarvt gängige Klischees über Schönheit. Wir zeigen, warum Attraktivität weit mehr mit Gesundheit als mit Mode oder vergänglichen Trends zu tun hat.

In Kapitel vier gehen wir den Missverständnissen auf den Grund, die durch Medien und Meinungsmacher befeuert werden. Dabei wird oft übersehen, dass Schönheitschirurgie eine moderne Wissenschaft ist, die das Leben vieler Menschen verbessert.

Für wen habe ich dieses Buch geschrieben?

Ich habe dieses Buch für Sie geschrieben, weil Schönheit unser Leben stärker beeinflusst, als wir oft wahrhaben wollen – und weil es höchste Zeit ist, die Mechanismen dahinter zu verstehen. Was macht einen Menschen attraktiv? Wie misst man Schönheit? Und warum geht es dabei oft um Normalität, nicht um außergewöhnliche Schönheit? Gerade das überrascht meine Gesprächspartner häufig am meisten.

Schönheit betrifft uns alle – unabhängig davon, ob wir uns selbst als attraktiv empfinden oder nicht. Ihre Wirkung ist messbar und geht über persönliche Ansichten hinaus. Dieses Buch zeigt, welche Schönheitsmerkmale tatsächlich eine Rolle spielen, und räumt mit verbreiteten Mythen auf.

Dieses Buch hilft, den tatsächlichen Einfluss von Schönheitsmerkmalen auf unser Leben zu verstehen. Denn wer sich mit wissenschaftlichen Erkenntnissen zur Attraktivität beschäftigt, kann bewusster mit dem Thema umgehen – sei es im Alltag, im Beruf oder in Bezug auf die eigene Gesundheit.

Dank geht an meine Familie für ihre Geduld – und an meine Frau, die mit ihrem Wissen und ihren Ideen dieses Buch belebt hat.

Ich wünsche eine interessante Lektüre mit vielen Aha-Effekten!

Stéphane Stahl

1 Einige Wahrheiten zur Schönheit

1.1 »Aussehen ist nicht alles«

Stellen Sie sich vor, Sie steigen in einen vollen Zug, in dem Sie keine Sitzplatzreservierung haben. Viele Menschen wählen in so einem Fall ihren Sitzplatz für eine lange Fahrt nach dem Sitznachbarn aus, wenn sie unter den wenigen verfügbaren Plätzen suchen. Da Sie nichts über die Persönlichkeit, Hobbys oder den Beruf der Mitreisenden wissen, bleibt nur das äußere Erscheinungsbild als Entscheidungskriterium. Sie wählen also intuitiv den Platz neben der Person, die Sie optisch am meisten anspricht. Diese Situation lässt sich mit einem Besuch in einem belebten Club oder einer Bar vergleichen, wo wir ebenfalls oft auf Basis des ersten äußeren Eindrucks intuitiv entscheiden, mit wem wir uns unterhalten möchten. Die Wahl eines Sitznachbarn oder eines Gesprächspartners hängt also maßgeblich von dem Eindruck ab, den der erste flüchtige Blick vermittelt.

Dieses Verhalten ähnelt der schnellen Entscheidung, ob wir jemandem in den sozialen Medien, etwa auf Instagram, folgen. Ein ansprechendes Profilbild oder eine visuell beeindruckende Titelseite ist oft ausschlaggebend, ob wir tiefer in die digitale Präsenz einer Person eintauchen möchten. Ein einziges Bild – etwa ein lächelndes Gesicht – genügt, um uns zu beeinflussen. Anders als bei der Wahl eines Reisegefährten im Zug könnte man auf Instagram mehr über eine Person erfahren, bevor man ihr folgt – doch meist tun wir es nicht. Stattdessen verlassen wir uns auf unsere Intuition, die sich vor allem am äußeren Erscheinungsbild orientiert. Bei solch flüchtigen, unverbindlichen Begegnungen, sei es mit einem Sitznachbarn, einem Gesprächspartner in einer Bar oder einem Internetnutzer, entscheiden oft die äußeren Eindrücke.

Äußerlichkeiten sind relevant – für uns alle

Wissenschaftler haben gängige Vorstellungen über das äußere Erscheinungsbild kritisch hinterfragt und erforscht. In Experimenten untersuchten sie beispielsweise, wie Frisur und Haarfarbe einer Frau das Verhalten von Männern beeinflussen. Lässt eine Frau in der Fußgängerzone einen Handschuh fallen, heben ihn männliche Passanten eher auf, wenn sie ihr langes Haar offen trägt – und kein Pony oder Dutt.[1] Weitere Studien zeigen, dass Autofahrer häufiger für blonde Anhalterinnen als für dunkelhaarige stoppen und dass blonde Bedienungen mehr Trinkgeld als dunkelhaarige bekommen.[2] Wissenschaftlich scheinen die Experimente eher unbedeutend, und dennoch: Abseits der öffentlichen Bekenntnisse hat Aussehen wohl eine größere Bedeutung, als gemeinhin angenommen oder zugegeben wird. Weitere Untersuchungen, die im Laufe dieses Buches dargestellt werden, sollen klären, ob Äußerlichkeiten auch außerhalb flüchtiger Begegnungen eine Rolle spielen.

Schon seit der Bronzezeit verwenden Menschen in Ägypten, Persien, Griechenland, Arabien und Rom Duftstoffe, um ihre Attraktivität zu steigern.[3] Diese Funktion angenehmer Gerüche wurde einige Jahrtausende später wissenschaftlich belegt.[4] In einer Studie konnte nachgewiesen werden, dass Gerüche die Sympathiebeurteilung von Gesichtern beeinflussen. Interessanterweise ist der Einfluss von Gerüchen am stärksten, wenn diese so schwach sind, dass sie gerade nicht mehr bewusst wahrgenommen werden.[5] Und weil wir diese feinen Hinweise nicht bewusst registrieren, können wir uns ihrem Einfluss auch nicht entziehen. Das gilt auch für Körpermerkmale, die eine Zu- oder Abneigung zu bestimmten Personen hervorrufen.

Betrachten wir einmal, welche Rolle die Attraktivität von Menschen im Fernsehen spielt. Nachrichtensendungen setzen gezielt

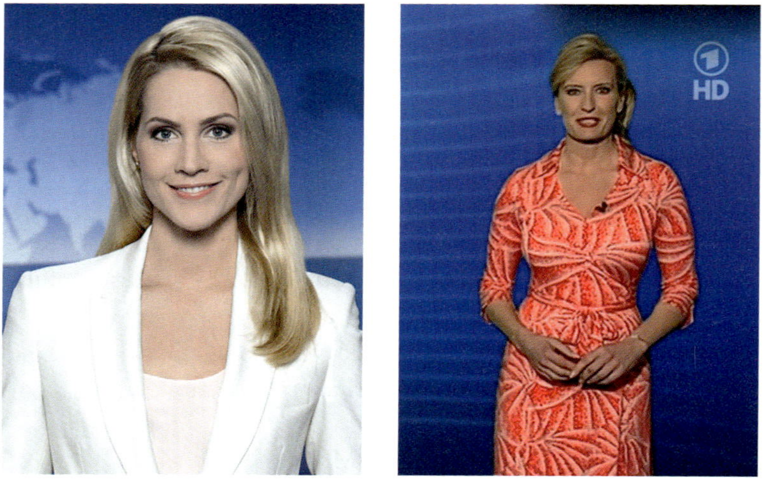

Abbildung 1 und 2: TV-Moderatorinnen Judith Rakers und Claudia Kleinert.

attraktive Nachrichtensprecherinnen ein, um die Zufriedenheit der Zuschauer und die Einschaltquoten zu steigern.[6] Jene wirken glaubwürdiger und überzeugender.[7] Nachrichtensprecher bekommen normalerweise Make-up, das darauf abzielt, das Erscheinungsbild vor der Kamera zu optimieren. Die Anziehungskraft der Nachrichtensprecherinnen wird auch durch Kamerawinkel, Kamerafahrt und Bildausschnitt in den Vordergrund gerückt.[8] Dies ist nicht überraschend, da auch das Kamerateam und die Journalisten – wie alle Menschen – intuitiv auf attraktive Personen reagieren. In Film- und Fernsehmedien spielt das Aussehen eine wichtige Rolle für Erfolg und Glaubwürdigkeit.

Attraktivität in Medien, Politik und Werbung

So wie Nachrichtensprecherinnen nach ihrem äußeren ausgesucht werden, suchen auch Journalisten ihre Interviewpartner aus. Die Aufmerksamkeit, die Politiker in den Medien erhalten, hängt nicht nur von politischen Argumenten ab, sondern auch von ihren Kommunikationsfähigkeiten und ihrem Aussehen. Komplexe sachliche oder parteipolitische Zusammenhänge treten dabei in den Hintergrund. Die Persönlichkeiten der Politiker bekommen mehr Aufmerksamkeit, um den Unterhaltungswert der Berichterstattung für das Publikum zu erhöhen. Eine Studie konnte feststellen, dass über attraktive Politiker häufiger und positiver berichtet wird als über unattraktive.[9] Mehr als 900 Sendungen von ARD, ZDF, RTL Aktuell, Sat.1 und ProSieben wurden untersucht, um den Einfluss der Anziehungskraft von Politikern auf die Berichterstattung zu bewerten. Das Ergebnis: Über attraktivere Politiker wird häufiger berichtet. Zudem werden sie durch Kamera-Zooms gezielt in Szene gesetzt.[10]

In der Werbung, besonders für Mode und Kosmetik, wird die Anziehungskraft von Werbemodels und Influencern gezielt genutzt, um den Umsatz zu steigern.[11] Untersuchungen im Bereich sozialer Medien bestätigen, dass Attraktivität den Erfolg von Influencern maßgeblich steigert.[12] Psychologische Studien belegen, dass Werbung mit attraktiven Models erfolgreicher ist – ein Effekt, der bereits vor 50 Jahren nachgewiesen wurde.[13] Werbung mit weiblichen Models wird von männlichen Probanden höher bewertet als von weiblichen und umgekehrt.

Die Wirkung der Attraktivität der Models ist jedoch auch von beworbenen Produkten abhängig. Bei der Bewerbung von Waren wie Kaffee fällt sie geringer aus als bei Parfüm oder Kosmetika.[14] Dennoch bleibt festzuhalten, dass Attraktivität nach wie vor einen bedeutenden und allgegenwärtigen Einfluss ausübt.

Profisport: Allein eine Frage der Leistung?

Wer im Sport erfolgreich sein will, muss Ausdauer, Kraft und Talent haben. Wenn überhaupt, kann das Aussehen in diesem gesellschaftlichen Bereich nur eine untergeordnete Rolle spielen, denkt man. Doch können wir uns dessen so sicher sein? Die Sportwissenschaftler der Universität Göttingen haben die Google-Suchanfragen zu den Nationalmannschaften der Männer aus Deutschland, Spanien und Italien sowie den Frauen-Teams aus Deutschland, Schweden und Frankreich während der Fußball-Europameisterschaften 2012 und 2013 untersucht. Dabei zeigte sich, dass Spielerinnen und Spieler, die sowohl erfolgreich als auch attraktiv sind, die meiste öffentliche Aufmerksamkeit erhalten.

Die wenigen Athleten, die beides vereinen, zählen zu den »Superstars«, deren Popularität herausragend ist.[15] In einer Untersuchung der Universitäten Münster und Tübingen wurde die Attraktivität der 100 besten Tennisspielerinnen der Weltrangliste von 2011 und 2012 durch 382 Studenten ausgewertet. Es zeigt sich, dass attraktivere Tennisspielerinnen in den Online-Medien beliebter sind.[16] Eine andere Untersuchung von 622 Live-Tennisspielen bei Grand-Slam-Turnieren zeigt ebenso, dass die Beliebtheit von Tennisspielerinnen durch deren physische Attraktivität beeinflusst wird.[17]

Attraktive Menschen verdienen oft mehr Geld, während weniger attraktive Personen finanziell benachteiligt werden.[18] Gleichzeitig kann Geld helfen, attraktiver zu wirken.[19] Zu diesem Ergebnis kommt eine Untersuchung der Universitäten Münster und Gießen, bei der die Porträts von 80 Fußballern der Bundesliga über einen Zeitraum von zehn Jahren ausgewertet wurden. Die Studie zeigt, dass die Fußballspieler mit der Zeit als deutlich attraktiver wahrgenommen wurden. Ob dies auf ihren sozialen Status oder andere äußere Faktoren wie Haarschnitt, Pflegeprodukte, kosmetische Eingriffe und Zahnbehandlungen zurückzuführen ist, bleibt unklar.[20]

Sind wir vor dem Gesetz wirklich gleich?

»In meinem Leben nehmen Fernsehen, soziale Netzwerke, Tennisberichte und Fußballergehälter nur eine untergeordnete Rolle ein – es gibt Wesentlicheres und Bedeutenderes.« Wenn das Ihre Gedanken sind, stimme ich Ihnen ohne Weiteres zu. Doch wussten Sie, dass Aussehen auch in anderen gesellschaftlichen Sphären Relevanz besitzt, etwa vor Gericht? Richter lassen sich offenbar leichter von attraktiven Anwälten überzeugen. Das zeigen aktuelle Untersuchungen.[21] Attraktive Menschen werden zudem seltener verhaftet und verurteilt als weniger attraktive – und nicht nur das, sie erhalten auch mildere Strafen.[22] Dies verdeutlicht, wie sehr unser äußeres Erscheinungsbild auch Instanzen beeinflusst, die scheinbar einer ganz eigenen Logik unterliegen.

Die politische Dimension der Schönheit

Eigenschaften, die wir aus einem Gesicht unbewusst ablesen, beeinflussen unser Verhalten. Auch folgenschwere Entscheidungen werden von diesen unbewussten Einflüssen gesteuert. Dabei gibt es viele Gründe, warum wir uns nicht vom äußeren Erscheinungsbild leiten lassen sollten, zum Beispiel bei politischen Wahlen. Aus rationaler Sicht sollte das jeweilige Parteiprogramm unsere Entscheidung leiten. Dennoch zeigen Studien, dass die einem Kandidaten und seinem Äußeren zugesprochene Kompetenz den Ausgang politischer Wahlen bestimmt.[23] Studien zeigen, dass die Ausprägungen männlicher Gesichtszüge bei männlichen Kandidaten wesentlich den Ausgang einer Wahl mitentscheiden.[24] Deshalb setzen Wahlplakate lieber auf Gesichter als auf Inhalte.

Attraktivität spielt zweifellos eine erhebliche Rolle bei politischen Wahlen, doch sie garantiert keinen Wahlerfolg. Ein politischer Außenseiter wird nicht allein durch sein ansprechendes Äußeres zum Favoriten. Entscheidend ist vielmehr, wie er im Vergleich zu den Kandidaten anderer, ähnlich populärer Parteien abschneidet. Untersuchungen der US-Präsidentschaftswahlen von 1824 bis 1992 zeigen, dass der jeweils größere Kandidat die Wahlen gewinnt.[25] Auch gibt es Hinweise, dass US-Senatoren und Vorstandsmitglieder größer sind als der amerikanische Durchschnitt.[26] Andere Untersuchungen haben gezeigt, dass die Attraktivität eines politischen Kandidaten Einfluss darauf hat, wie vertrauenswürdig er oder sie wahrgenommen wird.[27]

Wer nun behauptet, auf dem alten Kontinent sei alles anders, kann das zumindest nicht an den letzten Bundestagswahlen festmachen. Der geringe Unterschied in der Körpergröße der Bundestagskandidaten 2021 – Olaf Scholz mit 1,70 Meter und Armin Laschet mit 1,72 Meter – hat sicher eine untergeordnete Rolle gespielt. Als die CDU 2025 jedoch den 20 Zentimeter größeren Friedrich Merz ins Rennen schickt, zeigt sich, dass Körpergröße auch in Deutschland eine Rolle spielen kann! Allein der Größenunterschied kann das Urteil von Menschen über die Kompetenz zweier Kontrahenten beeinflussen. Selbst wenn dies gar nicht zutrifft, kann der Größere intuitiv als kompetenter und durchsetzungsfähiger wahrgenommen werden. Dies gilt insbesondere bei eklatanten Größenunterschieden, wie dem zwischen den Kanzlerkandidaten Scholz und Merz. Es spricht einiges dafür, dass dieser Faktor den Ausgang der Bundestagswahl im Jahr 2025 mitbestimmt hat.

Untersuchungen der Wahlergebnisse in England, Frankreich, Deutschland, Finnland, Irland, der Schweiz, Australien und Kanada zeigen, dass das äußere Erscheinungsbild jeweils eine entscheidende Rolle für den Wahlausgang darstellt.[28] Eine Studie zur Bundestags-

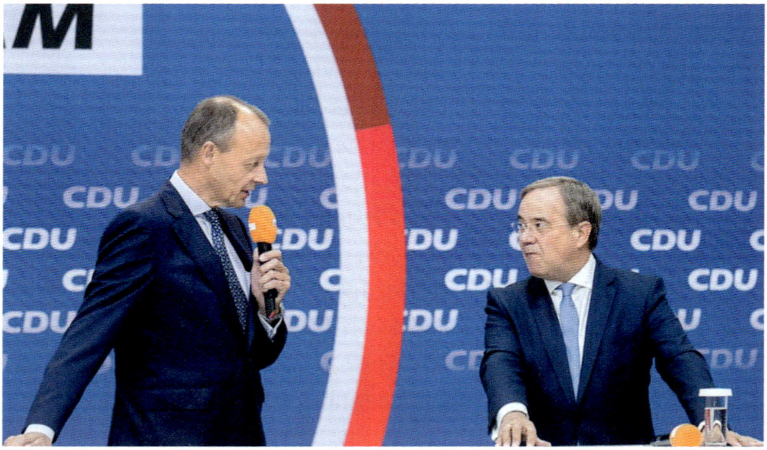

Abbildung 3: Friedrich Merz (links), Kanzlerkandidat von 2025, neben Armin Laschet, dem Kanzlerkandidaten von 2021.

wahl 2017 kommt zum Schluss, dass die Attraktivität eines Politikers von allen Kandidatenmerkmalen nach dem Bekanntheitsgrad der wichtigste Grund für die Stimmabgabe war.[29]

In einer Studie der Universität Köln werteten 903 Umfrageteilnehmer die Attraktivität der Porträtbilder von politischen Kandidaten aus 128 Wahlkreisen im Jahr 2005 in NRW aus.[30] Es zeigte sich, dass die wahrgenommene Anziehungskraft die Wahrscheinlichkeit eines Wahlsieges maßgeblich beeinflusst. Dieser Einfluss ist umso größer, je geringer die Attraktivität der anderen Kandidaten ist. Das bedeutet dennoch nicht, dass angenehmes äußeres Erscheinen das wichtigste oder das einzige Merkmal von Wahlsiegern ist.

Charismatische Führungskräfte oder Politiker kommunizieren positive Emotionen.[31] Das allein reicht nicht, um als charismatisch wahrgenommen zu werden. Attraktivität erhöht die Wahrscheinlichkeit, charismatisch zu erscheinen.[32] Umgekehrt ist sie keine ausreichende Voraussetzung für Charisma. Parolen wie »Wir schaffen das« oder »Yes we can« wirken umso überzeugender, je besser die rhetorischen Fähigkeiten und je größer die Attraktivität des Redners oder der Rednerin sind.

Die Untersuchungsergebnisse amerikanischer Wirtschaftsprofessoren könnten für Menschen mit Erfahrung in Aktien oder Fondsanlagen von Interesse sein. Diese Forscher untersuchten das Aussehen von 667 Vorstandsvorsitzenden großer amerikanischer Unternehmen des S&P-500-Index. Die Ergebnisse zeigen, dass die Attraktivität neuer Führungskräfte einen messbaren Einfluss auf die Aktienperformance des Unternehmens ausübt. Genauer gesagt wurde festgestellt, dass die Besetzung durch neue attraktivere Vorstandsvorsitzende zu einem Anstieg der Aktienrendite in den zehn Tagen nach der Bekanntgabe führt.[33] Es scheint also, dass viele bereit sind, mehr für Aktien eines Unternehmens zu zahlen, dessen Führungskraft attraktiv ist.

Wir sehen, dass das Aussehen in den Medien, im Sport, vor Gericht, in der Politik und in der Wirtschaft unbestreitbar von Bedeutung ist. Doch was bedeutet das für jemanden, der nie vor einem Richter stand, nicht an der Börse handelt und politisch stets derselben Partei treu bleibt? Im nächsten Unterkapitel geht es um den Einfluss des Aussehens im beruflichen Umfeld.

1.2 Schönheit im Beruf

Im Sport sollten Leistung und Talent über den Erfolg entscheiden. Ebenso sollte in der Berufswelt die Qualifikation maßgeblich für das Weiterkommen sein. Doch eine aktuelle Studie zeigt, dass auch hier äußere Faktoren eine Rolle spielen. Über 100 erfahrene Investoren beurteilten darin die Erfolgsaussichten eines Geschäftsmodells von Unternehmerinnen.[34] In einem zehnminütigen Video stellte entweder eine sehr attraktive oder eine weniger attraktive Schauspielerin das Projekt vor. Das Ergebnis: Attraktive Unternehmerinnen wurden als kompetenter wahrgenommen und erhielten mit größerer Wahrscheinlichkeit Kapital für ihr Start-up. Vieles spricht folglich dafür, dass das äußere Erscheinungsbild das Investorenverhalten beeinflusst.

Schon bei der Bewerbung um eine Stelle zeigt sich, dass Bewerbungsfotos eigentlich nicht mit dem Prinzip von Leistung und Qualifikation vereinbar sind. Wenn Motivation, Ausbildung und Fähigkeiten entscheidend sein sollten, stellt sich die Frage, welchen Mehrwert ein Foto bietet. Tatsächlich dient es vor allem dazu, einen positiven ersten Eindruck zu hinterlassen und das Interesse des potenziellen Arbeitgebers zu wecken. Doch genau das kann unbewusste Vorurteile begünstigen und die Objektivität im Auswahlprozess beeinflussen.

Die Forschung zeigt, dass attraktive Bewerbungsfotos bei Männern und Frauen die Chancen auf eine Einladung zum Vorstellungsgespräch verbessern.[35] Wenn Bewerber ähnlich qualifiziert sind, werden oft die attraktiveren eingeladen. Da dieser Mangel an Objektivität mittlerweile ins öffentliche Bewusstsein gedrungen ist, werden Bewerbungsunterlagen heute auch häufig ohne Foto verschickt, um Vorurteile zu vermeiden. Wenn sie überzeugen, folgt eine Einladung zum Gespräch.

Ein Bewerbungsgespräch sollte fair und transparent ablaufen, mit klaren Regeln und einheitlichen Kriterien für alle. Dennoch bleibt der erste visuelle Eindruck unvermeidbar, sei es durch das Bewerbungsfoto oder das persönliche Gespräch. Da Menschen intuitiv urteilen, spielt die wahrgenommene Attraktivität oft eine Rolle. Ein gepflegtes Erscheinungsbild kann vorteilhaft sein und die Chancen im Bewerbungsprozess verbessern. Dazu gehören passende Kleidung, dezentes Make-up (bei Frauen) und eine stimmige Frisur.

Nicht allein die Qualifikation zählt

Wer attraktiv ist, hat im Berufsleben oft bessere Chancen auf eine Beförderung und mehr Erfolg. Studien zeigen, dass diese Menschen zudem häufiger höhere Rentenzahlungen, mehr bezahlten Urlaub und längere Elternzeit erhalten.[36] Es gibt Hinweise darauf, dass Attraktivität sogar einen stärkeren Einfluss auf den beruflichen Erfolg hat als Kompetenz und Vertrauenswürdigkeit.[37] Wer attraktiv auftritt, steigert laut einer Studie unter Immobilienmaklern Kundenzufriedenheit und -bindung.[38] Menschen, die viel Zeit und Ressourcen in ihre Ausbildung investieren, stellen mitunter fest, dass ihr beruflicher Erfolg auch von unterschätzten Faktoren wie ihrem äußeren Erscheinungsbild abhängen kann.

Wie sehr das Aussehen unsere Einschätzung von Intelligenz lenkt, ist erstaunlich: Bei Kindern gibt es laut Forschung einen signifikanten Zusammenhang zwischen Attraktivität und IQ.[39] Beispielsweise halten Lehrkräfte attraktive Kinder manchmal für begabter als andere, selbst wenn die Noten gleich sind.[40] An einem Gymnasium in einer Großstadt in Nordrhein-Westfalen wurden bei 77 Schülern die Schulnoten und die Attraktivität auf Grundlage von Porträtfotos durch 24 Beobachter analysiert. Es ergab sich, dass attraktive Schüler tendenziell bessere Noten erhielten.[41] Ob attraktive Kinder nun wirklich klüger zur Welt kommen oder durch Vorschusslorbeeren bessere Chancen haben, ist allerdings noch ungeklärt. Sicher ist, dass kaum ein Thema auf so viel Skepsis stößt wie ein möglicher Zusammenhang zwischen Intelligenz und Attraktivität. Für viele ist es schwer zu akzeptieren, dass weder unser Aussehen noch unsere kognitiven Fähigkeiten völlig auf eigener Leistung beruhen. Dieser Gedanke erschüttert unser gewohntes Weltbild, dass Gerechtigkeit allein an persönlichem Einsatz gemessen wird.

Wissenschaftliche Untersuchungen bringen oft Ergebnisse hervor, die uns nachdenklich machen und ernüchtern können. Die bisher besprochenen Ergebnisse betreffen unterschiedliche Lebensbereiche, darunter Medien, Politik, Sport, Justiz, Finanzwesen sowie Bildung und Beruf. Das Aussehen der Protagonisten hat in all diesen Bereichen einen nicht zu unterschätzenden Einfluss. Natürlich haben auch wissenschaftliche Studien ihre Schwächen und Grenzen. Die gewonnenen Erkenntnisse lassen sich nicht ohne Weiteres auf andere Lebensbereiche übertragen, etwa auf das Liebesleben. In der Liebe könnte das Aussehen eine geringere Bedeutung haben. Schließlich sagt man nicht umsonst, dass die Liebe mit dem Herzen und nicht mit den Augen sieht. Im nächsten Kapitel geht es darum, ob Attraktivität in Liebesbeziehungen und im privaten Umfeld tatsächlich eine untergeordnete Rolle einnimmt.

1.3 Attraktivität in der Liebe

Der englische Ausspruch »Beauty is only skin deep« – auf Deutsch als »Äußere Schönheit ist vergänglich« oder »Äußere Schönheit ist nicht alles« bekannt – bringt zum Ausdruck, dass man der physischen Attraktivität nicht allzu viel Wert beimessen sollte. Doch ganz so einfach ist es nicht, wie ein Blick in die naturwissenschaftliche Forschung zeigt. Dort werden Mechanismen untersucht, die verdeutlichen, welche Rolle das äußere Erscheinungsbild in unserem Alltag spielt und wie sehr es unsere Einschätzungen, Entscheidungen und sogar unsere Entwicklung prägen kann.

Viele glauben, dass Persönlichkeit bei der Partnersuche wichtiger ist als Aussehen. Doch eine wissenschaftliche Untersuchung, die vor etwa 50 Jahren durchgeführt wurde, stellte diese Annahme infrage. Für ein Experiment wurden fast 700 Studierende zu einem festlichen Tanzabend eingeladen. Sie wurden nach ihrer Persönlichkeit, ihren akademischen Leistungen und ihrer Attraktivität bewertet, bevor die Paarbildung zufällig erfolgte. Die Auswertung brachte ein überraschendes Ergebnis: Die Entscheidung für ein weiteres Treffen hing vor allem von der wahrgenommenen Anziehungskraft ab, während Persönlichkeitsmerkmale und Studiennoten kaum eine Rolle spielten.[42]

Bevor das Internet seinen Siegeszug antrat, waren Kontaktanzeigen in lokalen Zeitungen eine beliebte Möglichkeit, den passenden Partner zu finden. Analysen dieser Inserate zeigen, dass Männer und Frauen gleichermaßen Wert auf ein attraktives Äußeres legten und jeweils ihre eigenen Vorzüge betonten. Männer erwähnten dabei zusätzlich ihren Beruf oder ihre Position, was Frauen besonders zu schätzen wussten.[43] Oft wurde verlangt, Antworten bitte mit Bild zu senden.[44] Insgesamt zeigt sich, dass Männer vor allem auf Jugendlichkeit und Schönheit achteten, während Frauen Wert auf finanzielle Sicherheit und ein verlässliches Einkommen legten. Sie wählten deshalb nicht selten einen älteren Partner.[45]

Schönheit in der Partnerschaft ist wichtig

Wie in den Kontaktanzeigen bereits deutlich wurde, spielt auch bei der zeitgenössischen Partnersuche im Internet oder bei so speziellen Formaten wie Speeddating das Aussehen der Teilnehmer eine entscheidende Rolle. In den späten Neunzigerjahren erfand Rabbi Yaacov Deyo das Speeddating, um jüdischen Singles in Los Angeles zu helfen, einander kennenzulernen.[46] Dabei werden zehn bis 25 Gesprächsrunden verabredet, die jeweils nur vier Minuten dauern. Im Anschluss werden die Teilnehmer gefragt, ob sie daran interessiert sind, einen der Gesprächspartner wiederzusehen. Mehr als jede zweite Amerikanerin und jeder zweite Amerikaner unter 30 nutzt Onlinedating-Dienste. Eine von zehn langfristigen Partnerschaften ist auf diese Weise zustande gekommen.[47]

Um die Bedeutung des Aussehens bei der Partnersuche zu verstehen, ist es hilfreich, sich zu vergegenwärtigen, was Partnerwahl wirklich bedeutet. Sie basiert nicht auf Zufall, sondern ist ein Auswahlverfahren, bei dem Personen mit bestimmten, für ihr Geschlecht typischen Merkmalen bevorzugt werden.[48] Vieles deutet darauf hin, dass die Körperkonturen dabei eine nicht unbedeutende Rolle spielen. Das Aussehen trägt zur Zufriedenheit in der Partnerschaft bei, obwohl es nicht das einzige wichtige Merkmal ist.

Viele glauben, dass der Aspekt der Attraktivität in einer langen Beziehung generell an Bedeutung verliert, doch wissenschaftliche Erkenntnisse zeigen ein anderes Bild. Einer Studie aus den USA, China, Russland, der Türkei und dem Vereinigten Königreich nach ist die äußere Anziehungskraft einer dritten Person der häufigste Grund für Untreue.[49] Untersuchungen belegen außerdem, dass physische Attraktivität der Hauptfaktor ist, wenn Frauen eine bestehende Partnerschaft zugunsten einer neuen verlassen. Deutliche Unterschiede im Attraktivitätsgrad der Partner steigern das Trennungsrisiko, unabhängig davon, wer von beiden als attraktiver gilt.[50] Interessanterweise wünschen sich nur Männer, die relativ attraktiver sind als ihre Partnerin, mit größerer Wahrscheinlichkeit eine andere Beziehung, während dieser Effekt bei Frauen nicht auftritt.[51]

Anziehungskraft bindet und kann trennen

Studien legen nahe, dass Frauen, die eine schmalere Taille (im Vergleich zu ihrer Hüfte) haben, seltener geschieden werden.[52] In langfristigen Beziehungen führt die Wahrnehmung eines Rückgangs der körperlichen Attraktivität des Ehepartners für Männer, nicht aber für Frauen zu sexueller Unzufriedenheit.[53] Je attraktiver der Partner erscheint, desto geringer ist die Wahrscheinlichkeit, untreu zu werden.[54]

Männer und Frauen werden aus unterschiedlichen Gründen auf potenzielle alternative Partner aufmerksam. Sobald sie sich auf eine attraktive Person konzentrieren, laufen unbewusste Reaktionen ab. Körperliche Anziehungskraft kann dabei wie ein Magnet wirken, selbst wenn dies kaum bewusst wahrgenommen wird. In einer psychologischen Studie zeigte man Menschen in festen Beziehungen Fotos sehr attraktiver potenzieller Partner. Eine Gruppe wurde beim Betrachten abgelenkt, die andere nicht. Die abgelenkten Teilnehmer reagierten anders, verspürten eine größere Versuchung, sich mit den attraktiven Personen zu beschäftigen, und erinnerten sich später besser an deren Gesichter. Wer die Fotos nur kurz ansehen konnte, gab danach an, weniger zufrieden mit der eigenen Beziehung zu sein.[55]

Die Ergebnisse verdeutlichen, dass körperliche Attraktivität einen so hohen Stellenwert hat, dass sie selbst unbewusste Prozesse steuert und bestehende Beziehungen beeinflussen kann. Wenn die Aufmerksamkeit auf attraktive Rivalen eingeschränkt ist, bekommen sie erst recht einen verbotenen Reiz und erscheinen umso begehrenswerter. Die Reaktion kann mit der biblischen Geschichte von der verbotenen Frucht verglichen werden, die für verdrängte Wünsche, Triebe oder Impulse steht. Eva aß im Garten Eden die verbotene Frucht nicht, weil sie das schmackhafteste Lebensmittel war. Stattdessen wuchs ihr Verlangen nach der Frucht, allein weil Gott ihr verboten hatte, sie zu essen.

Die Wahl des Partners ist entscheidend

Je stärker sich beide Partner für ihre Beziehung einsetzen und je zufriedener sie damit sind, desto länger hält sie. Auch ohne außereheliche Abenteuer bleibt die Attraktivität möglicher Konkurrenten für Männer und Frauen relevant. Wer in einer glücklichen Beziehung lebt, schenkt attraktiven Menschen des anderen Geschlechts jedoch weniger Aufmerksamkeit, was die Partnerschaft stabil hält und den Kindern eine sichere Basis für ihre Entwicklung bietet.

Eine Ehe gerät in Schwierigkeiten, wenn ein oder beide Partner sich häufig zu potenziellen Rivalen hingezogen fühlen, selbst wenn daraus keine Untreue entsteht. In einer interessanten Studie wurden die Teilnehmer gebeten, Fotos attraktiver Personen des anderen Geschlechts zu betrachten. Es zeigte sich, dass jene, die sich seltener mit diesen Bildern beschäftigten, ein stärkeres Gefühl von Bindung und Zufriedenheit in ihrer Beziehung empfanden. Auffällig war auch, dass diese Gruppe seltener über eine Trennung nachdachte. Offenbar verrät das Interesse an anderen attraktiven Menschen mehr über die Stabilität einer Beziehung als bloße Beteuerungen, zufrieden zu sein.[56] Welche Partnerin oder welcher Partner ahnte das nicht schon längst, wenn der Blick wieder einmal zu einer attraktiven Person abschweift? Nun ist auch das wissenschaftlich belegt!

Viele Studien weisen darauf hin, dass Attraktivität bei der Partnerwahl eine wichtige Rolle spielt.[57] Eine umfangreiche Umfrage aus dem Jahr 2016 mit fast 14 400 Teilnehmern in 45 Ländern ergab, dass Männer häufig Partnerinnen bevorzugen, die sie körperlich attraktiv finden.[58] Dennoch ist es falsch zu behaupten, sie wählten sie ausschließlich nach dem Kriterium der maximalen Attraktivität. Genauso unbegründet wäre die Annahme, man halte den eigenen Partner automatisch für den attraktivsten Menschen überhaupt, nur weil man in einer Beziehung ist. Natürlich fällt uns das äußere Erscheinungsbild als Erstes ins Auge, doch es ist längst nicht das Einzige, was zählt.

Attraktivität wird auch durch Merkmale bestimmt, die den persönlichen Geschmack widerspiegeln, die nicht von einer Mehrheit geteilt werden.[59] Eigenschaften wie Freundlichkeit, Kompetenz, Intelligenz, Authentizität, Schlagfertigkeit, Kreativität, Großzügigkeit, Humor und Vertrauen sind von großer Bedeutung. Jeder Mensch besitzt gewisse Eigenschaften und eine Persönlichkeit, die ihn liebenswert machen. Ziel dieses Buches ist es, Diskussionen und die Überprüfung voreilig gefasster Meinung anzuregen. Auch wenn sich die Attraktivität eines Menschen nicht auf eine universell gültige Formel reduzieren lässt, helfen uns wissenschaftliche Studien, die komplexen Zusammenhänge immer besser zu verstehen.[60]

Schutzraum Familie?

Obwohl das äußere Erscheinungsbild in romantischen Beziehungen eine Rolle spielt, scheint es kaum vorstellbar, dass das auch auf die Liebe zu den eigenen Kindern zutrifft. Viele Menschen sind überzeugt, dass in der Familie vor allem die inneren Werte zählen. Und liebt nicht jedes Elternteil sein Kind einfach deswegen, weil es sein Kind ist? Eine Studie hat genau das untersucht: Sie prüfte, ob die Einstellung und das Verhalten von Müttern gegenüber ihren erstgeborenen Säuglingen tatsächlich unabhängig vom Aussehen der Kinder sind. Das Ergebnis war überraschend, denn die Mütter zeigten attraktiveren Babys mehr Zuneigung als weniger attraktiven.[61]

Weniger ansprechende Gesichter von Kindern und Erwachsenen rufen dagegen eher negative Gefühle hervor. Bereits kleinste Veränderungen im Gesichtsausdruck geben Aufschluss über diese Gefühlsregungen. Subtile, unbewusste Bewegungen der Gesichtsmuskeln lassen sich mit spezifischen Messverfahren erfassen. Eine andere Studie fand so heraus, dass Fotos unattraktiver Kinder beim Betrachter häufiger ein leichtes Runzeln der Augenbrauen oder ein Heben der Oberlippe auslösen.[62]

Viele Eltern versichern ihren Kindern, dass es vor allem auf innere Werte und Intelligenz ankommt, Persönlichkeit und Charakter am wichtigsten sind. Tatsächlich zeigen Studien, dass intelligentere Kinder bessere schulische Leistungen erzielen und dadurch mehr Unterstützung erhalten. Dies stärkt ihr Selbstbewusstsein und erhöht ihre Chancen auf beruflichen Erfolg. Doch nicht nur Intelligenz bringt Vorteile, sondern auch Attraktivität. Attraktive Kinder erfahren mehr Aufmerksamkeit und Unterstützung als weniger attraktive Kinder. Ihre stärkere Förderung kann zu besseren Schulleistungen und schließlich zu höheren Einkommen führen.

Es gibt eine Vielzahl von Fakten, die belegen, dass wir attraktive Menschen gegenüber unauffälligen oder unattraktiven bevorzugen und ihnen positive Eigenschaften zuschreiben. Untersuchungen zeigen, dass Menschen attraktive Personen intuitiv positiver bewerten, selbst wenn die Unterschiede im Aussehen nur minimal sind. Besonders deutlich wird dieser Effekt bei Zwillingspaaren. So konnte nachgewiesen werden, dass die attraktiveren Zwillinge sich selbst als sportlicher, sozial kompetenter und emotional stabiler einschätzen als ihre weniger attraktiven Geschwister. Gleichzeitig glauben die weniger anziehenden Zwillinge, dass ihre Geschwister ihnen in diesen Bereichen überlegen sind.[63]

Attraktivität spielt also in allen Bereichen des Lebens eine gewichtige Rolle. Aber warum legen wir so viel Wert darauf, wenn Schönheit doch offensichtlich eine Frage des persönlichen Geschmacks ist?

1.4 Die Mode und das Schönheits-ideal

Mode und Attraktivität nennt man oft in einem Atemzug – schließlich betont Kleidung gezielt die Vorzüge des Körpers. Manche behaupten sogar, die Modeindustrie entscheide, welche Körperformen als schön gelten. Vielleicht wirken schmale Taillen und lange Beine nur deshalb attraktiv, weil sie in der Mode extra betont werden? Wer so argumentiert, hält Attraktivität für ein rein kulturelles Konstrukt, das von der Modeindustrie diktiert wird.

Dabei werden jedoch Ursache und Wirkung verwechselt, so als würde man glauben, es regne, weil alle Menschen plötzlich Regenschirme dabeihaben. In Wahrheit knüpft Mode an bereits vorhandene Attraktivitätsmuster an, die viele Kulturen ähnlich wahrnehmen und wahrgenommen haben – zum Beispiel bestimmte Proportionen oder geschlechtstypische Merkmale wie breite Schultern bei Männern oder kurvige Hüften bei Frauen. Die Mode hebt diese Merkmale durch Design und Schnitt hervor. Sie hat diese Attraktivitätsmerkmale jedoch nicht erfunden.

Das Verhältnis zwischen Mode und Attraktivität ist also vielschichtiger. Um dieses Wechselspiel besser zu begreifen, lohnt es sich, die verschiedenen Ziele und Entwicklungen beider Bereiche genauer zu betrachten.

Schafft die Mode Schönheitsideale?

Ob ein elegantes Abendkleid, ein kunstvoll gefertigter Kaftan oder ein farbenfroher Sari – Mode spiegelt die Vielfalt kultureller Traditionen wider. Doch sie ist weit mehr als nur ein Ausdruck des kulturellen oder persönlichen Stils. Sie vermittelt eine klare Wertehierarchie, die von erschwinglichen Trendmarken wie Zara über Premiummarken wie Louis Vuitton bis hin zu luxuriösen Status-

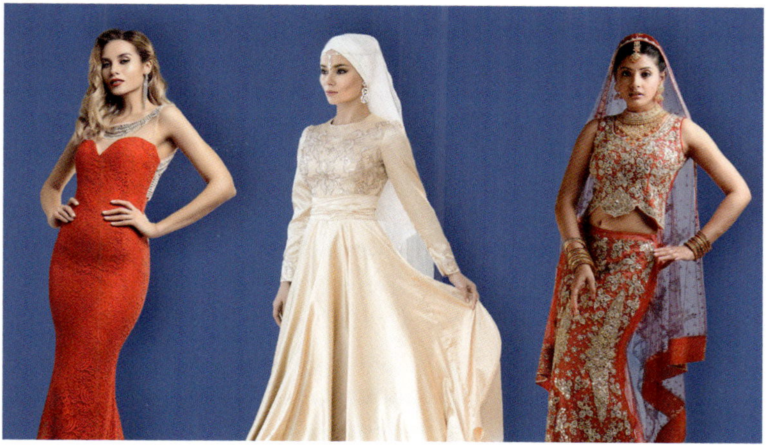

Abbildung 4, 5 und 6: Abendkleid, Kaftan und Sari. In welchem Kulturkreis auch immer wir uns befinden, wir erleben, dass modische Kleidung für Frauen die vorhandenen Attraktivitätsmerkmale betont. Das Verhältnis Taille-Hüfte ist eines davon.

symbolen wie Diamantschmuck von Graff oder Leviev reicht. Mode ist damit nicht nur eine Frage des Geschmacks, sondern auch ein Signal für soziale Zugehörigkeit und Kaufkraft. Wer sich mit der Verbindung von Attraktivität, Mode und Kommunikation beschäftigt, kann tiefere Einblicke in gesellschaftliche Strukturen gewinnen.

Schon immer spielte die Präsentation des äußeren Erscheinungsbilds eine zentrale Rolle – unabhängig von Zeit und Kultur. Im 19. Jahrhundert wurde etwa die Pariser Oper von Garnier mit einem besonderen Ziel entworfen: Sie sollte das Publikum selbst ins Rampenlicht rücken. Ein Opernbesuch war weniger eine kulturelle Pflicht als eine Bühne für Selbstinszenierung. Die weitläufigen Foyers und die prachtvolle Treppe waren gezielt gestaltet, um Besucher wie auf einem Laufsteg zu präsentieren. Die Damen trugen opulente Kleider, dufteten nach exklusiven Parfums, waren kunstvoll geschminkt und mit edlem Schmuck verziert – das perfekte Setting, um Aufmerksamkeit zu erregen und Status zu demonstrieren. Heute übernehmen soziale Medien diese Funktion.

Sehen und gesehen werden – überbieten und überboten werden

Mode funktioniert wie eine Sprache: Sie spiegelt unsere Kultur und den Zeitgeist wider und verändert sich ständig. Dabei geht es um Frisuren, Kleidung und Schmuck, die unsere Wirkung auf andere bestimmen und gleichzeitig bestimmte Botschaften vermitteln. In manchen Kulturkreisen symbolisieren Tattoos beispielsweise Zugehörigkeit und helfen bei der Partnersuche. Mode kann aber auch Druck erzeugen, weil sie von uns verlangt, aktuellen Trends zu folgen, um Anerkennung zu finden. All diese Aspekte zeigen, wie Mode in engem Austausch mit ihrer kulturellen Umgebung steht und sich stetig wandelt. Mode ist kulturell geprägt und damit nicht universell.

Kulturelle Modeerscheinungen rund um den Körper sind so vielfältig wie faszinierend. In China etwa war das Füße-Abbinden jahrhundertelang tief in der Tradition verwurzelt. Europäer, Ostasiaten und die Inka formten durch das Bandagieren des Kopfes bei Säuglingen eine charakteristische Turmschädel-Form, die Zugehörigkeit zur eigenen Gruppe signalisierte.[64]

In Myanmar tragen Mädchen von klein auf schweren Halsschmuck, um lange Hälse zu formen, was bis heute ein starkes Symbol ihrer kulturellen Identität ist. Die touristische Vermarktung dieser Tradition, auf die wohl die Bezeichnung »Giraffenhals« zurückgeht, ist fragwürdig. Doch in ihrem Ursprung hat diese Erscheinung, so fremdartig und extrem sie auch wirkt, eine wichtige Funktion in der Kultur.

Auch die sogenannten Tellerlippen, die sich in verschiedenen afrikanischen und amerikanischen Ethnien finden, zeigen, wie wichtig körperliche Anpassungen für das Selbstverständnis einer Gemeinschaft sein können. Erwachsene Frauen tragen diese getöp-

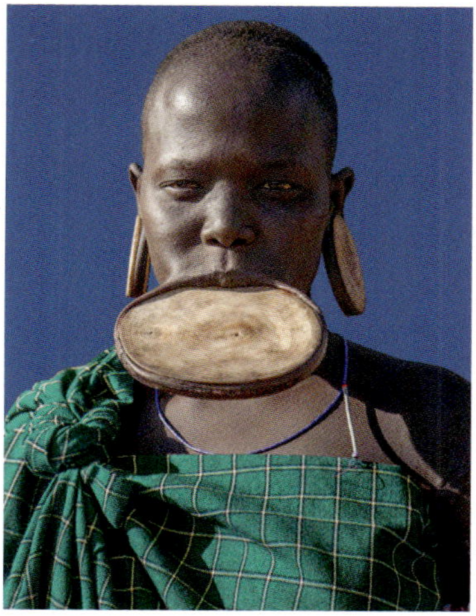

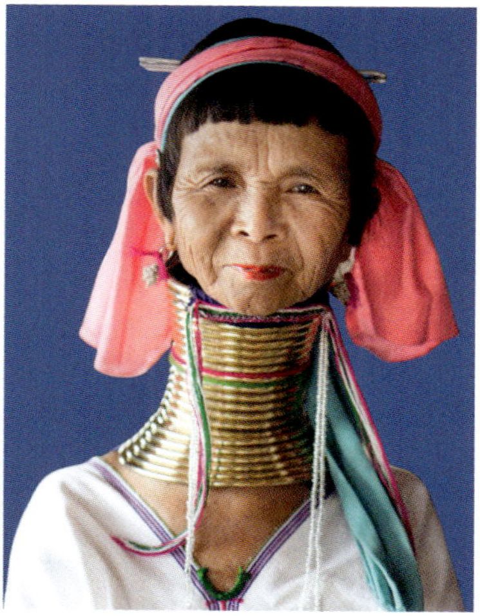

Abbildung 7 und 8: Eine Frau mit Tellerlippe aus dem Volk der Mursi (Äthiopien) und eine sogenannte Padaung-Frau aus Myanmar mit Halsschmuck, der den Hals verlängert.

ferten Scheiben. In der Pubertät wird zunächst eine kleine Tonscheibe eingesetzt, indem die Unterlippe aufgeschnitten wird. Je größer der Teller, desto höher ist das Ansehen der Trägerin innerhalb ihrer Gemeinschaft.[65]

Dasselbe gilt für die Tätowierungen der Maori oder die Yantra-Tätowierungen in Thailand, die beide eine tiefe spirituelle und kulturelle Verwurzelung aufweisen. Haartrachten wie jene der Rastafari sind ebenfalls mehr als bloße Mode – sie spiegeln Überzeugungen, Traditionen und Zugehörigkeit wider.

Allerdings sind solche Ausdrucksformen nie statisch: Sie durchlaufen Phasen der Hochkonjunktur und des Niedergangs, oft ausgelöst durch gesellschaftliche Veränderungen oder den Einfluss neuer Technologien. Bauchnabelpiercings waren in den späten Neunziger- und frühen Nullerjahren ein riesiger Trend, bevor sie kurz darauf langsam aus der Mode kamen. Auch Lenden-Tattoos erreichten ihren Höhepunkt Anfang der Nullerjahre, bevor ihre Popularität gegen Ende des Jahrzehnts deutlich nachließ. Diese

Beispiele verdeutlichen, wie schnell sich Einstellungen verändern können. Was heute als absolutes *Must-have* gilt, kann in wenigen Jahren in Vergessenheit geraten.

Wie in der Kunst wird unsere Sicht auf Mode von gesellschaftlichen und kulturellen Einflüssen sowie dem jeweiligen Zeitgeist geprägt. Doch nicht nur Trends spielen eine Rolle. Auch Alter, persönliche Erfahrungen und gelerntes Wissen formen unseren Blick auf Kleidung und Mode. Im Gehirn werden diese Eindrücke in ganz anderen Bereichen und später verarbeitet als die Wahrnehmung körperlicher Attraktivität. Tattoos, Piercings oder sogar das Spalten der Zunge haben einen Einfluss auf unsere Urteilsbildung. Mode mag unsere Bewertungen prägen, aber unser intuitives Gespür für Attraktivität lässt sich dadurch nicht verändern.

Mode ist das eine, Attraktivität das andere

Das äußere Erscheinungsbild hat wohl schon seit jeher und in jeder Kultur eine wichtige Rolle gespielt. Die Neigung, die eigene Attraktivität zu erhöhen, ist tief in unserer Geschichte verankert. Menschen verschönerten sich seit vielen Jahrtausenden, zunächst mit Ocker und anderen Farbstoffen, Schmuckperlen, Federn und Krallen. Dies begann nach unserem Wissen vor rund 164 000 bis 70 000 Jahren beim Homo Sapiens und vor 250 000 bis 200 000 Jahren beim Neandertaler.[66]

Die ältesten Funde von Farben für Körperbemalungen oder Kleidungsdekorationen sind etwa 100 000 Jahre alt.[67] Das klingt zwar uralt, ist aber im Vergleich zu den sechs Millionen Jahren, in denen Menschen gelernt haben, Gesichtsausdrücke und Körpersprache zu deuten, erstaunlich kurz. Obwohl Mode und Attraktivität unsere sozialen Urteile stark prägen, bleiben es zwei ganz unterschiedliche Phänomene. Unsere physische Attraktivität hängt zum großen Teil von unseren Genen ab, während Mode ein lebendiger Ausdruck kultureller Identität und wechselnder Trends ist, die unsere Gesellschaft formen.

Wer sich verschönert, will mehr als modisch sein

Make-up-Produkte, die Falten und Flecken verbergen, tauchen ständig in Werbekampagnen auf. Manche würden sagen, dass es sich nur um kurzlebige Trends handelt. Es wäre jedoch zu einfach zu glauben, die Industrie hätte alle Bedürfnisse selbst geschaffen. Ein Beispiel dafür ist der Zusammenhang zwischen Gerüchen und unserer Wahrnehmung von Attraktivität, der keineswegs auf Mode zurückgeht. Die Parfumbranche nutzt diese Erkenntnisse lediglich, um neue Duftstoffe zu entwickeln.[68] Strahlendes Haar, glatte Haut und gepflegte Zähne wirken nicht attraktiv, weil es gerade in Mode ist, sondern weil sie Gesundheit und Jugendlichkeit ausstrahlen. Gleiches gilt für eine schlanke Taille, die nicht erst seit Einführung des Korsetts im 18. Jahrhundert als schön empfunden wird. Bereits lange davor war sie gefragt, und heutige Studien bestätigen, dass ein ausgewogenes Verhältnis zwischen Taille und Hüfte als besonders anziehend gilt.

Von Exzessen der Vergangenheit abgesehen ist diese Präferenz auch heute noch vorhanden. Studien zeigen, dass Frauen mit einer schmalen Taille und proportionierten Hüften als besonders attraktiv angesehen werden. Dieser Effekt hat nichts mit kurzfristigen Modeerscheinungen zu tun, sondern mit Signalen, die Vitalität und Fruchtbarkeit vermitteln.[69] Abendkleider, Kaftans und Saris betonen nicht ohne Grund eine schlanke Taille. Dahinter steckt ein biologischer Faktor. Es geht um Gesundheit, Jugend und Fortpflanzungsfähigkeit. Diese Aspekte sind entscheidend, um zu verstehen, warum bestimmte körperliche Merkmale so anziehend auf uns wirken.

Make-up und schöne Kleidung betonen Gesundheit, Jugend und Fruchtbarkeit

Jeden Tag setzen wir auf kleine Tricks, um unsere Anziehung zu erhöhen. Wie einfach und nachdrücklich sich unsere Wahrnehmung beeinflussen lässt, haben zahlreiche Studien nachgewiesen. Bereits vor 12 000 Jahren nutzten Menschen rote Farbstoffe, um ihre Lippen zu betonen und möglicherweise sexuelle Reize zu setzen.[70] Jahrtausende später zeigt eine Analyse der Attraktivität durch künstliche Intelligenz, dass Lippenstift eine einfache und wirksame Methode bleibt, um attraktiver zu wirken.[71] Dies passt zu Erkenntnissen einer weiteren Studie, die verdeutlicht, wie Männer und Frauen unterschiedliche Gesichtszonen fokussieren: Männer richten ihren Blick verstärkt auf Mund und Nase, während Frauen potenziellen Partnern länger in die Augen schauen.[72]

Gut geformte, vollmundige Lippen strahlen Sexiness und Jugendlichkeit aus. Zu oft begegnen uns jedoch unnatürlich aufgespritzte Lippen, die ein verzerrtes Bild von Attraktivität vermitteln. Eine Studie von plastischen Chirurgen hat gezeigt, dass ausgewogene Proportionen entscheidend dafür sind, wie attraktiv Lippen wahrgenommen werden. Sowohl sehr schmale als auch übermäßig voluminöse Lippen wirken unattraktiv.[73]

Make-up betont jugendliche und feminine Gesichtszüge. Sowohl Männer als auch Frauen finden Gesichter mit Make-up weib-

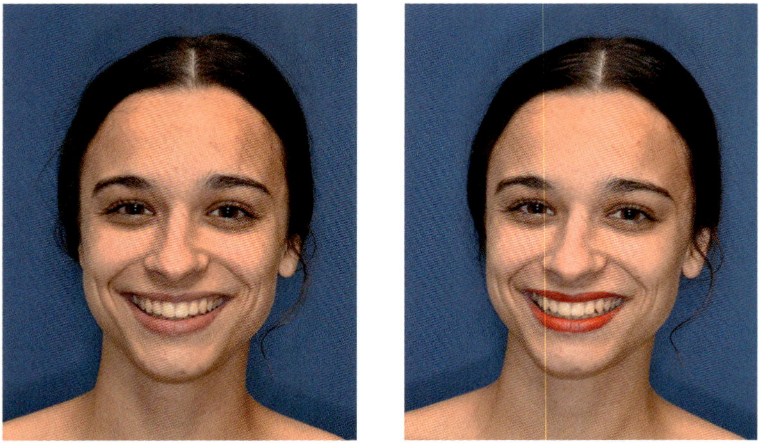

Abbildung 9 und 10: Die Wirkung von Lippenstift wird unter anderem in zahnmedizinischen Studien untersucht.

licher und attraktiver als ungeschminkte Gesichter.[74] Frauen, die Make-up benutzen, werden darüber hinaus als gesünder und selbstbewusster wahrgenommen.[75]

Der wissenschaftliche Blick auf unseren Umgang mit Mode zeigt also, dass unsere Vorstellungen von Schönheit und Gesundheit die Mode prägen und nicht umgekehrt. Dabei erweist sich, dass unsere Schönheitskonzepte selbst über Jahrtausende hinweg relativ konstant bleiben. Das liegt daran, dass die Biologie des Menschen sich nicht so schnell ändert und einem langsameren Wandel unterzogen ist, als oft angenommen wird.

1.5 Was sagt die Forschung zur Anziehungskraft?

Das faszinierende Thema der Schönheit hat in den Geisteswissenschaften eine lange Tradition und seit jeher eine Vielzahl an Werken inspiriert. Die Naturwissenschaften begannen erst in den letzten 100 Jahren, sich intensiver damit auseinanderzusetzen. Dabei unterscheiden sich beide Forschungsrichtungen in ihren Weltbildern, Motiven und Zielen erheblich. Die Naturwissenschaften setzen auf Beobachtungen und Experimente, um die Funktionsweise der natürlichen Welt zu entschlüsseln, angetrieben von Neugier und dem Drang nach Erkenntnis. Das Ziel ist es, Gesetze und Prinzipien zu entdecken, um Phänomene zu erklären. Naturwissenschaftler verleihen dem Begriff Attraktivität eine präzise Bedeutung und machen ihn durch objektive Messungen greifbar. Sie untermauern ihre Erkenntnisse mit Beobachtungen, Experimenten und Beweisen, etwa auf dem Feld der Evolutionsbiologie. Dieser Zugang trifft oft auf Vorbehalte. Dabei ist es gerade dieses wissenschaftliche Fundament, das dazu beiträgt, Zweifel zu verringern und das Verständnis zu fördern.

Im Gegensatz dazu widmen sich Geisteswissenschaften der Interpretation und Deutung des menschlichen Verhaltens, der Kultur und Geschichte. Die Geisteswissenschaft interpretiert Schönheit durch kulturelle Zusammenhänge, individuelle Deutungen und emotionale Bedeutungen.

Objektive und subjektive Attraktivitätsmerkmale

Attraktivität hat viele Facetten und lässt sich nicht immer eindeutig definieren. Während einige physiognomische Merkmale universell ansprechend wirken, hängen andere stark vom kulturellen oder persönlichen Geschmack ab. Stellen Sie sich zwei fast identische

Portraitfotos derselben Person vor, eines mit einer schiefen, das andere mit einer geraden Nase. Wenn eine große Mehrheit – etwa 80 bis 90 Prozent – das Bild mit der geraden Nase bevorzugt, spricht man von einer objektiven Präferenz. Liegt die Zustimmung zu den beiden Portraitfotos hingegen bei je 50 Prozent, handelt es sich eher um eine Frage des persönlichen Geschmacks. Natürlich gibt es fließende Übergänge, und nicht jedes Detail lässt sich eindeutig als objektiv oder subjektiv einordnen. Dennoch hilft diese Methode, ein erstes Gefühl dafür zu bekommen, welche physiognomischen Merkmale als attraktiv empfunden werden.[76]

Jeder hat seine eigene Vorstellung von Schönheit. Doch in großen Gruppen zeigt sich oft ein überraschender Konsens. Dieser Zusammenhang zwischen der Anzahl der Befragten und der Stabilität der Ergebnisse lässt sich gut mit einem Münzwurf vergleichen. Wer nur vier Mal eine Münze wirft, erhält möglicherweise mehr »Kopf« als »Zahl« oder umgekehrt. Doch je häufiger man wirft, desto mehr nähert sich das Ergebnis dem erwarteten Wert von 50 Prozent. Ähnlich verhält es sich mit Attraktivität. Während in einer kleinen Befragung zum Beispiel im Freundeskreis extreme Bewertungen vorkommen können, führt eine größere Befragung zu einer ausgeglicheneren und verlässlicheren Einschätzung.

Wie aus zahlreichen Untersuchungen hervorgeht, sind die Differenzen in der Wahrnehmung von Attraktivität in einer großen Gruppe in der Regel gering.[77] Dieses Prinzip kennen wir aus dem Alltag: Auch wenn verschiedene Waagen leicht unterschiedliche Werte anzeigen, bleibt das Gewicht eines Objekts eine messbare Realität. Wenn eine Eigenschaft in vielen Kulturen und Altersgruppen mit hoher Übereinstimmung bevorzugt wird, kann man sie als eine objektivierte Realität betrachten.

Äußere Merkmale bieten uns eine klare Grundlage, um Menschen voneinander zu unterscheiden. Sie helfen uns, Vergleiche anzustellen und Beziehungen zwischen Personen zu erkennen. Beispielsweise können wir leicht erkennen, ob jemand größer oder kleiner, schlanker oder kräftiger ist als jemand anderes. Während

Körpergröße und Gewicht sich exakt in Zahlen ausdrücken lassen, gibt es auch Eigenschaften, die sich nicht in festen Zahlen ausdrücken lassen. Moral ist ein gutes Beispiel dafür. Sie wird im jeweiligen Kontext beurteilt und lässt sich nicht in Zahlen fassen oder in Kategorien wie »durchschnittlich moralisch« oder »hochgradig moralisch« einordnen.

Attraktivität ist messbar und vergleichbar

Während sich moralische Eigenschaften kaum objektiv quantifizieren lassen, ist es bei der Einschätzung von Attraktivität etwas anders. Man kann diese zum Beispiel mittels Schulnoten einordnen, wobei eine Person mit der Note 1 als äußerst attraktiv gilt, während jemand mit der Note 6 weniger ansprechend erscheint. Die Übereinstimmung der Bewertung von Attraktivität in einem Schulnotensystem ist gut, wird aber von einer anderen Bewertung übertroffen.

Statt Schulnoten zu vergeben, können Personen im direkten Vergleich bewertet werden. Diese vergleichende Rangordnung kennt man von Schönheitswettbewerben. Wenn Porträtfotos direkt nach ihrem Attraktivitätsgrad sortiert werden, egal ob auf- oder absteigend, ist die Übereinstimmung größer als bei der Vergabe von Noten.

Die gesteigerte Einigkeit in der Rangordnung von Gesichtern oder Körperkonturen nach Attraktivität lässt sich durch die besondere Empfindlichkeit unserer Sinne für Veränderungen und Kontraste erklären. Unsere Sinne sind darauf ausgerichtet, schnell und effizient Unterscheidungen in der Umgebung vorzunehmen, eine Fähigkeit, die für das Überleben und die Orientierung von großer Bedeutung ist. Deshalb führt das direkte Vergleichen von Personen unterschiedlicher Attraktivität oft zu ähnlichen Urteilen.

Menschen lassen sich nach ihrer Attraktivität in eine Reihenfolge bringen. Doch daraus ergibt sich keine klare Aussage darüber, wie groß die Unterschiede tatsächlich sind. Es mag sein, dass eine Person von doppelt so vielen Menschen als attraktiver wahrgenommen wird als eine andere, doch das bedeutet nicht, dass ihre Attraktivität objektiv das Doppelte beträgt.

Die direkte Befragung einer bestimmten Bevölkerungsgruppe gilt als die verlässlichste Methode, um Attraktivität zu beurteilen. Die allgemeine Bevorzugung bestimmter Attraktivitätsmerkmale durch die Mehrheit könnte man als eine Art »Herrschaft der Mehrheitsmeinung« beschreiben. Allerdings ist dieser Ansatz nicht ohne Schwächen. So können gesellschaftliche Normen und der Druck, konform zu gehen, die Antworten verzerren. Eine Strategie, solche Verfälschungen zu minimieren, besteht darin, die Antworten innerhalb weniger Sekunden zu erfassen. Trotzdem ist eine vollständige Eliminierung bewusster Verzerrungen nicht möglich.

Studien zeigen, dass man Attraktivität über Fotos genauso gut einschätzen kann wie über Videos oder im direkten Kontakt.[78] Ein Bild ist somit eine vertrauenswürdige Grundlage zur Beurteilung des Aussehens. Das erklärt, warum Dating-Apps fast ausschließlich auf Bilder setzen und warum sich der erste Eindruck, den man von einem Profilfoto gewinnt, in der Begegnung meist bestätigt.

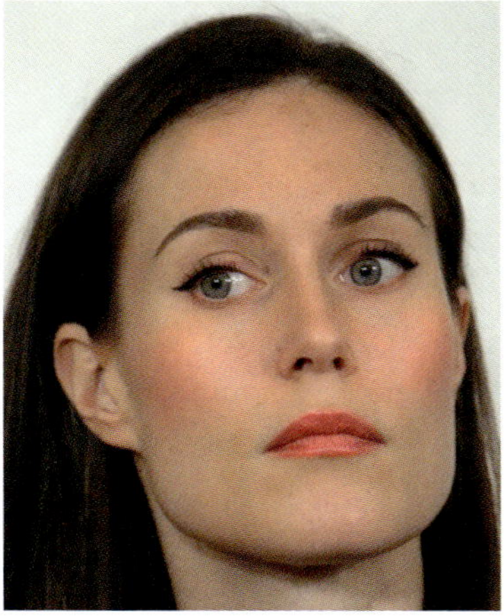

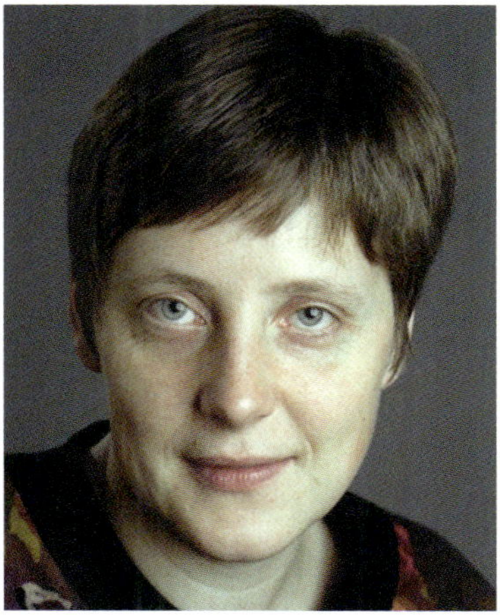

Abbildung 11 und 12: Sanna Mirella Marin 2023 im Alter von 38 Jahren und Angela Merkel 1991 im Alter von 37 Jahren.

Kontraste machen den Unterschied deutlich

Größere Unterschiede in der Attraktivität führen in der Regel zu einer größeren Übereinstimmung, wie zum Beispiel bei Sanna Mirella Marin (Ministerpräsidentin Finnlands von 2019 bis 2023) und Angela Merkel. Die direkte Gegenüberstellung hebt Kontraste hervor, die bei einer isolierten Betrachtung möglicherweise weniger offensichtlich wären. So ist ein Porträt Helmut Kohls in Bezug auf die Attraktivität alleinstehend nicht so aussagekräftig wie im direkten Vergleich mit einem Bild vom spanischen Ministerpräsidenten Pedro Sanchez. Die Gegenüberstellung ist besonders aufschlussreich, wenn die abgebildeten Personen im selben oder in einem ähnlichen Alter sind.

Bekannt geworden ist die vergleichende Betrachtung durch Vorher-Nachher-Bilder. Sie unterstreichen oft die gesteigerte Attraktivität nach einer ästhetischen Operation. Hierbei geht es weniger um das Erreichen einer bestimmten Bewertung auf einer

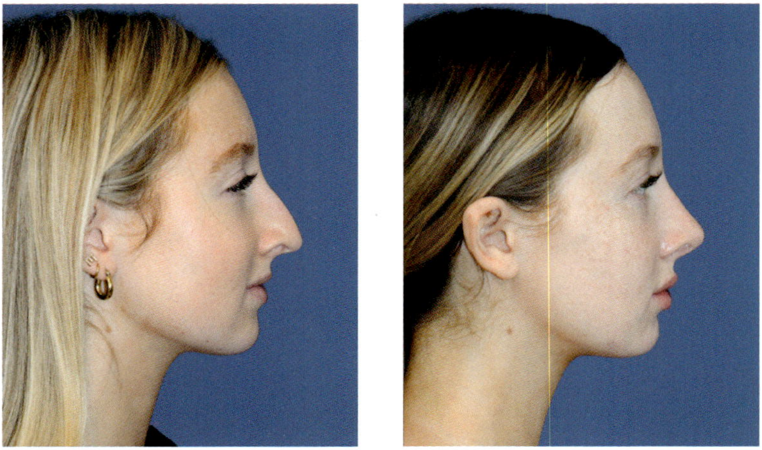

Abbildung 13 und 14: Profilkorrektur nach Entfernung des Nasenhöckers (links vor, rechts nach dem Eingriff). Die Glättung des Nasenrückens harmonisiert die Proportionen und wird in Studien häufig mit höheren Attraktivitätsbewertungen assoziiert.

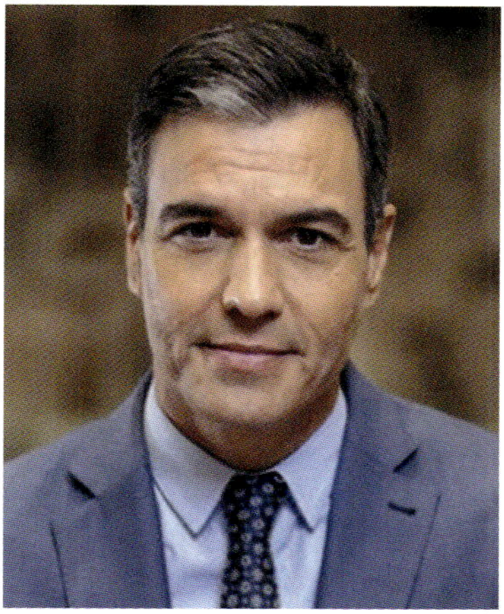

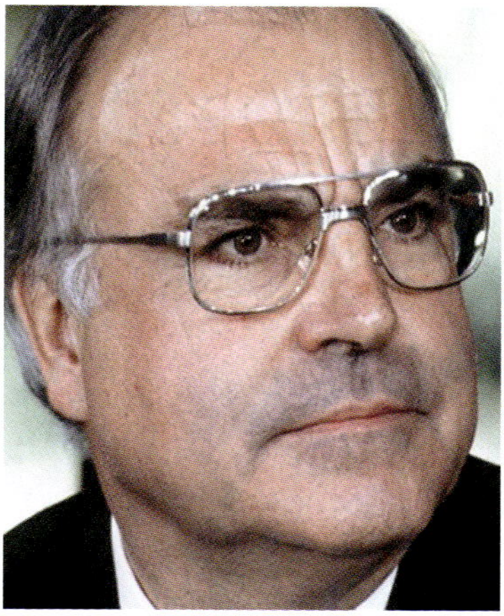

Abbildung 15 und 16: Pedro Sanchez im Alter von 51 Jahren und Helmut Kohl im selben Alter.

Attraktivitätsskala, sondern vielmehr um die gezielte Verbesserung spezifischer Aspekte des Aussehens.

Die Wissenschaft hat auch alternative Wege gefunden, unsere Wahrnehmung von Attraktivität zu erforschen. Einige dieser Methoden arbeiten wie ein Lügendetektor, indem sie blitzschnell unbewusste körperliche Reaktionen messen. Diese spontanen Reaktionen geben einen ehrlichen Einblick in das, was wir wirklich fühlen, ohne dass wir es kontrollieren können. Deshalb bleiben sie unbeeinflusst von gesellschaftlichen Erwartungen oder dem Wunsch, sich anzupassen. Allerdings können diese Verfahren keine feinen Unterschiede erfassen; sie zeigen nur, ob jemand im Vergleich zu anderen als attraktiver wahrgenommen wird.

Die Beurteilung von Schönheit wird empirisch

Wissenschaftler setzen eine Vielzahl faszinierender Methoden ein, um herauszufinden, was wir als attraktiv empfinden. Bereits in den ersten Bruchteilen einer Sekunde werden Blickrichtung und Blickdauer gemessen. Diese kurzen Augenblicke liefern etwa über-

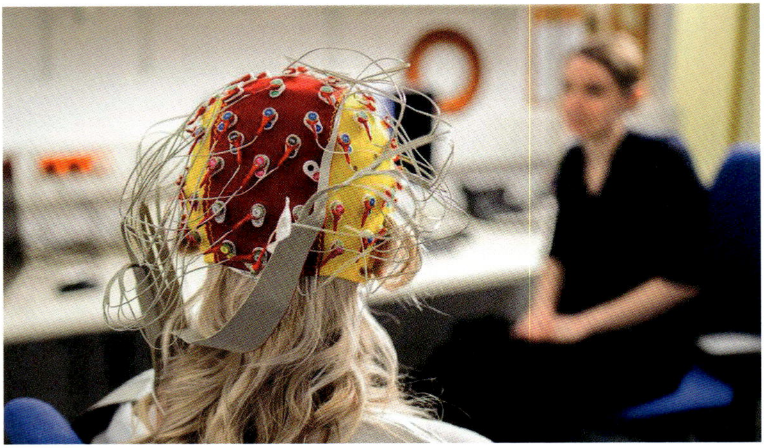

Abbildung 17: Untersuchung der Zusammenhänge zwischen elektrischen Signalen im Gehirn und dem Muster der Augenbewegungen mit dem Elektroenzephalogramm.

raschende Hinweise darauf, welche Körpermerkmale als besonders anziehend gelten und welche weniger.[79]

Mit Techniken wie der Elektroenzephalografie, die elektrische Impulse im Gehirn erfasst, lässt sich nachvollziehen, wie unser Gehirn auf visuelle Eindrücke reagiert.[80] Die Magnetoenzephalografie verrät, wo im Gehirn magnetische Aktivität stattfinden. So lassen sich Unterschiede bei der Wahrnehmung attraktiver und weniger attraktiver Personen nachweisen.[81]

Weitere Ansätze beinhalten die Messung der Gesichtsmuskulatur und die Analyse der Pupillengröße, die unbewusste Reaktionen auf unterschiedliche Gesichter offenbaren.[82] Auch die gezielte Gehirnstimulation sowie Untersuchungen der Gehirndurchblutung tragen dazu bei, die Wahrnehmung von Attraktivität besser zu verstehen.[83] All diese Methoden liefern wertvolle Einblicke und bisweilen eine erfrischende Neubewertung der oft idealisierenden Debatte über Schönheit.

Attraktivität im digitalen Spiegel

Zahlreiche Studien zeigen, dass Symmetrie, geschlechtstypische Merkmale, ein gleichmäßiges Hautbild und Jugendlichkeit zentrale Faktoren sind, die unsere Wahrnehmung von Attraktivität bestimmen.[84] Auch die Effekte von Beauty-Filter-Apps verdeutlichen, dass diese Kriterien weit über kulturelle Grenzen hinweg wirken.[85]

Bereits 2006 wurde ein Programm entwickelt, das die Attraktivität von Frauengesichtern bewertet. Hierfür wurden 215 Porträts von 48 Frauen unterschiedlichster Herkunft und Altersgruppen auf einer Skala von 1 (geringe Attraktivität) bis 10 (hohe Attraktivität) eingestuft. Ein speziell trainiertes Programm, das mit 165 dieser Bilder gefüttert und an weiteren 50 getestet wurde, erreichte dabei eine durchschnittliche Abweichung von weniger als einem Punkt im Vergleich zu menschlichen Bewertungen.[86]

Heute bieten zahlreiche Internetseiten wie prettyscale.com, attractivenesstest.com, hotchat3000.com oder beautyscoretest.com KI-basierte Attraktivitätsbewertungen an. Eine vergleichende Auswertung von 40 Gesichtsfotos durch 24 Ärzte und entsprechende KI-Algorithmen ergab eine beeindruckend hohe Übereinstimmung.[87] Auch die von DALL-E kreierten Bilder demonstrieren, dass künstliche Intelligenz (KI) die Kriterien menschlicher Attraktivität inzwischen bestens zu kennen scheint und diese gekonnt reproduziert.[88]

Es ist zu erwarten, dass der Einsatz von KI in Zukunft die Attraktivitätsforschung verändern und neue Maßstäbe für objektive Analysen setzen wird.[89] Trotz dieses Potenzials findet KI bislang noch keine breite Anwendung in der plastischen Chirurgie oder der Attraktivitätsforschung.[90] Hauptgründe hierfür sind technische Herausforderungen bei der Entwicklung und Evaluierung der notwendigen Software sowie die Gefahr, dass die zur Ausbildung der Algorithmen verwendeten Daten zu Verzerrungen führen könnten.[91]

Zudem sind Einflussfaktoren wie Lichtverhältnisse, Schmuck, Mimik, Bildausschnitt und Kameraperspektive noch unzureichend erforscht. Auch der Effekt von Nasen- oder Ohrenkorrekturen sowie die Korrektur von Schlupflidern auf KI-Bewertungen bedarf weiterer Untersuchungen – ebenso wie die Entwicklung entsprechender Algorithmen für andere Körperregionen. Ein weiterer Kritikpunkt ist die mangelnde Transparenz der internen Prozesse künstlicher neuronaler Netzwerke, was ihre Überprüfbarkeit für Mediziner erschwert.

Damals wie heute: die Vorliebe für gesunde Proportionen

Schon vor vielen Jahrhunderten erforschten die Ägypter, griechische Bildhauer und Leonardo da Vinci die harmonischen Proportionen des menschlichen Körpers, um die Geheimnisse der Schönheit zu ergründen.[92] Die systematische wissenschaftliche Untersuchung attraktiver physiognomischer Merkmale begann bereits vor über 100 Jahren.[93] Eine umfassende Analyse von mehr als 1800 wissenschaftlichen Veröffentlichungen im Jahr 2000 zeigte, dass es sowohl innerhalb einzelner Kulturen als auch kulturübergreifend erstaunliche Übereinstimmungen darin gibt, welche Eigenschaften als attraktiv gelten.[94] Diese Erkenntnisse wurden durch zahlreiche Studien bestätigt – zuletzt im Jahr 2024 –, die eine bemerkenswerte Einigkeit in der Wahrnehmung attraktiver Gesichter belegen, sowohl innerhalb als auch zwischen verschiedenen Kulturen.[95]

In den vergangenen 50 Jahren entwickelte man weltweit immer strengere Qualitätsstandards für wissenschaftliches Arbeiten, um die Aussagekraft der Forschung erheblich zu verbessern. Die Erkenntnisse über Attraktivität stammen aus einer faszinierenden Vielfalt von Fachrichtungen wie Soziologie, Ethnologie, Psychologie, Volkswirtschaft, Politikwissenschaft, Anthropologie, Biologie, Neurologie, plastischer und ästhetischer Chirurgie, Mund-Kiefer-Gesichtschirurgie sowie Zahnheilkunde. Diese bunte Mischung unterstreicht, wie sehr das Thema Attraktivität die Aufmerksamkeit zahlreicher Disziplinen auf sich zieht. Zugleich kommen heute vielfältige Methoden zum Einsatz, um Attraktivität zu erforschen. Umso bemerkenswerter ist es, dass trotz des exponentiellen Zuwachses an Erkenntnissen die öffentliche Debatte auf den Ausspruch »Schönheit liegt im Auge des Betrachters« reduziert wird. Gibt es vielleicht doch wissenschaftliche Erkenntnisse dafür, dass unsere Wahrnehmung lediglich von subjektiven Vorlieben bestimmt wird?

1.6 Attraktivität im Auge der Betrachters

Was die eine Person als attraktiv empfindet, muss nicht zwangsläufig auch den Geschmack einer anderen treffen. Wie bunt der Strauß ästhetischer Urteile ausfallen kann, wird klar, wenn man sich etwa anschaut, wie unterschiedlich die Einschätzungen zu berühmten Persönlichkeiten ausfallen. Fragen Sie Freunde, Familie oder Kollegen, wen sie ansprechender finden: Scarlett Johansson oder Taylor Swift, Chris Hemsworth oder Chadwick Boseman. Die Antworten werden so abwechslungsreich sein wie die Persönlichkeiten selbst. Das beweist, dass Attraktivität allein im Auge des Betrachters liegt, werden viele denken.

Unsere menschliche Wahrnehmung ist beeindruckend, aber sie hat ihre Grenzen. Stellen Sie sich vor, Sie halten in einer Hand ein Gewicht von 1000 Gramm und in der anderen ein Gewicht von 1005 Gramm. Es ist sehr wahrscheinlich, dass Sie keinen Unterschied zwischen den beiden spüren. Doch bedeutet das, dass Gewichtsangaben subjektiv sind? Keineswegs. Das Beispiel veranschaulicht lediglich, dass es eine Schwelle gibt, bei der die Genauigkeit unserer direkten Wahrnehmung ihre Grenzen findet. Bei der Diskussion um Attraktivität vergessen wir allzu oft, dass im Film- oder Musikgeschäft Ruhm oft mit herausragender äußerer Erscheinung einhergeht.

Erfolgreiche Menschen in der Film- und Musikbranche haben oft viele Merkmale, die als attraktiv gelten. Dazu gehören Jugendlichkeit, typische Gesichtszüge für ihr Geschlecht, makellose Haut, volle Lippen, gerade Zähne und kräftiges Haar. Bei der Frage, ob Scarlett Johansson oder Taylor Swift attraktiver ist, gibt es natürlich unterschiedliche Meinungen. Hingegen wird eher Einigkeit darüber herrschen, wer attraktiver wirkt, wenn man Fotos von Sanna Mirella Marin und Angela Merkel nebeneinanderstellt.

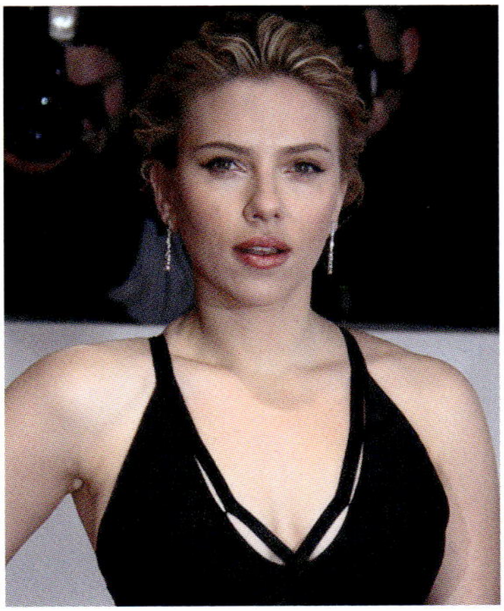 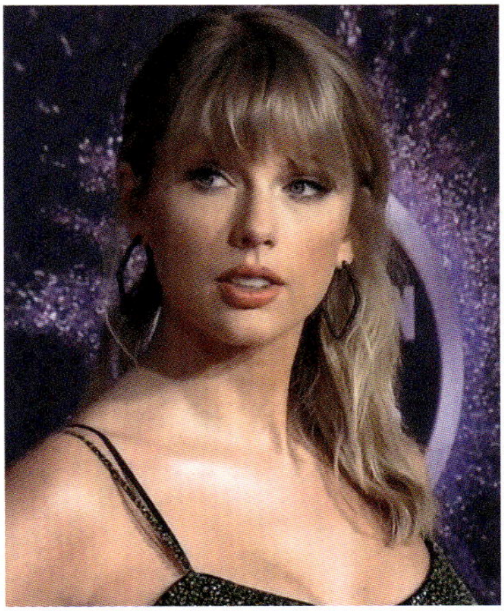

Abbildung 18 und 19: Scarlett Johansson und Taylor Swift.

Die Kunst des Fragens und Auswertens

Warum nehmen Menschen Attraktivität so unterschiedlich wahr? Einer der Hauptgründe liegt in der Art, wie Fragen gestellt werden. Unsere Wahrnehmung hängt stark davon ab, wie klar und präzise eine Frage formuliert ist. Stellen Sie sich vor, jemand fragt: »Wie lange dauert die Reise?« Selbst wenn Start- und Zielort bekannt sind, könnten die Antworten sehr unterschiedlich ausfallen. Ergänzt man die Frage um »mit öffentlichen Verkehrsmitteln«, wird das Bild sofort klarer. Genauso verhält es sich bei der Beurteilung von Attraktivität. Wird einfach nur gefragt, ob jemand attraktiv ist, kann das vieles bedeuten – von der Persönlichkeit über den Kleidungsstil bis hin zum Charisma. Wer sich jedoch gezielt nach körperlicher Attraktivität erkundigt, erhält deutlich einheitlichere Antworten.[96] Es zeigt sich: Die Qualität der Antworten steht und fällt mit der Präzision der Frage.

Abgesehen von der Fragestellung gibt es viele weitere Faktoren, die unsere Wahrnehmung von physiognomischer Attraktivität beeinflussen. Dazu zählt zum Beispiel die Mimik der Person, die wir bewerten – ein freundliches Lächeln kann sie sofort attraktiver er-

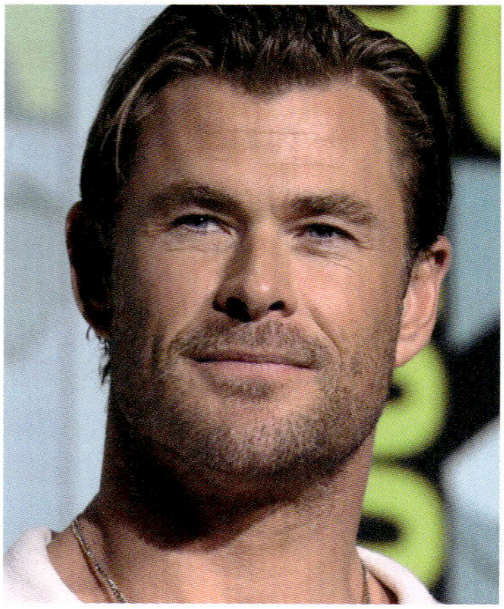
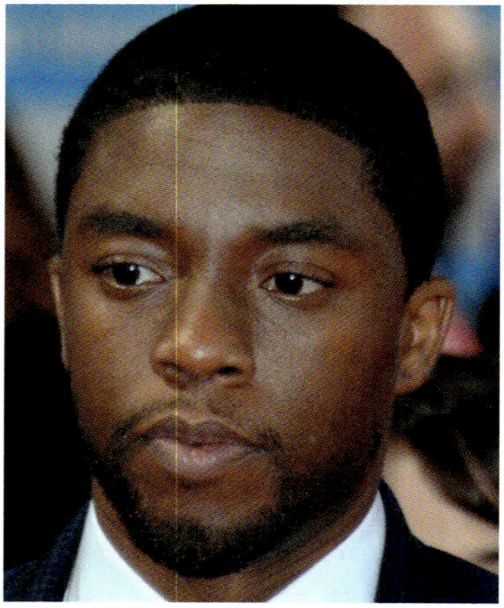

Abbildung 20 und 21: Chris Hemsworth und Chadwick Boseman.

scheinen lassen. Auch der Blickwinkel des Betrachters spielt eine Rolle: Ob jemand frontal oder aus einem bestimmten Winkel gesehen wird, kann das Urteil verändern.

Kleidungsstil und luxuriöser Schmuck können als Überheblichkeit oder Arroganz interpretiert werden. Wenn wir spontan nach der Attraktivität eines Gesichts gefragt werden, vermischen sich oft erste unbewusste Eindrücke mit späteren bewussteren Überlegungen. Dadurch kann es passieren, dass Menschen eher Persönlichkeitsmerkmale als die körperliche Attraktivität in den Vordergrund stellen und bei der Bewertung Letzterer weniger übereinstimmen, als man erwarten würde.

Unsere Wahrnehmung von Attraktivität hängt auch vom Umfeld ab. Wenn Hollywood-Stars wie Scarlett Johansson oder Taylor Swift plötzlich in einem Supermarkt oder in einer Buchhandlung auftauchen würden, zögen sie mit großer Wahrscheinlichkeit die Aufmerksamkeit auf sich. In einem Raum voller anderer Stars, die ebenso reich und schön sind, würden sie jedoch weit weniger herausstechen. Genauso wäre es mit Chris Hemsworth und Chadwick Boseman. Deren überdurchschnittliche Anziehungskraft wäre nicht mehr ganz so überragend, wenn sie sich mit George Clooney, Tom Cruise und Brad Pitt treffen würden. Studien zeigen, dass unsere Attraktivitätswahrnehmung sich je nach Vergleichsgruppe verändert. Eine Person kann attraktiver erscheinen, wenn sie von weniger auffälligen oder durchschnittlich attraktiven Menschen umgeben ist, während sie in einer Gruppe besonders attraktiver Personen an Präsenz verliert.[97]

Attraktivität bleibt zwar zeitlos, doch der Blick darauf verändert sich mit dem Alter. Eine Studie zeigte etwa, dass Menschen zwischen 21 und 33 Jahren tendenziell jüngere Gesichter als ansprechender empfinden, während Personen zwischen 60 und 76 Jahren dieser Vorliebe weniger folgen.[98] Doch das bedeutet keineswegs, dass sich die Einschätzung von Attraktivität grundlegend wandelt. Über die ersten vier Jahrzehnte hinweg herrscht erstaunliche Einigkeit darüber, wer als attraktiv gilt und wer nicht. Natürlich verändern sich mit der Zeit Prioritäten und Lebensziele, sei es in der Karriere oder in der Liebe. Doch selbst wenn sich die Vorstellungen davon, was im Leben zählt, im ersten und im letzten Jahrzehnt besonders stark wandeln, bleibt eines konstant: Attraktivität spielt für die meisten Menschen immer eine entscheidende Rolle.

Attraktivität und Begehren hängen eng zusammen. Deshalb beeinflussen unser Geschlecht und unsere sexuelle Orientierung, wie wir Attraktivität wahrnehmen.[99] Heterosexuelle Männer haben oft ähnliche Vorstellungen davon, welche Frauen attraktiv sind. Bei ihrer Einschätzung anderer Männer gibt es zwar mehr Unterschiede, doch viele Meinungen stimmen dennoch überein. Frauen bewerten Männer und Frauen hingegen mit einer ähnlich hohen Übereinstimmung.[100]

Neben diesen individuellen Faktoren spielen auch biologische Prozesse eine Rolle – etwa hormonelle Schwankungen bei Frauen. Während des Menstruationszyklus verändert sich ihre Wahrnehmung von Attraktivität.[101] Manche bezweifeln, dass Hormone einen Einfluss haben. Doch diese Sichtweise übersieht, dass unsere Vorlieben auch durch die Evolution geprägt wurden. Während des Eisprungs, wenn die Wahrscheinlichkeit für eine Schwangerschaft am höchsten ist, fühlen sich Frauen unbewusst stärker zu Männern hingezogen, deren Merkmale auf gute Gene hinweisen.[102] Ob diese hormonellen Veränderungen insgesamt die Aufmerksamkeit für Attraktivität steigern oder eher andere Merkmale in den Vordergrund rücken, wird jedoch weiterhin kontrovers diskutiert.[103]

Doch nicht nur biologische Prozesse beeinflussen, wen wir attraktiv finden. Auch die Art der Beziehung, die wir suchen, spielt eine Rolle. Bei romantischen Dates, die oft als Grundlage für langfristige Partnerschaften dienen, wird körperliche Attraktivität häufig mit Eigenschaften wie Persönlichkeit, Humor, Intelligenz und gemeinsamen Interessen verknüpft. Dies erschwert es, eine allgemeine Übereinstimmung darüber zu erzielen, was als attraktiv gilt. Jeder Mensch hat unterschiedliche Prioritäten und Vorlieben, wenn es um die Gesamtheit der Eigenschaften eines potenziellen Partners geht.[104] Für dauerhafte Beziehungen stehen vor allem Stabilität, Vertrauen und Verlässlichkeit im Vordergrund. Im Gegensatz dazu prägen in kurzfristigen Partnerschaften andere Merkmale die Anziehung: Frauen, die als sexuell zugänglich wahrgenommen werden, und Männer mit dominanten Zügen gelten hier als besonders attraktiv.

Entscheidend ist, wo die Befragten selbst auf der Attraktivitätsskala stehen

Ein weiterer Faktor, der beeinflusst, wen wir attraktiv finden, ist unser eigenes Selbstbild. Jeder kennt das Gefühl: Aus der Sicht eines 25-Jährigen wirkt ein 35-Jähriger fast alt, doch mit 45 erscheint eine 35-Jährige noch jung. Unsere eigene Wahrnehmung beeinflusst also, wie wir andere beurteilen. Studien der Universität Innsbruck zeigen, dass Menschen, die sich selbst als weniger attraktiv empfinden, dazu neigen, auch weniger attraktive Personen positiver zu bewerten.[105] Attraktive Menschen hingegen sind in ihren Urteilen oft kritischer.[106]

Nachdem wir die Rolle von Hormonen, individuellen Präferenzen und Beziehungstypen beleuchtet haben, fällt noch ein weiterer Faktor ins Gewicht: der Einfluss von Alkohol. Alkohol beeinflusst unsere Wahrnehmung so sehr, dass wir andere als attraktiver einschätzen.[107] Menschen, die Alkohol getrunken haben, bewerten durchschnittliche und auch weniger attraktive Gesichter als ansprechender.[108] Es gibt auch Hinweise darauf, dass Menschen, die eine kleine Menge Alkohol konsumiert haben, anziehender wirken als solche ohne Alkoholkonsum. Die Ursachen hierfür könnten in einer Veränderung der Hautfarbe oder in einem gelösteren Gesichtsausdruck liegen.[109] Doch wer zu tief ins Glas geschaut hat, sollte auf Komplimente lieber verzichten – und wer ganz auf Alkohol verzichtet, sieht am Morgen danach sowieso besser aus. »Schönheit liegt im Auge des Betrachters« – zumindest wenn Alkohol im Spiel ist!

Ein weiterer, noch nicht vollständig verstandener Grund für die unterschiedliche Wahrnehmung von Attraktivität liegt in der genetischen Vielfalt des Menschen. Diese ist grundlegend für die Evolution. Selbst bei eineiigen Zwillingen, die dieselbe DNA besitzen, stimmen die Vorstellungen von Attraktivität nicht immer überein. Untersuchungen zeigen, dass Zwillinge, die gemeinsam aufwachsen, bereits im ersten Lebensjahr kleine Unterschiede in ihrer Gehirnstruktur entwickeln.[110] Viele Unterschiede im menschlichen Verhalten lassen sich durch den individuell einzigartigen Aufbau des Gehirns erklären.[111]

Einstimmigkeit trotz Abweichungen

Kleidung, Mode, Schmuck, Frisur und Umgebung prägen unser Bild von Attraktivität. Das macht Attraktivität aber nicht vollkommen subjektiv. Aussehen spielt in jeder Partnerwahl eine zentrale Rolle.[112] Es gibt eine intuitive Wahrnehmung der Attraktivität, die sich messen und vergleichen lässt. Seit fast 40 Jahren belegen Studien, dass Menschen sich im Großen und Ganzen einig sind, welche Gesichter als attraktiv gelten.[113]

Das Ziel dieses Buches ist es, den einfachen Blick auf die Dinge hinter uns zu lassen und ein tieferes Verständnis für die Zusammenhänge zwischen Attraktivität und unserem Wohlbefinden zu gewinnen. Wer das volle Bild erfassen will, muss tiefer eintauchen. Die Gehirnforschung zeigt, dass Wohlbefinden aus einem lebhaften Austausch zwischen Nervenzellen und Botenstoffen entsteht und von unserer Wahrnehmung geprägt wird. Im nächsten Kapitel nehmen wir daher die chemischen und physiologischen Effekte von Attraktivität unter die Lupe.

1.7 Wie das Aussehen eines Menschen uns steuert

Haben Sie sich jemals dabei ertappt, wie Sie sich in der Nähe einer sehr attraktiven Person anders verhalten? Ohne es zu merken, verändern viele von uns ihre Körpersprache, um ebenfalls attraktiver zu wirken. Wir lächeln mehr, suchen intensiveren Blickkontakt und nehmen eine offenere Körperhaltung ein. Oft sind wir uns der körperlichen Reaktionen, die attraktive Personen in uns hervorrufen, gar nicht bewusst. Unser Herzschlag beschleunigt sich, unsere Hände werden feucht, und unsere Pupillengröße verändert sich.[114]

Diese Phänomene gehen einher mit einer gesteigerten Aufmerksamkeit für die Person, die uns gefällt, und können sogar unsere Stimmung verändern. Solche Reaktionen sind weit verbreitete menschliche Erfahrungen, die sowohl beim Anblick attraktiver Menschen als auch in den ersten Verliebtheitsphasen auftreten. Ausgelöst werden sie durch die Freisetzung bestimmter Hormone und Botenstoffe.

Hormone spielen eine entscheidende Rolle bei verschiedenen menschlichen Trieben, wie dem Sexualtrieb und dem Durst- und Hungergefühl. Diese Triebe sind genetisch verankert. Das bedeutet, dass unsere Gene weitgehend bestimmen, wie wir auf unsere Grundbedürfnisse oder auf Gefahren reagieren. So ist zum Beispiel die natürliche Reaktion auf giftige Tiere angeboren. Studien zeigen, dass selbst Säuglinge im Alter von 16 Monaten ängstliche Gesichtsausdrücke zeigen, wenn sie Spinnen oder Schlangen sehen.[115] Diese Reaktionen sind fest in unserer DNA programmiert und treten reflexartig auf. Sie sind bei allen Menschen vorhanden, und ihr Einfluss ist durch Erfahrung oder Lernen nur begrenzt modifizierbar.

Instinkt und das Erlernte

Im Gegensatz zum instinktiven Verhalten, das wir automatisch ausführen, gibt es Verhaltensweisen und Entscheidungen, die wir lernen und die durch unsere Kultur und unsere persönlichen Vorlieben geprägt werden. Ein klares Beispiel dafür sind politische Überzeugungen. Diese werden stark von der Kultur beeinflusst, in der wir aufwachsen, sowie von unseren persönlichen Erfahrungen.

Und dennoch ist der Einfluss der Gene größer, als viele annehmen. Es gibt wissenschaftliche Diskussionen, die darauf hinweisen, dass auch unsere politischen Ansichten teilweise durch Gene beeinflusst sein könnten.[116] Ähnlich verhält es sich mit Persönlichkeitsmerkmalen wie Offenheit und Emotionalität, die ebenfalls zum Teil vererbt werden.[117] Diese Befunde machen deutlich: Gene formen unser Verhalten stärker, als wir vermuten.

Die Macht des Unbewussten

Der Mensch hat als soziales Wesen ein natürliches Bedürfnis, wertschätzende Beziehungen zu Mitmenschen aufzubauen. Auch körperliche Nähe ist ein wichtiges menschliches Bedürfnis, wie zu Zeiten der Covid-Pandemie besonders offensichtlich wurde. Kontaktbeschränkungen und Isolation machen nicht nur seelisch, sondern auch körperlich krank.[118] Sich seinen Mitmenschen verbunden zu fühlen, wirkt sich positiv auf das seelische Wohlbefinden aus.

Menschen, die ihre Lebenserfahrung mit Familienangehörigen, Freunden und Partnern teilen, sind glücklicher, gesünder und leben länger. Körperliche Nähe in Beziehungen sorgt für das Freisetzen des sogenannten Glückshormons Oxytocin, was das Wohlbefinden steigert. Freundschaftliche Beziehungen fördern die Ausschüttung der Botenstoffe Endorphin und Dopamin, die ebenfalls zu einem gesteigerten Wohlgefühl beitragen.[119] Daher neigen Menschen, die sich schlecht fühlen, dazu, sich auf glücksfördernde soziale Beziehungen einzulassen.[120]

Attraktive Gesichter ziehen automatisch unsere Blicke an, eine Reaktion, die wir kaum bewusst steuern können.[121] Der Attraktivitätsgrad eines Gesichts prägt nicht nur unseren ersten Eindruck von anderen Menschen, sondern beeinflusst auch, mit wem wir Gespräche führen, wen wir kennen lernen und wem wir unsere Aufmerksamkeit schenken möchten. Diese unbewussten und irrationalen Reaktionen haben eine biologische Grundlage: Der Blickkontakt mit einem attraktiven Menschen steigert die Ausschüttung des Glückshormons Dopamin im Gehirn des Betrachters.[122] Dopamin ist ein Neurotransmitter im Gehirn, der für Belohnung und Motivation wichtig ist. Wenn wir Schokolade essen und uns gut fühlen, wird Dopamin freigesetzt, was uns dazu motivieren kann, weiter Schokolade zu essen.

Biologisch gesehen ähnelt unsere Reaktion auf attraktive Menschen der Reaktion, die wir in den ersten Momenten der Verliebtheit erleben.[123] Attraktive Menschen haben einen entscheidenden Vorteil: Ihre bloße Anwesenheit kann Glücksgefühle hervorrufen, die bei weniger attraktiven Personen nicht auftreten. Dies geschieht durch die Freisetzung von Dopamin.

Die wichtige Rolle des Botenstoffs lässt sich auch durch die Einnahme in Tablettenform nachweisen. In einem Experiment erhielten etwa 30 junge Frauen Anfang 20 je eine Tablette. Anschließend sollten sie Gesichter auf ihre Attraktivität hin bewerten. Die Studie zeigte, dass Frauen, die Dopamin erhalten hatten, Gesichter als attraktiver bewerteten im Vergleich zu denen, die eine wirkstofffreie Tablette bekommen hatten.[124]

Angeborener Attraktivitätskompass

Ab der Pubertät beginnen Kinder, sich stärker für potenzielle Partner zu interessieren und zeigen Eifersucht gegenüber möglichen Konkurrenten.[125] Kinder zwischen acht und zwölf Jahren schätzen attraktive Gesichter als vertrauenswürdiger ein.[126] Vorschulkinder bevorzugen attraktive Spielgefährten.[127] Säuglinge, die nur wenige

Tage alt sind, blicken länger auf Gesichter, die Erwachsene als attraktiv einschätzen.[128] Diese Vorlieben gelten für Gesichter unterschiedlicher Altersgruppen und Herkunft.[129] Ähnliche Ergebnisse erbrachten Untersuchungen von Säuglingen, die nur wenige Stunden alt waren.[130] Die Studien belegen, dass Säuglinge von Geburt an die Fähigkeit besitzen, Attraktivität zu erkennen. Sie ist angeboren und unabhängig von kulturellen oder medialen Einflüssen. Das schließt jedoch keineswegs aus, dass spätere soziale Erfahrungen diese Wahrnehmung noch verstärken können.

Soziale Kontakte fördern die Gesichtserkennung

Das Gehirn reagiert blitzschnell auf wichtige und häufige Reize. Es erreicht dies, indem es nur wenige Schaltkreise und Nervenzellen zur Verarbeitung einsetzt. Komplexe Entscheidungen erfordern dagegen viele Verbindungen und brauchen mehr Zeit. Deshalb erfolgen schnelle Reaktionen automatisch und unbewusst.

Ein anschauliches Beispiel ist die Gesichtserkennung. Bereits nach 13 Millisekunden hat unser Gehirn ein Gesicht mit positiven, negativen oder neutralen Empfindungen verknüpft.[131] Noch bevor ein Ton aus fünf Metern Entfernung unser Ohr erreicht, ist das Urteil über das Gegenüber bereits gefasst. Diese Reaktion ist so schnell, dass dem Betrachter zu diesem Zeitpunkt kaum bewusst ist, dass er ein Gesicht wahrgenommen hat.[132]

Nur eine Information scheint das Gehirn noch früher zu erreichen als die Attraktivität: das Geschlecht unseres Gegenübers.[133] Die rasche Verarbeitung von Informationen über das Geschlecht und die Attraktivität eines Menschen unterstreicht die tief verwurzelte Bedeutung dieser Merkmale. Der Eindruck, den wir in den ersten 100 Millisekunden gewinnen, verändert sich auch nach längerem Betrachten eines Gesichts in der Regel nicht.[134]

Sehr attraktive Gesichter lösen im Gehirn eine unbewusste Reaktion aus, die nicht durch bewusstes Nachdenken gesteuert wird.[135] Wir nehmen attraktive Menschen nicht nur schneller und häufiger wahr, sondern schenken ihnen auch mehr Aufmerksamkeit.[136] Ihr Anblick löst im vorderen Hirnbereich besonders starke elektrische Impulse aus.[137] Unser Gehirn merkt sich Erlebnisse besser, wenn sie mit Belohnung oder Bestrafung verknüpft sind. Da attraktive Menschen positive Erfahrungen auslösen, bleiben sie uns länger im Gedächtnis.[138]

Wir erinnern uns auch länger an Gespräche mit attraktiven Personen.[139] Sie vergehen wie im Flug und werden als angenehmer empfunden.[140] Unsere Aufmerksamkeit wird unwillkürlich durch attraktive Menschen abgelenkt.[141] Es konnte mehrfach gezeigt werden, dass die Konzentrationsfähigkeit durch das Erblicken eines attraktiven Gesichts abnimmt.[142] Attraktive Frauen verursachen bei Männern sofortige und automatische Ablenkung.[143] Sommerkleidung wie kurze Röcke, Bikinioberteile und tief ausgeschnittene Blusen lenken die Aufmerksamkeit von Männern ab. Die Annahme, dass das bei männlichen Autofahrern zu Unfällen führen kann, ist daher nicht völlig abwegig.[144]

Die Wahrnehmung von Attraktivität und die Reaktion auf potenzielle Partner oder Rivalen geschehen instinktiv.[145] Unser Gehirn verarbeitet Informationen nicht nur in einer bestimmten Reihenfolge, sondern auch in festgelegten Regionen. Die Gesichtserkennung und unsere Reaktion darauf finden hauptsächlich im limbischen System statt.[146] Dieses Areal steuert unsere Emotionen und ist mit unserem analytischen Denken verknüpft. Es gehört zu den ältesten Strukturen des Gehirns und hat sich bereits vor Hunderten von Millionen Jahren bei Säugetieren entwickelt.[147]

Das limbische System ist eine Region im Gehirn, die für Emotionen und soziale Bindungen wichtig ist. Beim Menschen ist es stärker ausgeprägt als bei den meisten anderen Lebewesen.[148] Wer viele Freundschaften pflegt, hat ein stärker entwickeltes limbisches System.[149]

Durch einen Schlaganfall oder Sturz kann das Gehirn geschädigt werden. Dann zeigt sich, wie wichtig bestimmte Bereiche für die Gesichtserkennung sind. Schäden im Schläfenlappen, einem Bereich an der Seite des Gehirns, führen dazu, dass die Fähigkeit zur Gesichtserkennung verloren geht. Betroffene können nicht mehr beurteilen, ob ein Gesicht attraktiv ist oder nicht. Erstaunlicherweise bleibt ihre Fähigkeit, Gebäude, Landschaften oder Gegenstände zu erkennen, erhalten.[150]

Das menschliche Gehirn lernt von klein auf, Gesichter zu erkennen und ihre Ausdrucksweise zu deuten. Im Vergleich dazu ist Kunst weniger präsent und hat im Alltag eine andere Bedeutung. Das erklärt, warum Kunstwerke und Gesichter in verschiedenen Bereichen unseres Gehirns verarbeitet werden. Erst 200 bis 400 Millisekunden nach dem ersten Blick beginnt das Gehirn, ein Kunstwerk einzuordnen.[151] Die Interpretation eines Kunstwerks bezieht Erinnerungen und Assoziationen ein, was den Prozess aufwendiger macht.[152]

Wenn wir ein Kunstwerk betrachten, sind in unserem Gehirn mehrere Regionen der Großhirnrinde aktiv. Diese kann sich besonders in jungen Jahren strukturell durch Lernprozesse verändern. Die meisten Gehirnverbindungen entwickeln sich zwischen dem vierten und achten Lebensjahr.[153] Deshalb können Kinder häufig wiederholte Informationen oder eingeübte Bewegungen leicht abspeichern und selbst Jahre später noch abrufen. Während wir uns mit Kunst erst auseinandersetzen müssen, reagiert unser Gehirn auf Attraktivität ganz automatisch.

Übergänge zwischen Instinkt und Erlerntem

Unser Verhalten ist ein Mix aus Erfahrung und Instinkt, und die Grenzen zwischen beiden sind oft fließend. Alles, was wir durch Erlebnisse und Lernen verinnerlichen, prägt unser Handeln. Erlerntes Verhalten vermag sogar, Gene in unseren Nervenzellen an- oder abzuschalten. Mit der Zeit kann daraus ein Instinkt entstehen. Und wenn er das Überleben erleichtert, wird er an die nächste Generation weitergegeben.[154]

Erlerntes formt das Netzwerk der Gehirnzellen. Zum Beispiel lassen sich bei Musikern im Vergleich zu Nichtmusikern messbare Unterschiede in den Gehirnstrukturen feststellen.[155] Auch unsere Muttersprache beeinflusst die Entwicklung bestimmter Nervenverbindungen.[156] Fähigkeiten wie das Sprechen oder das Klavierspielen muss jedes Kind erst erlernen – unabhängig davon, wie sprachbegabt oder musikalisch die Eltern sind.

Instinkte, Reflexe und Triebe hingegen sind angeboren. Bestimmtes Verhalten ist uns in den Genen eingeschrieben.[157] Triebe werden von Hormonen reguliert, die ein starkes Verlangen auslösen, wie zum Beispiel Hunger, Durst, Sex, Schlaf und soziale Beziehungen. Wir können bewusst entscheiden, weniger Fleisch zu essen, umweltfreundliche Verkehrsmittel zu nutzen oder sozialverträglich hergestellte Kleidung zu kaufen. Doch unsere Wahrnehmung von Attraktivität folgt keiner bewussten Entscheidung. Sie entsteht aus komplexen, unbewussten Prozessen.

Attraktivität spielt eine zentrale Rolle in jeder Form von zwischenmenschlicher Beziehung. Ihre Wirkung ist dabei nicht mit der von Kunst oder Mode gleichzusetzen. Vielmehr handelt es sich um ein Phänomen, das sich objektiv messen und vergleichen lässt. Die Natur hat dafür offenbar eine Vielzahl komplexer und tief verwurzelter Mechanismen entwickelt, die unsere Wahrnehmung von Attraktivität prägen. Im folgenden Kapitel wird der grundlegenden Frage nach dem tieferen Sinn dieses Phänomens nachgegangen.

2 Attraktivität als Überlebensvorteil

2.1 Schön-Sein und die Geschichte der Menschheit

Seit Anbeginn des Lebens auf der Erde verfolgen alle Organismen ein Hauptziel: zu überleben und ihre Gene weiterzugeben. Dabei können sich die Erbanlagen einer Spezies von Generation zu Generation zufällig verändern – solche Veränderungen nennt man Mutationen. Manche dieser Mutationen sind vorteilhaft: Sie steigern zum Beispiel die Intelligenz, fördern die Empathie oder stärken die Immunabwehr. Andere Veränderungen wirken dagegen nachteilig. Langfristig setzen sich vor allem jene Merkmale durch, die das Überleben der Art sichern und die Fortpflanzungschancen erhöhen. Auf diese Weise formt die Evolution kontinuierlich das Leben.

Warum schmeckt uns Süßes eigentlich so gut? Die Antwort liegt in unserer Vergangenheit: Süßer Geschmack signalisiert energiereiche Nahrung, was für unsere Vorfahren in Zeiten knapper Ressourcen überlebenswichtig war. Bitterkeit hingegen kann auf giftige Substanzen hindeuten – ein Grund, warum wir Bitteres oft instinktiv meiden. Menschen mit einer Vorliebe für Süßes hatten damals bessere Überlebenschancen, denn sie nahmen eher ausreichend Kalorien zu sich. Diese angeborene Vorliebe hat sich bis heute gehalten. Kein Wunder also, dass süße Speisen und Getränke weltweit so beliebt sind!

Nicht nur bei der Nahrung, auch bei der Partnerwahl spielt die Evolution eine Rolle. Ob unsere Gene an die nächste Generation weitergegeben werden, hängt nämlich nicht nur davon ab, wie alt wir werden, sondern vor allem, wie viele Kinder wir haben.[158] Wer also instinktiv gesunde und fruchtbare Partner bevorzugt, steht evolutionsbiologisch auf der Gewinnerseite: Mehr Nachkommen bedeuten eine höhere Chance, die eigenen Erbanlagen weiterzugeben.

Menschen haben deshalb über viele Generationen hinweg gelernt, bestimmte Merkmale attraktiv zu finden – und zwar solche, die Gesundheit und Fruchtbarkeit signalisieren.[159] Schöne Zähne, glatte Haut, glänzendes Haar und ein symmetrischer Körperbau kommen nicht zufällig gut an: Sie liefern zuverlässige Hinweise auf ein starkes Immunsystem und gute Gene. Auch ein kräftiger Oberkörper bei Männern und ein ausgewogenes Verhältnis von Oberweite, Taille und Hüfte bei Frauen gelten als Indizien für höhere Fruchtbarkeit.

Wenn beispielsweise eine starke Immunabwehr mit einem ansprechenden Äußeren einhergeht, werden Individuen mit diesen Eigenschaften häufiger als Partner gewählt. Dadurch verbreiten sich ihre vorteilhaften Gene in der Bevölkerung. So sorgt die Evolution letztlich dafür, dass positive genetische Veränderungen über Generationen hinweg erhalten bleiben und sich durchsetzen. Unsere Wahrnehmung von Attraktivität beruht also nicht nur auf persönlichem Geschmack, sondern wird auch wesentlich von biologischen Faktoren mitbestimmt.

Was das Gesicht verrät und das äußere Erscheinungsbild ergänzt

Die Entwicklung des Menschen ist eng verknüpft mit seiner Fähigkeit, Informationen auszutauschen. Schon in frühester Zeit nutzten unsere Vorfahren Laute, Gesten und Höhlenmalereien, um sich verständlich zu machen. Heute verwenden wir Emojis, Sprachnachrichten und sogar künstliche Intelligenz, um zu kommunizieren. Trotz aller technischen Innovationen spielt aber auch weiterhin die Körpersprache eine entscheidende Rolle.

Vor rund sechs Millionen Jahren begannen unsere Vorfahren, in Gruppen zu leben. Seitdem sind etwa 240 000 Generationen vergangen, in denen sich unsere Kommunikation grundlegend weiterentwickelt hat. Trotzdem bleiben Körpersprache und Gesichtsausdrücke bis heute grundlegende Bausteine unserer Verständigung. Schon morgens erkennen wir am Gesichtsausdruck unserer Mitmenschen, ob sie erholt und gut gelaunt sind. Im Büro genügt ein kurzer Blick, um herauszufinden, ob sie unseren Vorschlag unterstützen. Und abends lassen wir uns nur allzu leicht von einem Gähnen oder einem herzlichen Lachen anstecken.

Dass Emotionen sich oft »wie von selbst« im Gesicht zeigen, ist kein Zufall. Unsere Gesichtsmuskeln reagieren direkt auf Gefühle. Ein Lächeln oder Stirnrunzeln entsteht also ganz automatisch. Im Laufe der Evolution lernte der Mensch, diese Ausdrucksformen zu verstehen und richtig zu deuten. Das vereinfachte das Miteinander enorm.

Hier und da kann man lesen, dass nur sieben Prozent unserer Kommunikation auf Worte, 38 Prozent auf die Stimme und satte 55 Prozent auf die Mimik entfallen.[160] Zwar ist diese Statistik keine unumstößliche Regel, sie verdeutlicht aber, wie bedeutend unser Gesichtsausdruck für die menschliche Interaktion ist. Trotz technischer Fortschritte bleibt unsere Körpersprache damit eines der wichtigsten Instrumente, um uns verständlich zu machen.

Die stille Sprache von Gesicht und Körper

Manchmal zeigt unser Gesicht ein Lächeln, das mehr Höflichkeit als echte Freude ausdrückt – ein raffinierter Trick, um sympathisch zu wirken oder Gefühle zu verbergen.[161] Dennoch sind wir in der Regel erstaunlich gut darin, echten von gespieltem Ausdruck zu unterscheiden. Ohne diese Fähigkeit würde der Mimik ihre universelle Sprache verloren gehen.[162]

Unsere Gesichter erzählen Geschichten. Sie verraten, wer wir sind, wie alt wir ungefähr sind und manchmal sogar, woher wir kommen. Schon ein kurzer Blick kann ausreichen, um zu erkennen, ob jemand gerade müde, gesund oder gestresst ist. Studien zeigen, dass Gesichter eine Fülle an Informationen transportieren. So lassen sich aus den Gesichtszügen sogar Rückschlüsse auf die sexuelle Orientierung ziehen – mit einer Trefferquote von 55 bis 65 Prozent.[163] Und es gibt Hinweise darauf, dass Menschen oft besser einschätzen können, welche politische Gesinnung jemand hat, als es bloßes Raten ergeben würde.[164]

Die Covid-Pandemie hat uns gezeigt, wie sehr wir auf diese Signale angewiesen sind. Plötzlich verdeckten Masken einen Großteil unseres Gesichts, und es wurde wesentlich schwieriger, Emotionen und Identität zu erkennen. Ein wichtiger Teil der nonverbalen Kommunikation fiel damit weg.[165]

Doch nicht nur das Gesicht, auch unser gesamter Körper verrät viel über uns. Alter, Geschlecht, Emotionen, Persönlichkeit und sogar Attraktivität fließen in unsere unbewussten Urteile ein. Geschlechtsmerkmale, Körpergröße und -konturen beeinflussen, wie wir einander wahrnehmen.[166]

Besonders faszinierend ist, dass wir im Gespräch oft den Gesichtsausdruck unserer Gesprächspartner spontan übernehmen.[167] Dieses Spiegeln von Mimik schafft Nähe und stärkt soziale Bindungen. Um den Gesichtsausdruck eines anderen zu übernehmen, müssen wir seine Perspektive verstehen.[168] Empathie hilft uns, Beziehungen aufzubauen und uns in andere hineinzuversetzen. Untersuchungen zeigen, dass empathische Menschen die Gesichtsausdrücke ihrer Gesprächspartner häufiger nachahmen.[169]

Anziehend, gesund, überlebensfähig

Bestimmte Verhaltensweisen haben sich über 240 000 Generationen als vorteilhaft erwiesen. Viele Studien zeigen, dass gesunde Menschen als attraktiver wahrgenommen werden. Ein attraktives äußeres Erscheinungsbild, das mit Überlebensvorteilen verknüpft ist, könnte sich schon nach 30 bis 50 Generationen durchsetzen.[170] Das entspricht etwa 1000 Jahren.

Kritiker bemängeln oft, dass man Evolution nicht in einem Experiment nachweisen könne. Sie verweisen auf das Fehlen direkter Beweise. Natürlich lässt sich der evolutive Prozess nicht innerhalb eines Menschenlebens oder im Labor vollständig beobachten. Nur weil wir ihn nicht direkt sehen, heißt das aber nicht, dass er nicht existiert.[171]

Seit jeher ist die Fähigkeit zur Anpassung unser wichtigster Überlebensvorteil. Je besser unser Erbgut auf neue Herausforderungen reagiert, desto größer werden die Chancen für kommende Generationen. Genau dieses Prinzip steckt tief in uns allen. Eltern wünschen sich für ihre Kinder stets eine bessere Zukunft, als sie selbst hatten.[172] Gesundheit und Bildung stehen dabei an oberster Stelle. Genau in diesen Bereichen hat die Menschheit in den letzten Jahrhunderten beeindruckende Fortschritte gemacht.

Obwohl heute viele Menschen von medizinischer Versorgung und einem breiten Bildungsangebot profitieren, bleibt die Evolution dennoch nicht stehen.[173] Wie genau sie sich in unserer modernen Welt auswirkt, ist noch nicht vollständig verstanden.[174] Sicher ist aber: Manche Eigenschaften werden bevorzugt weitergegeben – und das wird sich auch in Zukunft nicht ändern.

Größe spielt eine Rolle, Übergröße aber auch

Was als attraktiv wahrgenommen wird, hat sich die Evolution ausgedacht. Früher trugen unsere Vorfahren viele Konflikte durch körperliche Auseinandersetzungen aus. Wer sich dabei durchsetzte, erlangte nicht nur den Sieg, sondern auch Ansehen und eine höhere soziale Stellung. Wo Körpergröße besondere Vorteile bot, stiegen hochgewachsene Menschen entsprechend oft in einflussreiche Positionen auf.

Heute wissen wir, dass rund 80 Prozent der Körpergröße genetisch festgelegt sind. Die restlichen Einflüsse stammen von Umweltbedingungen, Ernährung, Hormonen und dem sozialen Umfeld. In Bevölkerungsgruppen mit niedriger Sterblichkeit können Menschen länger wachsen, was schließlich zu einer größeren Körpergröße führt. Bei hoher Sterblichkeit setzt die Fortpflanzung dagegen früher ein. Das verkürzt die Wachstumsphase und führt zu einer geringeren Körpergröße.[175]

Viele Studien legen nahe, dass größere Menschen oft als attraktiver wahrgenommen werden.[176] In den Niederlanden etwa sind Männer heute im Vergleich zu vor 200 Jahren durchschnittlich um ganze 20 Zentimeter größer.[177] Untersuchungen in Großbritannien zeigen, dass Männer über 1,77 Meter Körpergröße häufiger einen Partner finden und seltener kinderlos bleiben.[178] Forschende vermuten, dass unter anderem natürliche Selektion zu diesem eindrucksvollen Größenzuwachs beigetragen hat.

Heißt das also: je größer, desto attraktiver? Ganz so einfach ist es nicht, denn grenzenloses Wachstum widerspricht den Naturgesetzen. Tatsächlich schwindet der Attraktivitätsvorteil ab einer Körpergröße von rund 1,83 Metern, weil extreme Größen mit höheren Krankheitsrisiken einhergehen.[179] Studien belegen zudem, dass sowohl Männer, die deutlich größer als 1,85 Meter sind, als auch solche, die viel kleiner bleiben, häufig eine schwächere Immunabwehr aufweisen.[180] Zu geringe oder übermäßige Körpergrößen können bei Männern wie Frauen gleichermaßen zu gesundheitlichen Problemen führen.[181]

Studien deuten darauf hin, dass Menschen sich seit jeher stärker zu größeren und intelligenteren Partnern hingezogen fühlen.[182] Sowohl Körpergröße als auch Intelligenz haben eine genetische Komponente, sodass Eltern diese Merkmale zum Teil an ihre Kinder weitergeben.[183] Darüber hinaus bekommen attraktive Eltern oft Kinder, die ebenfalls als attraktiv gelten, was darauf hinweist, dass auch Attraktivität vererbt wird.[184] Forschende haben sogar bestimmte Gene entdeckt, die bei Menschen mit besonders ansprechenden Gesichtszügen gehäuft auftreten.[185] Da Attraktivität oft mit höheren Chancen auf Partnerschaft und Fortpflanzung verbunden ist, bekommen Männer, die als weniger attraktiv gelten, im Durchschnitt seltener Kinder.[186]

Lachen ist wichtig – darin stimmen wir alle überein. Es hat im Laufe der Evolution vermutlich eine Rolle für den Fortpflanzungserfolg gespielt, indem es die Bindung zwischen Partnern gestärkt und zur Qualität der Beziehung beigetragen hat.[187] Humor und Intelligenz sind Pluspunkte, doch oft entscheidet die äußere Anziehungskraft.[188] In fast allen Kulturen und bei beiden Geschlechtern gilt Attraktivität als grundlegender Faktor bei der Partnerwahl, der oft als unabdingbar betrachtet wird.[189] Bemerkenswert ist, dass Intelligenz erst dann an Bedeutung gewinnt, wenn äußerliche Anziehungskraft gegeben ist. Das zeigt, dass Intelligenz allein nicht genügt, um Attraktivität zu ersetzen. Erst im Zusammenspiel mit äußeren Eigenschaften kommt sie zur Geltung.[190]

Gegen die Vereinfachung

Erfahrene Ärztinnen und Ärzte können oft schon auf den ersten Blick eine Erkrankung erkennen. Das nennt sich Blickdiagnose und bedeutet, dass unser Körper mehr über uns verrät, als vielen bewusst ist. Manche Erkrankungen sind genetisch bedingt, aber meist ist es unser Lebensstil, der deutliche Spuren hinterlässt.[191] Für beides liefert unser Äußeres wichtige Hinweise. Ob Schlafmangel, ungesunde Ernährung, Rauchen oder bestimmte Erbkrankheiten – unser Körper macht bestimme Erkrankungen äußerlich sichtbar.

Interessanterweise zeigen Studien, dass gesunde Menschen oft attraktiver erscheinen.[192] Das mag ein Grund mehr sein, auf seine Gesundheit zu achten. Dennoch gilt: Nicht jeder, der gesund ist, wirkt automatisch anziehender. Attraktivität entsteht aus einer komplexen Mischung vieler Faktoren. Gesundheit und Attraktivität hängen zwar zusammen, doch nicht immer auf einfache Weise.

Extreme Unattraktivität, die stark von einer Norm abweicht, könnte laut Forschung auf schlechtere Gene hindeuten.[193] Dennoch greift der Rückschluss, dass hohe Attraktivität immer auf hohe Gesundheit hinweist, zu kurz. Besonders attraktive Menschen haben ihre gute Gesundheit oft nicht nur Genen zu verdanken. Häufig profitieren sie auch von einem positiven sozialen Umfeld. Wer als attraktiv wahrgenommen wird, genießt etwa in Schule, Beruf und Gesellschaft vielfältige Vorteile. Genau diese günstigen Umstände fördern langfristig wiederum die Gesundheit.

Doch die Verbindung von Attraktivität und Gesundheit hat nicht nur Vorteile. In der Medizin kann sie sogar zu einem Problem werden. Ärzte – wie viele andere Menschen auch – nehmen attraktivere Personen oft als gesünder wahr. Daher werden die Symptome, die von ihnen geschildert werden, möglicherweise weniger ernst genommen.[194] Dieser Nachteil kann besonders problematisch für Frauen sein, da ihre Symptome möglicherweise weniger Beachtung finden als die von Männern.[195]

Das äußere Bild einer Person birgt erstaunlich viele Informationen. Über die Jahrtausende hat der Mensch gelernt, diese visuellen Hinweise instinktiv zu deuten. Auch wenn sie uns nicht immer bewusst sind, beeinflussen sie unser Handeln. Manche Informationen wirken dabei wie eine süße Frucht, andere wie eine unreife Limette.

2.2 Attraktivität und die Geschlechtsunterschiede

Man hört oft, dass Schönheit im Auge des Betrachters liegt. Was für eine Person unwiderstehlich wirkt, lässt eine andere vielleicht völlig unberührt. Doch die bisher präsentierten Ergebnisse aus über 200 wissenschaftlichen Studien zeichnen ein anderes Bild. In den nächsten fünf Kapiteln machen wir uns auf eine Entdeckungsreise rund um den Globus, welche körperlichen Merkmale als besonders attraktiv gelten.

Auffällig ist dabei der Einfluss geschlechtstypischer Merkmale auf unsere Wahrnehmung von Attraktivität.[196] Studien zeigen eindeutig: Eigenschaften, die als typisch männlich oder weiblich gelten – wie ein breiter, V-förmiger Oberkörper bei Männern oder eine Sanduhrfigur bei Frauen – werden oft als besonders anziehend empfunden. Die Vorliebe für solche Merkmale lässt sich in praktisch allen Kulturen wiederfinden.

Dennoch verändert sich unsere Gesellschaft unablässig: Immer mehr Kulturen erkennen mittlerweile nichtbinäre Identitäten an und stellen damit traditionelle Vorstellungen von Geschlecht infrage. Das verdeutlicht, dass biologische Faktoren und gesellschaftliche Entwicklungen nicht immer nahtlos zusammenpassen müssen.

V-Form und Sanduhr: Die Klassiker haben Bestand

Typisch männliche Gesichtszüge zeichnen sich oft durch ausgeprägte Kieferknochen, ein markantes Kinn, tief liegende Augenbrauen und schmalere Lippen aus. Frauen haben dagegen typischerweise einen niedrigeren Haaransatz, eine sanftere Stirn, eine kleinere Nase, einen kürzeren Abstand zwischen Nase und Oberlippe sowie feinere Kieferkonturen.[197] In der Pubertät verstärken hormonelle Einflüsse diese Unterschiede zusätzlich.

Zahlreiche Studien belegen, dass Gesichter als besonders attraktiv empfunden werden, wenn ihre Merkmale klar einem Geschlecht zugeordnet werden können.[198] Deshalb bemisst sich der Erfolg geschlechtsangleichender Operationen daran, wie überzeugend die äußeren Merkmale dem angestrebten Geschlecht entsprechen.[199]

Gesichter wirken irritierend, wenn sie beispielsweise feminine Augen mit einem ausgesprochen männlichen Mund kombinieren. Solche Kombinationen empfinden viele Menschen instinktiv als weniger attraktiv. Unser Gehirn ist auf Harmonie programmiert und empfindet widersprüchliche Merkmale automatisch als störend. Ausnahmen bestätigen die Regel.

Interessanterweise beeinflussen geschlechtstypische Gesichtszüge unsere Wahrnehmung auch auf anderen Ebenen: Gesichter mit typisch weiblichen Merkmalen wirken oft vertrauenswürdiger, während stark männliche Gesichtszüge mit Dominanz und Aggressivität verbunden werden.[200]

Ein schönes Gesicht geht häufig mit einem ebenso attraktiven Körper einher, sowohl bei Frauen als auch bei Männern.[201] Studien zeigen, dass Männer mit besonders ansprechenden Gesichtern oft breite Schultern und eine schlanke Taille besitzen.[202] Es verwundert daher nicht, dass Frauen von einem maskulinen Gesicht oft auf einen gesunden und starken Körper schließen.[203]

Sowohl Männer als auch Frauen teilen die Ansicht, dass große Männer mit breiten Schultern und einem kräftigen Oberkörper besonders attraktiv wirken.[204] Solche körperlichen Merkmale lassen Männer erfolgreicher, dominanter, fitter und gesünder erscheinen.[205] Ein attraktiver Oberkörper zieht die Blicke der Frauen besonders stark auf sich.[206] Männer, die hier punkten können, haben klare Vorteile bei der Partnersuche.[207] Eine Studie bringt es auf den Punkt: Männer mit breiten Schultern finden schneller eine Partnerin, haben intensivere sexuelle Erfahrungen und wechseln häufiger die Partnerin.[208]

Sport hilft nicht nur, die Schultern und den Rücken zu formen. Er verleiht dem Körper auch eine unwiderstehliche Ausstrahlung.

Regelmäßige Bewegung stärkt zudem die Gesundheit und verlängert nachweislich das Leben. Die Verbindung zwischen einem athletischen Erscheinungsbild und einer höheren Lebenserwartung macht sportliche Männer zu besonders anziehenden Lebenspartnern.

Durch Sport geschaffene Attraktivitätsmerkmale müssen nicht extrem sein, jede Art der Ausprägung trägt zum Gesamtbild bei. Solche Erkenntnisse sagen uns nicht, dass wir alle aussehen müssen wie Hochleistungssportler. Doch herausragende Beispiele wie der italienische Freischwimmer Luca Dotto, der den nationalen Rekord im 100-Meter-Freistil hält, zeigen, wie wirksam und beeindruckend die Ausprägung solcher Merkmale sein kann. Das Besondere: Sportliche Attraktivität ist etwas, wofür jede und jeder etwas tun kann. Meistens für wenig Geld.

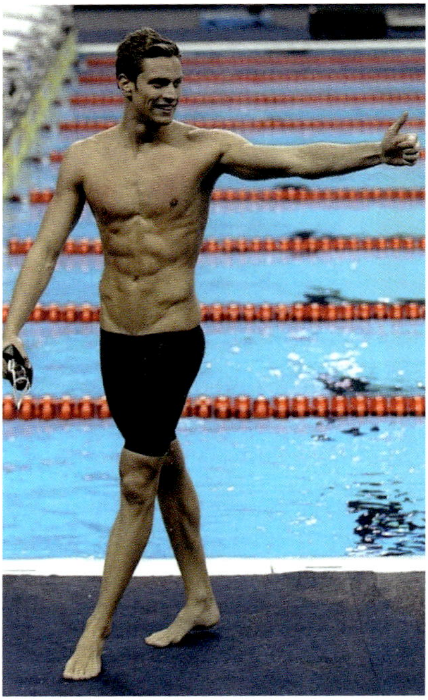

Abbildung 22: Profischwimmer Luca Dotto.

Frauen, aber vor allem Männer besitzen eine erstaunliche Fähigkeit. Schon beim bloßen Anblick eines Gesichts können sie die körperliche Stärke ihres Gegenübers erstaunlich gut einschätzen.[209] Diese Gabe hat tiefe Wurzeln in unserer Evolution, denn in früheren Zeiten konnte sie buchstäblich über Leben und Tod entscheiden, beispielsweise bei Duellen um eine Frau oder zur Verteidigung. Bis zur Industrialisierung war körperliche Stärke unerlässlich für harte Arbeit auf der Jagd, in der Landwirtschaft oder im Handwerk.

Doch diese Begabung hat nicht nur mit Überleben zu tun. Sie beeinflusst auch unser Empfinden von Attraktivität. Studien zeigen, dass Frauen Porträts von Männern mit kräftiger Griffkraft oft als dominanter, männlicher und attraktiver einstufen.[210] Schon immer und überall auf der Welt suchen Jungen und Männer häufiger den sportlichen Wettstreit als Mädchen und Frauen. Ebenso, das ist die Kehrseite, sind sie öfter in direkte verbale und körperliche Auseinandersetzungen verwickelt als Mädchen und Frauen.[211]

Wohin der Blick schweift

Was viele schon lange vermuteten, wurde 2011 endlich auch wissenschaftlich bestätigt. Männer schauen bei unbekleideten Frauen zuerst auf Brüste und Oberkörper.[212] Wer hätte das gedacht? Aber um den Männern zumindest ein wenig Nachsicht zu gewähren, sei gesagt: Wenn Frauen bekleidet sind, wandert der männliche Blick zuerst ins Gesicht. Nur um dann, kaum ist der erste Eindruck gewonnen, doch wieder auffällig häufig zur Brust zurückzukehren.[213]

Und wer jetzt schmunzelnd denkt, typisch Männer, der sollte sich festhalten. Denn Studien zeigen, dass auch Frauen bei der ersten Begegnung mit einer anderen Frau ganz automatisch auf Brüste und Hüften schielen.[214] Offenbar haben Brüste im Allgemeinen eine hohe Anziehungskraft, egal ob für Männer oder für Frauen.

Aber es gibt noch weitere Übereinkünfte. Sowohl Frauen als auch Männer finden größere und mittelgroße Brüste bei 20- bis 24-Jährigen durchweg attraktiver als kleine Brüste.[215] Trotzdem gibt es feine Unterschiede. Männer bevorzugen oft eine Nummer größer, während Frauen sich eher zur mittleren Größe hingezogen fühlen.[216]

Auch wenn diese Ergebnisse kaum überraschen, bleibt die Frage nach dem »Warum« aus wissenschaftlicher Sicht schwierig zu beantworten. Ein Erklärungsansatz lautet, dass die Brustgröße mit dem Beginn der sexuellen Reife zusammenhängt. Frauen mit größeren Brüsten haben nachweislich höhere Spiegel an Östrogen und Progesteron, also Hormone, die einen Hinweis auf eine erhöhte Fruchtbarkeit geben.[217] Deshalb wird vermutet, dass Brüste ein biologisches Signal für Fruchtbarkeit darstellen.[218] Das automatische Fixieren dieser Körperregionen könnte also evolutionär bedingt sein. Es hilft, unbewusst und mit minimalem Aufwand Informationen zu sammeln, um schnelle Entscheidungen zu treffen.

Form, Symmetrie und kulturelle Praktiken

Die Größe ist bei Weitem nicht alles, wenn es um die weibliche Brust geht. Mindestens genauso wichtig sind Form und Symmetrie – sie prägen maßgeblich den Eindruck von Attraktivität.[219] Viele Männer empfinden symmetrische Brüste als jugendlicher, gesünder und schlichtweg begehrenswerter.[220] Interessanterweise fühlen sich Frauen mit einer durchschnittlichen Oberweite oft selbstbewusster und sind zufriedener mit ihrem Aussehen. Frauen mit stark unter- oder überdurchschnittlich großen Brüsten können sich verlegen oder minderwertig fühlen.

Der Verlust einer Brust durch Krebs ist für Betroffene oft besonders belastend. Viele Frauen empfinden dies als starken Eingriff in ihre Weiblichkeit und ihr Selbstbild.[221] Operationen, die nach Brustkrebs die Brust wiederherstellen, werden von der Gesellschaft meistens akzeptiert und als selbstverständlich angesehen. Anders ist es jedoch bei Eingriffen, die angeborene Fehlbildungen korrigieren sollen. Diese werden häufig als reine Schönheitsoperationen betrachtet. Dabei zeigen Studien und Erfahrungen von Betroffenen deutlich, dass eine stark von der Norm abweichende Körperform – ganz egal ob angeboren oder durch Krankheit entstanden – belastend sein kann. Der Wunsch nach einem Körper, mit dem man sich wohlfühlt, verdient in jedem Fall Verständnis und Anerkennung.

Unter-Stützung für beide Geschlechter

Während Männer bei Flirts eher auf den Körper von Frauen achten, schauen Frauen bei Männern fast immer zuerst ins Gesicht.[222] Doch kaum sind alle Hüllen gefallen, richten sich die Blicke von Frauen auf die Genitalien.[223] Während Männer wie gebannt auf Brüste starren, scheinen Frauen besonders interessiert daran zu sein, was sich sonst noch entdecken lässt. Und wer jetzt schmunzelt und sich fragt, womit sich die Wissenschaft so alles beschäftigt, wird staunen, was Forscher noch herausgefunden haben.

Frauen finden Männer mit größerem Penis tatsächlich attraktiver. Allerdings ist größer nicht immer besser, denn dieser Effekt nimmt ab einer Länge von etwa zwölf Zentimetern (nicht erigiert) wieder ab.[224] Es kommt also, wie so oft, auf die richtige Proportion an. Der Penis sollte zur Körpergröße passen, ähnlich wie bei Frau-

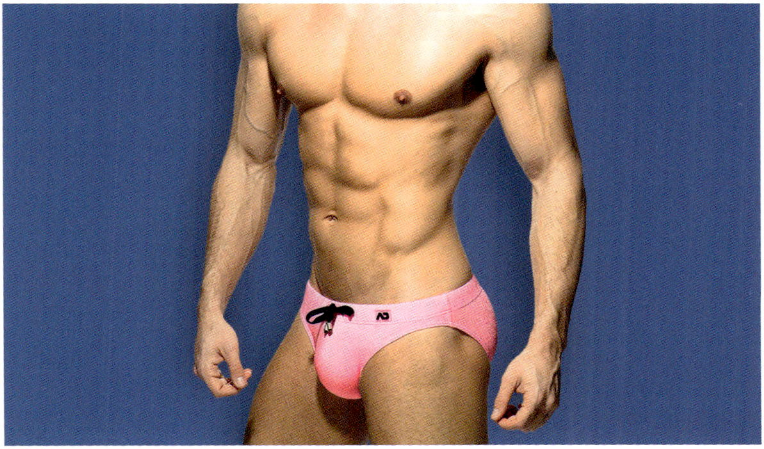

Abbildung 23: Push-up-Badehose für den Mann.

en Brüste in einem harmonischen Verhältnis zum Körper stehen sollten. So überrascht es wenig, dass nicht nur Frauen zu Push-up-BHs greifen, sondern auch Männer ihre Vorzüge mit Push-up-Badehosen ins rechte Licht rücken. Hinter all dem steckt mehr als nur Eitelkeit, denn die Größe des schlaffen Penis beeinflusst die männliche Attraktivität nachweislich, wie eine Studie in einer renommierten wissenschaftlichen Zeitschrift belegt.[225]

Die Merkmale, die wir als attraktiv empfinden, basieren auf Studien, die das äußere Erscheinungsbild von Menschen vergleichen. Diese Zusammenhänge sind allerdings oft komplex und nicht vollständig geklärt. Jede wissenschaftliche Studie weist auf mögliche Fehlerquellen und Grenzen hin – alle davon im Detail aufzuzählen, würde hier jedoch zu weit führen. Wichtig ist aber, dass die meisten zitierten Untersuchungen vor ihrer Veröffentlichung von mindestens zwei oder drei unabhängigen Fachleuten geprüft wurden. Natürlich gelten die Ergebnisse nicht uneingeschränkt für jeden Einzelfall, aber sie bieten dennoch eine viel verlässlichere Grundlage als persönliche Meinungen oder einzelne Erfahrungen.

Körperliche Eigenschaften, die typisch für Männer oder Frauen sind, weisen auf Fortpflanzungsfähigkeit hin und deuten auf gute Gesundheit sowie Jugendlichkeit. Tatsächlich nehmen geschlechtsspezifische Merkmale bei Menschen, die älter als 60 Jahre sind, nachweislich ab.[226] Frauen und Männer zeigen dann ähnliche Alterserscheinungen, etwa ein runderes Gesicht und weniger stark ausgeprägte Konturen. Wenn wir deutliche Unterschiede zwischen den Geschlechtern als attraktiv empfinden, liegt es nahe, dass auch Jugendlichkeit eine wichtige Rolle spielt.

2.3 Die Suche nach dem Jungbrunnen

Geschichten über geheimnisvolle Quellen, die ewige Jugend versprechen, faszinieren die Menschheit schon seit Tausenden von Jahren. Bereits vor mehr als 2500 Jahren berichtete der griechische Historiker Herodot von einem solchen Jungbrunnen. Auch im Mittelalter glaubten viele Europäer, dass der mysteriöse König Prester John über einen Brunnen der ewigen Jugend wachte. Solche Legenden findet man überall auf der Welt – von den Kanarischen Inseln bis nach Japan, von Polynesien bis nach England. Dahinter steckt die tiefe menschliche Sehnsucht, für immer jung und gesund zu bleiben. Heute helfen uns wissenschaftliche Erkenntnisse, besser zu verstehen, warum dieser Wunsch so stark in uns verankert ist.

Mit Mitte 20 erreicht der Mensch den Gipfel seiner körperlichen wie mentalen Leistungsfähigkeit.[227] Untersuchungen zeigen, dass danach bereits die geistige Leistungsfähigkeit langsam nachlässt.[228] Doch unser Körper besitzt eine beeindruckende Fähigkeit, viele Veränderungen lange Zeit auszugleichen.[229] Zum Beispiel be-

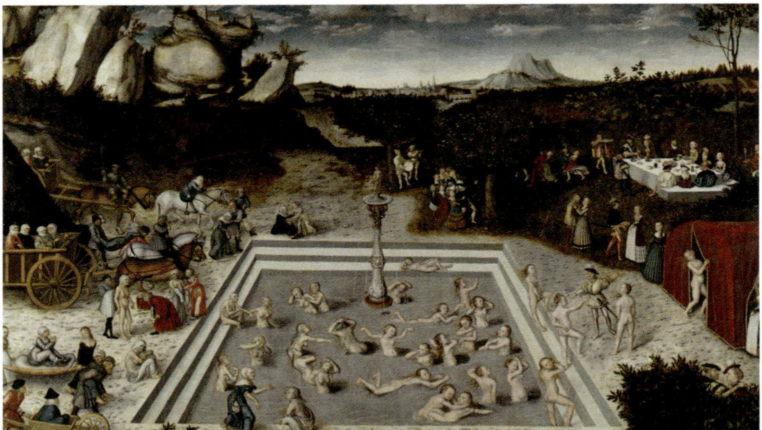

Abbildung 24: Der »Jungbrunnen« ist ein Gemälde von Lucas Cranach dem Älteren aus dem Jahr 1546.

merken Menschen mit Parkinson oft erst spät, dass etwas nicht stimmt. Bis zu 85 Prozent der Nervenzellen können in einem bestimmten Hirnbereich verloren gehen, bevor erste Symptome auftreten.[230]

Im Alter scheint sich vieles zu verändern: Die Sinne – Sehen, Hören, Riechen, Schmecken und Tasten – werden schwächer, und auch die Gelenke spielen nicht mehr so geschmeidig mit. Da wundert es kaum, dass man sagt, mit den Jahren käme immerhin die Weisheit, wenn schon sonst nichts bleibt! Aber wie steht es um unsere Attraktivität? Erlebt auch sie einen Wandel, ähnlich unserer körperlichen und geistigen Leistungsfähigkeit? In diesem Unterkapitel nehmen wir genau unter die Lupe, welche altersbedingten Veränderungen unser äußeres Erscheinungsbild prägen und was das für unser Selbstverständnis bedeutet.

Altern lässt sich gut als schleichender Verschleiß unserer »körpereigenen Fabrik« beschreiben: Mit jeder vergehenden Dekade nehmen Zellen Schäden auf, während ihre Erneuerungsfähigkeit langsam schwindet. An den Enden unserer Chromosomen sitzen kleine »Schutzkappen« – sogenannte Telomere –, die sich mit jeder Zellteilung verkürzen. Sind sie einmal zu stark abgetragen, wird das Erbgut beschädigt, und die Zelle stirbt entweder ab oder entartet zur Krebszelle.[231] Besonders ab dem 50. Lebensjahr macht sich dieser Prozess deutlich bemerkbar, weshalb das Risiko für Krebserkrankungen in diesem Alter stark zunimmt.[232]

Fortpflanzung: Sache der Jugend

Die Natur hat es so eingerichtet, dass junge Menschen besser für die Fortpflanzung geeignet sind. Mit zunehmendem Alter nimmt diese Fähigkeit ab – bei Frauen früher, bei Männern etwas später. Über Jahrtausende war dies für das Überleben unserer Spezies entscheidend. Frauen erreichen ihre höchste Fruchtbarkeit im Alter von ungefähr 25 Jahren. Die Voraussetzungen für Nachkommen verschlechtern sich auch mit dem Alter der Männer. Bei jeder Zellteilung der Samenzellen können kleine Fehler passieren. Je älter der Vater zum Zeitpunkt der Zeugung ist, desto größer wird das Risiko genetischer Mutationen bei den Kindern. Tatsächlich zeigen Studien, dass Kinder älterer Väter eine geringere Überlebens- und Fortpflanzungsrate haben.[233]

Über kulturelle und zeitliche Grenzen hinweg gibt es auffallende Übereinstimmungen bei der Bewertung von Schönheit. In allen Kulturen legen Männer bei potenziellen Partnern mehr Wert auf Jugendlichkeit als Frauen.[234] Für Männer jeden Alters sind Frauen Mitte 20 am attraktivsten, ganz egal, wie alt sie selbst sind.[235] Viele Studien zeigen übereinstimmend, dass ab Mitte Zwanzig die wahrgenommene Attraktivität von Frauen leicht abnimmt, bei Männern setzt dieser Effekt etwas später ein.[236]

Was die Männer betrifft, so gewinnen sie im mittleren Alter oft an Anziehungskraft – vor allem dann, wenn sie beruflich erfolgreich sind und Status sowie finanzielle Sicherheit ausstrahlen.[237] Daten aus 89 Ländern bestätigen diesen Trend. Männer heiraten weltweit meist jüngere Frauen.[238] Biologen sehen darin die Behauptung aus der Evolution bestätigt, dass Attraktivitätsmerkmale mit der Fähigkeit zur Fortpflanzung zusammenhängen.

Menschen fällen täglich und ständig Urteile über andere Menschen, und diese Urteile basieren stark auf der Wahrnehmung von Alter. Das Alter lässt sich buchstäblich von der Haut ablesen. Erste Fältchen, Pigmentflecken, feine sichtbare Äderchen sowie ein schlaffer werdendes Gewebe sind klare Zeichen des Alterns.[239] Auch die Haare verändern sich. Sie werden dünner, ihre Dichte nimmt ab, Pigmente schwinden und sowohl die Kopfhaut als auch das Haar werden trockener. All das registrieren wir meist unbewusst und verbinden es mit dem Alter eines Menschen.

Haare im Alter

Schon ab dem 30. Lebensjahr beginnt sich unser Haar langsam zu verändern: Es wird spröder, lichter, dünner und grau.[240] Die ersten grauen Haare tauchen bei Europäern durchschnittlich mit etwa 35 Jahren auf, bei Afrikanern hingegen erst um das 44. Lebensjahr. Bei europäischen Männern erleben rund 30 Prozent mit 30 Jahren, etwa 50 Prozent mit 50 Jahren und ganze 80 Prozent mit 70 Jahren erblich bedingten Haarausfall.[241]

Die Veränderung der Haare ist nicht nur eine Frage des Alters und der Gene. Auch Hormone beeinflussen Farbe, Verteilung und Stärke der Haare entscheidend. Frauen sind nach den Wechseljahren ebenfalls häufig betroffen. Hier leiden bis zu 30 Prozent unter merklichem Haarverlust.[242]

Obwohl es für Nichtbetroffene vielleicht nach einer Kleinigkeit aussieht, kann Haarausfall gravierende Folgen für das Selbstwertgefühl haben.[243] Volle Haare gelten in unserer Gesellschaft als Symbol für Jugend, Gesundheit und Attraktivität. Wer plötzlich mit lichter werdendem Haar konfrontiert ist, empfindet dies häufig als psychisch belastend und erlebt eine spürbare Beeinträchtigung der Lebensqualität.[244] Studien zeigen zudem, dass Männer mit wenigen Haaren von Frauen oft als älter, weniger attraktiv und sogar weniger erfolgreich in Beruf und Partnersuche wahrgenommen werden.[245] Sowohl Männer als auch Frauen, die unter hormonell bedingtem Haarausfall leiden, berichten vermehrt über Ängste und depressive Verstimmungen.[246]

Ist in solchen Fällen eine Haartransplantation eine sinnvolle Maßnahme oder nur ein Indiz dafür, dass jemand den Alterungsprozess nicht akzeptieren kann? Bei solchen Fragen scheiden sich die Geister. Haartransplantationen führen, sofern sie bekannt werden, nicht selten zu kritischen oder spöttischen Kommentaren. So wurde Christian Lindner unterstellt, er wolle durch seine Haartransplantation »junger und dynamischer« wirken als der »Rest seiner Parteigenossen«[247] bei der FDP. Außerdem sollte das neue Kopfhaar symbolisch für das politische Kernziel »Wachstum« stehen. Es ist nicht ungewöhnlich, dass Politiker von den Medien kritisch bis satirisch auseinandergenommen werden. Doch die weit

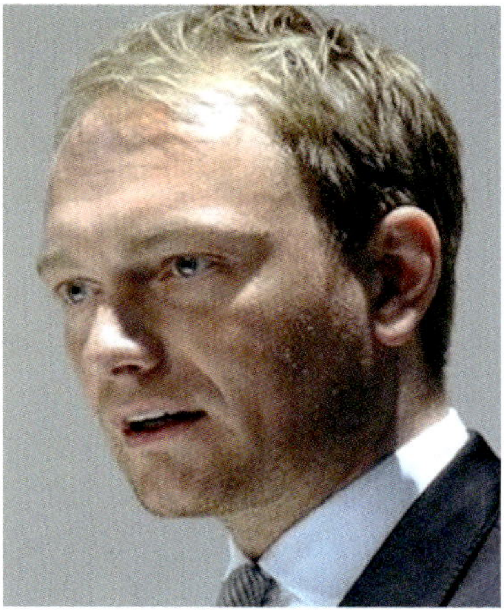 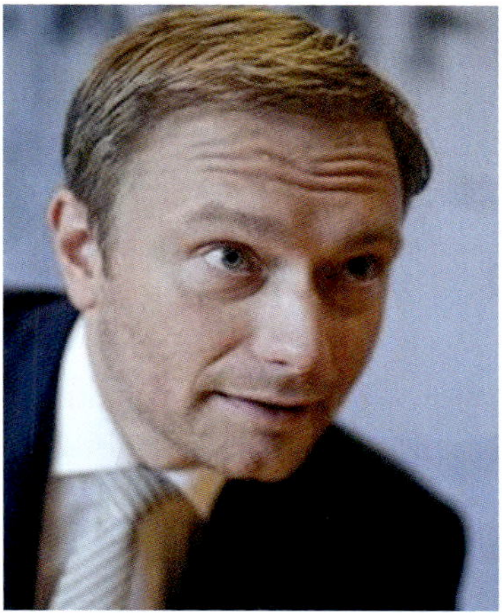

Abbildung 25 und 26: FDP-Politiker Christian Lindner.

verbreitete Ablehnung sinnvoller schönheitssteigernder Entscheidungen zeigt sich dadurch deutlich – kein Zeichen der Toleranz.

Wenn die Haut in die Jahre kommt

Ab dem Alter von etwa 35 Jahren tauchen oft erste Hautflecken auf, vor allem im Gesicht oder auf den Handrücken.[248] Sowohl die obersten Hautzellen als auch die tieferen Schichten tragen dazu bei, dass sich Altersflecken entwickeln. Sie entstehen durch entzündliche Prozesse, die vor allem bei lang anhaltender Sonneneinstrahlung auftreten.[249] Es hat sich herausgestellt, dass Hautflecken die Wahrnehmung des Alters stark beeinflussen und Personen deutlich älter erscheinen lassen können, als sie sind.[250] Außerdem prägt die Hautfarbe im Gesicht, wie jung, gesund und attraktiv wir jemanden einschätzen.[251]

Ab dem 40. Lebensjahr nehmen wichtige Bestandteile der Haut ab, wie zum Beispiel Kollagen und Elastin. Diese Stoffe sorgen für Festigkeit und Spannkraft. Enzyme zerteilen die Kollagenfasern in kurze Stücke. Gleichzeitig stellen die Bindegewebszellen weniger Kollagen her. Zu den äußeren Einflüssen, die diese Hautveränderungen beschleunigen können, zählen Sonneneinstrahlung, bestimmte Lebensgewohnheiten wie Rauchen und Alkoholgenuss sowie Luftverschmutzung.[252] Menschen mit heller Haut entwickeln durch erhöhte UV-Strahlung und Rauchen bereits ab dem 30. Lebensjahr Falten.[253] Die Veränderungen im Gesicht sind also recht vorhersehbar.

Ab dem 45. Lebensjahr nimmt der Hyaluronsäure-Gehalt der Haut merklich ab. Etwa ein Drittel der gesamten Menge an Hyaluronsäure im menschlichen Körper wird täglich abgebaut und neu gebildet.[254] Mit zunehmendem Alter produziert unser Organismus jedoch immer weniger davon. Zwischen dem 20. und 30. Lebensjahr besteht die Haut zu 0,03 Gewichtsprozent aus Hyaluronsäure. Im Alter von 60 oder 75 Jahren verringert sich der Anteil auf 0,015 beziehungsweise 0,007 Prozent. Darüber hinaus werden die Ketten der Hyaluronsäure im Alter kürzer.[255] Die Folgen sind trockene Haut und Falten.

Gesichtsfalten werden oft als Zeichen gelebten Lebens gedeutet. Sie erzählen Geschichten von Lachen, Sorgen oder Ernsthaftigkeit. In kulturellen und sozialen Kontexten werden Falten gelegentlich als Symbole für Weisheit und Lebenserfahrung angesehen. Aus der Perspektive der Attraktivitätsforschung haben Falten nichts Romantisches an sich: Sie vermindern die Attraktivität bei Frauen wie bei Männern.[256]

Die Tiefe und Länge der Falten haben einen großen Einfluss auf die Alterseinschätzung.[257] Studien zeigen, dass Menschen, die älter wirken, als sie tatsächlich sind, häufiger von gesundheitlichen Problemen betroffen sind.[258] Bei der Alterseinschätzung richtet sich unser Blick vermehrt auf das untere Drittel des Gesichts.[259] In diesem Bereich bildet sich etwa um das 50. Lebensjahr eine Falte zwischen Mundwinkel und Hals aus, die sogenannte Merkelfalte.

In Versuchen wurde die Wirkung von Falten und ihre Behandlung untersucht. Es zeigte sich, dass eine Botox-Behandlung an Stirnfalten und Krähenfüßen die Attraktivität steigern kann.[260] Eine Unterspritzung mit Hyaluronsäure der Falten im Bereich zwischen Nasenflügeln und Mundwinkeln lässt Betroffene attraktiver, erfolgreicher, sportlicher und selbstbewusster wirken.[261]

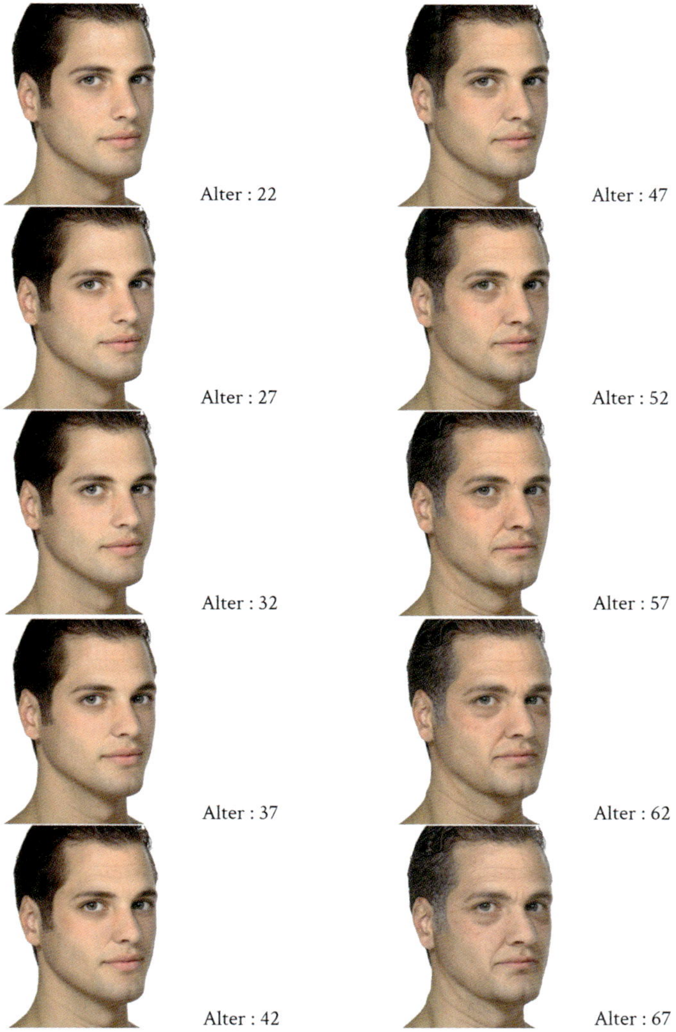

Abbildung 27: Illustration des durchschnittlichen Alterungsprozesses durch Simulation der Veränderungen klinischer Gesichtsmerkmale bei kaukasischen Männern, also bei europäischen Männern mit heller Haut.

Wenn Menschen an Botox und Hyaluronsäure denken, stellen sie sich oft Gesichter vor, die unnatürlich oder aufgeblasen wirken. Dieses hartnäckige Stereotyp entsteht unter anderem durch prominente Beispiele wie Madonna. Doch aus wenigen Einzelfällen auf alle Behandlungen zu schließen, führt in die Irre. Niemand würde die italienische Küche verurteilen, nur weil eine Pizza bei einem einzigen Restaurantbesuch enttäuscht hat. So verzerrt eine einzige negative Erfahrung unsere Wahrnehmung und führt uns zu falschen Schlüssen, die dem eigentlichen Potenzial und dem Wert hinter der Sache nicht gerecht werden.

Gründe für schlechte Ergebnisse

In manchen Ländern ist für das Injizieren von Hyaluronsäure keine spezielle Ausbildung vorgeschrieben. Auch in Deutschland gibt es dafür keine verpflichtende Qualifikation. Die Ergebnisse sind folglich so unterschiedlich wie die Darbietungen von Straßenmusikern. Viele Menschen wünschen sich einen natürlichen Effekt. Erfahrene plastische Chirurgen erreichen das meistens. Allerdings stechen in der öffentlichen Wahrnehmung vor allem misslungene Behandlungen hervor. Gerade weil gelungene Eingriffe subtil und ausgewogen wirken und nicht ins Auge fallen, entsteht ein verzerrtes Bild.

Mit zunehmendem Alter verändert sich die Kontur des Gesichts. Hängebäckchen bilden sich, und die Wangen wirken eingefallen. Ursache dafür ist das Nachlassen von Spannkraft in Haut und Bindegewebe. Entgegen einer verbreiteten Annahme schwindet das Fettgewebe jedoch nicht.[262] Diese falsche Vorstellung führt aber dazu, dass manche Anbieter ohne Facharztausbildung und ohne medizinisches Studium zu große Mengen an Hyaluronsäure verabreichen. Dabei spielt vor allem das Absinken der Fettpolster in den Wangen eine wesentliche Rolle im Alter.

Eine gezielte Injektion von Hyaluronsäure kann jedoch einen anderen Prozess ausbremsen. Frauen verlieren im Alter zwischen

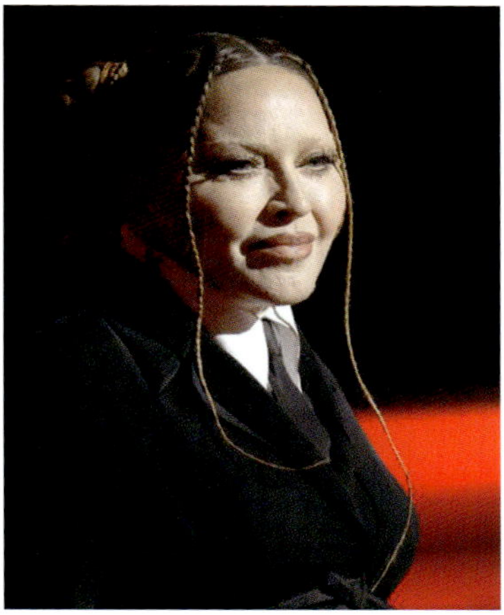 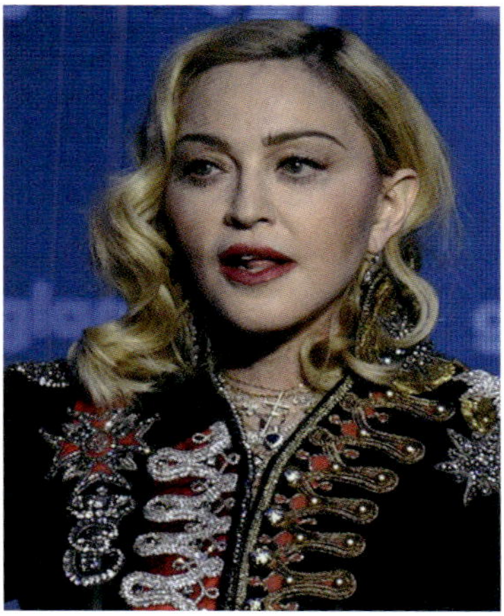

Abbildung 28 und 29: Madonna im Jahr 2023 (links) und 2019 (rechts).

25 und 45 Jahren Knochenmasse, zum Beispiel im Bereich der Wangenknochen.[263] Wie an anderen Stellen des Körpers auch werden die Muskeln im Gesicht dünner, was sich etwa durch dünnere Lippen bemerkbar macht.[264]

Hohe Wangenknochen, die allgemein als attraktiv gelten, gehen im Alter verloren. Der Gesichtsausdruck kann müde oder traurig wirken, obwohl die Betroffenen sich weder müde noch traurig fühlen. Dieser Volumenverlust kann durch eine Unterspritzung kompensiert werden. Für eine erfolgreiche Hyaluronsäure-Unterspritzung ist eine genaue Kenntnis der Anatomie und der physiologischen Veränderungen im Alter notwendig. Das Ziel der Hyaluronsäure-Behandlung ist, den Gesichtsausdruck wieder mit dem Gemütszustand in Einklang zu bringen und die altersbedingten Veränderungen gezielt und subtil abzufedern.

Wie das Injizieren funktioniert

Hyaluronsäure kann mehr als nur für schönere Konturen sorgen. Neben dem sichtbaren Soforteffekt hat sie langfristige Wirkungen. Die Injektionen regen die Zellen des Bindegewebes an, neues Kollagen zu bilden. Schon vier Wochen nach einer Behandlung wird bis zu zehnmal mehr Kollagen produziert. Dieses bleibt lange erhalten, denn es baut sich erst nach etwa 15 Jahren wieder ab.[265] Wenn kleine Hyaluronsäure-Ketten in die oberen Hautschichten gespritzt werden, bekommt die Haut nicht nur mehr Feuchtigkeit und Spannkraft, sondern auch neue Frische und weniger Falten.[266]

Ist das Auge auch vermeintlich der Sitz unserer unsterblichen Seele, altert es nichtsdestotrotz. Und wessen Augen müde und traurig wirken, wird automatisch älter geschätzt.[267] Die Augenregion spielt eine zentrale Rolle, wenn Menschen das Alter oder die Müdigkeit eines Gesichts beurteilen.[268] Augenringe, schlaffe Lider oder kleine, müde Augen senden genau diese Signale. Umgekehrt wirken große runde Augen jugendlich und attraktiv.[269]

Auch die Pupillen spielen eine Rolle. Große Pupillen und strahlend klares Augenweiß gelten als Zeichen von Jugendlichkeit und Attraktivität.[270] Doch das Augenweiß verliert mit den Jahren an Leuchtkraft. Dies kommt durch Fettablagerungen und eine Gelbfärbung zustande, die durch Sonnenlicht und Veränderungen in der Bindehaut entstehen.[271] Zudem werden die Wimpern ab dem 40. Lebensjahr dünner und heller.[272] Um das 50. Lebensjahr zeichnet sich zusätzlich ein Hautüberschuss am Oberlid ab, der zur Ausbildung von Schlupflidern beiträgt. Durch das Entfernen überschüssiger Haut können Lidstraffungen helfen, ein jüngeres Erscheinungsbild zu erzielen.[273]

Nicht nur das Gesicht verändert sich. Auch die Brust bleibt vom Alter nicht verschont. Schon bei jungen Frauen um die 20 haben etwa 15 Prozent Hängebrüste.[274] Diese entstehen, wenn die Haut und das Bindegewebe an Elastizität verlieren. Sobald die Brustwarze unter der Falte sitzt, in der die Brust auf dem Brustkorb ruht, spricht man von einer Hängebrust. Das Risiko erschlaffter Brüste steigt deutlich mit dem Alter, aber auch nach erheblicher Gewichtsabnahme, mehreren Schwangerschaften und bei Raucherinnen.[275]

Viele denken, dass Brüste im Alter schrumpfen.[276] Tatsächlich wird das Drüsengewebe der Brust teilweise durch Fett ersetzt. Die altersbedingten Veränderungen des Haut- und Bindegewebes beschränken sich also nicht nur auf das Gesicht. An der Brust führt der Elastizitätsverlust zu einer Hängebrust – und nicht zur Minderung der Größe. Interessanterweise gelten hängende Brüste in so unterschiedlichen Kulturen wie Polen oder Papua-Neuguinea als weniger attraktiv.[277]

Studien deuten darauf hin, dass Menschen zwar im Laufe ihres Lebens an Attraktivität verlieren, sie aber im Vergleich zu anderen ihres Alters oft gleich attraktiv bleiben.[278] Wurden sie in jungen Jahren als attraktiver wahrgenommen, behalten sie oft auch im Laufe der Zeit eine vergleichbar hohe Attraktivität. Es muss also noch weitere Merkmale der Attraktivität geben, die mit dem Alter nicht verschwinden.

2.4 Das Prinzip der Durchschnittlichkeit

Diese Oberweite oder jener Schmollmund auf der Titelseite eines Hochglanzmagazins wird gelegentlich als Beispiel für das Schönheitsideal hochgehalten. Im Wettstreit um die Aufmerksamkeit der Leser werden die Überschriften immer provokanter. Leider reduzieren sie dabei wichtige Sachverhalte. Um sich zu verbreiten, werden Botschaften zugespitzt und stark vereinfacht. Umfangreiche Recherchen mit Belegen oder Begründungen bleiben häufig aus. Die Hashtag-Kultur reduziert die Botschaft sogar auf ein Wort, sei es #Schönheitswahn, #Selbstoptimierung oder #Körperempowerment.

Je mehr, desto besser?

Wissenschaftliche Erkenntnisse verlieren schnell an Aussagekraft, wenn sie zu stark vereinfacht werden. Gerade beim Thema Attraktivität schleichen sich dadurch oft Missverständnisse ein. Doch was steckt eigentlich hinter gängigen Schönheitsmythen? Vier der geläufigsten Irrtümer rund um das Thema Attraktivität sollen hier unter die Lupe genommen werden. Wer diese populären Annahmen hinterfragt, bekommt eine tiefere und deutlich realistischere Vorstellung davon, was Menschen anziehend macht.

Ein verbreiteter Irrtum lautet, dass mehr immer besser ist. Gerade beim Thema Schönheit trifft dies nicht zu. Denken wir zum Beispiel an volle Lippen: Ein bisschen mehr Volumen mag attraktiv sein, aber zu viel davon wirkt schnell unnatürlich und künstlich. Tatsächlich steigt die Attraktivität nur bis zu einem gewissen Punkt, bevor sie wieder abnimmt.

Dieses Prinzip lässt sich übrigens ganz einfach anhand einer Alltagssituation verdeutlichen. Besonders an kalten Wintermorgen tut eine warme Dusche gut. Aber wenn man die Temperatur zu stark

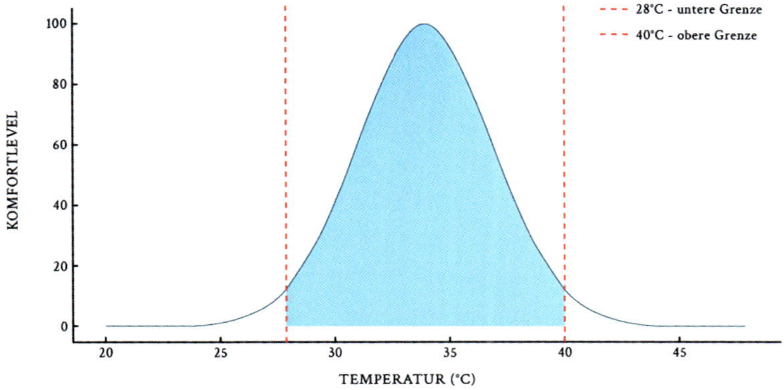

Abbildung 30: Diese Glockenkurve stellt die angenehme Duschtemperatur zwischen 28 und 40 Grad Celsius dar. Der grün gefüllte Ausschnitt zeigt den Bereich der Temperaturen, die als angenehm empfunden werden, mit einem Maximum an Komfort um die 34 Grad. Die rot gestrichelten Linien markieren die untere und obere Grenze des angenehmen Temperaturbereichs.

aufdreht, fühlt sich das Ganze plötzlich nicht mehr angenehm an, sondern wird schmerzhaft heiß. Es gibt also immer einen optimalen Punkt – egal, ob bei der Wahrnehmung einer angenehmen Wassertemperatur oder bei der Wahrnehmung von Körperproportionen.

Beispiele aus der Boulevardpresse bestätigen das. In der Regel werden dort Frauen mit extrem dünnen Körpern oder mit überproportionalen Brüsten gezeigt, um anzudeuten, dass die »Schönheitsindustrie« einen unheilvollen Einfluss auf unsere Gesellschaft ausübt. Das fördert ein verzerrtes Bild von Attraktivität.

Oft erweist sich der goldene Mittelweg als beste Wahl, denn sowohl Übermaß als auch Mangel können Nachteile mit sich bringen. Diese Erkenntnis brachte schon der Schweizer Arzt Paracelsus vor über 500 Jahren treffend auf den Punkt: Allein die Dosis macht das Gift.

Das Prinzip lässt sich auch auf die Merkmale physiognomischer Attraktivität anwenden. Extreme wirken in der Regel nicht besonders anziehend. Forscher sprechen hier von einer nichtlinearen Beziehung, weil sich eine Veränderung eines bestimmten Merkmals nicht immer gleichartig auf die Attraktivität auswirkt. Eine übermäßige Anpassung kann sie sogar verringern.

Unter Physiologen und Ärzten ist das Wissen über nichtlineare Zusammenhänge im letzten Jahrhundert deutlich gewachsen.[279] In der mathematischen Betrachtung biologischer Phänomene gelten nur selten einfache Regeln wie »Mehr ist immer besser«.[280] Lebewesen sind dafür einfach zu komplex.

Worum geht es wirklich?

Es wäre also ein Trugschluss zu glauben, dass extreme Merkmale ein Schönheitsideal bilden können. Wer wie ich sein Wissen aus dem täglichen Umgang mit Menschen bezieht, die sich eine Verschönerung ihres Aussehens wünschen, weiß, worauf es den meisten Menschen ankommt: Ihnen geht es darum, möglichst in der goldenen Mitte, in der Normalität anzukommen.

Es mag überraschen, doch Menschen, deren Aussehen nur wenig vom Durchschnitt einer vergleichbaren Bevölkerung abweicht, wirken am attraktivsten. Die durchschnittlichen Ausprägungen werden umgangssprachlich als natürlich, extreme Erscheinungen hingegen als unnatürlich bezeichnet.

Das zeigt sich am Beispiel des Only-Fans-Models Jessy Bunny. Ihre unnatürlichen Körpermerkmale hinderten sie daran, Sponsorin für den 1. FC Nürnberg zu werden. Die Fans waren dagegen. Mehrere Studien zeigen, dass Gesichter mit durchschnittlichen Zügen, verglichen mit markanten, oft als besonders ansprechend wahrgenommen werden.[281] Diese Erkenntnis beruht auf einer Technik in Bildbearbeitungsprogrammen namens *Morphing*. Dabei können Bilder von zwei Gesichtern übereinandergelegt und verschmolzen werden. Das Ergebnis ist ein Gesicht, das genau in der Mitte zwischen den ursprünglichen Gesichtern liegt; ähnlich einem Kind, das jeweils zur Hälfte Mutter und Vater ähnelt. Solche

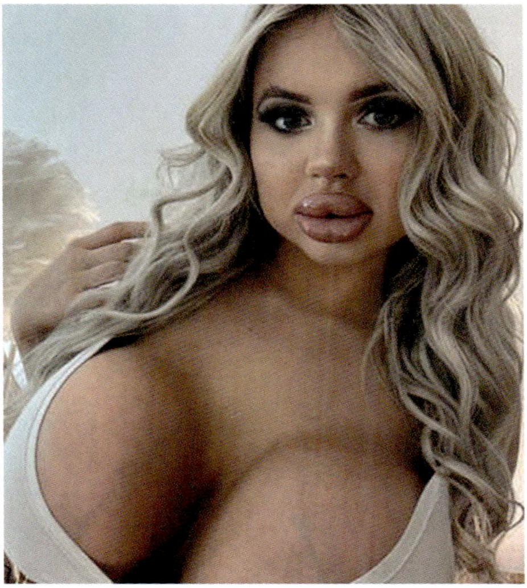

Abbildung 31: Jessy Bunny war den Fußballfans nicht natürlich genug.

gemischten Gesichter werden von den meisten Menschen als besonders schön empfunden. Es scheint also, als hätte Attraktivität einen Hang zur Mitte.

Dem Durchschnitt auf der Spur – 1. Fehlschluss: Je durchschnittlicher, umso besser

Es zeigt sich, dass die Verschmelzung mehrerer Porträts das Bild einer fiktiven Person hervorbringt, die attraktiver wirkt als die realen Gesichter, die zur Erstellung verwendet wurden. Die Schlussfolgerung »Je mehr Porträts zu einem Bild verschmolzen werden, desto attraktiver ist das Gesicht« greift jedoch zu kurz. Mit anderen Worten, der Durchschnitt von 60 Gesichtern ist nicht zwangsläufig attraktiver als der Durchschnitt von 15.[282]

Auch hier gilt der in der Medizin allseits bekannte Grundsatz der Verhältnismäßigkeiten. Die Wirkung des Durchschnitts hängt nicht nur von der Anzahl der Bilder ab, sondern von der Attraktivität und somit beispielsweise vom Alter der Personen, die zur

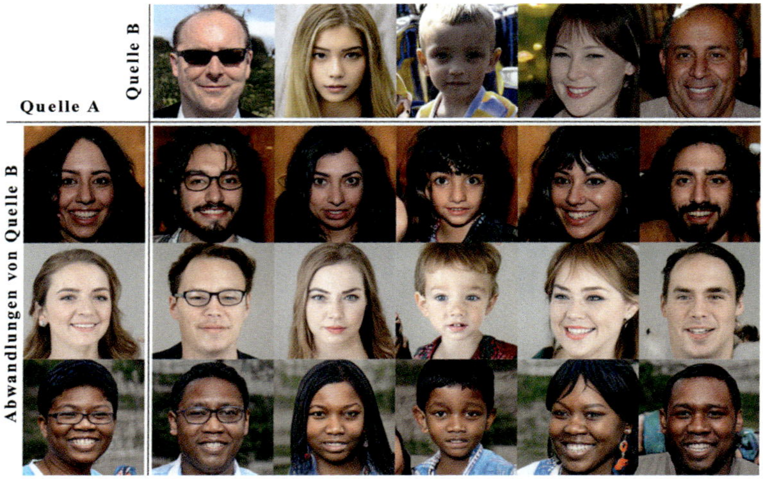

Abbildung 32: Morphing in der Attraktivitätsforschung: Aus zwei Ausgangsbildern (Quelle A und B) werden neue Gesichter erzeugt, indem Form und Farbmerkmale schrittweise gemischt werden. Die Reihen zeigen Mischungen mit zunehmendem Anteil der Merkmale von Quelle B und ergeben Durchschnittsgesichter (digitale Mittelwerte). Wichtig für die Interpretation: Die Ausgangsattraktivität prägt das Ergebnis. Der Mittelwert aus zwei unterschiedlich bewerteten Gesichtern – etwa A (niedriger) und B (höher) – ist nicht automatisch höher bewertet als B; werden hingegen zwei ähnlich bewertete Gesichter gemittelt, wird der Durchschnitt in Studien häufig etwas positiver eingeschätzt als die jeweiligen Einzelbilder.

Erstellung des fiktiven Durchschnittbildes benutzt wurden. Der Durchschnitt zweier wenig attraktiver Gesichter unterscheidet sich vom Durchschnitt aus zwei sehr attraktiven Gesichtern.

2. Fehlschluss: Schönheitsmerkmale zeigen ein Ideal

Ein zweiter geläufiger Fehlglaube ist, dass jedes physiognomische Merkmal einen idealen, genau definierten Zustand aufweist, der als

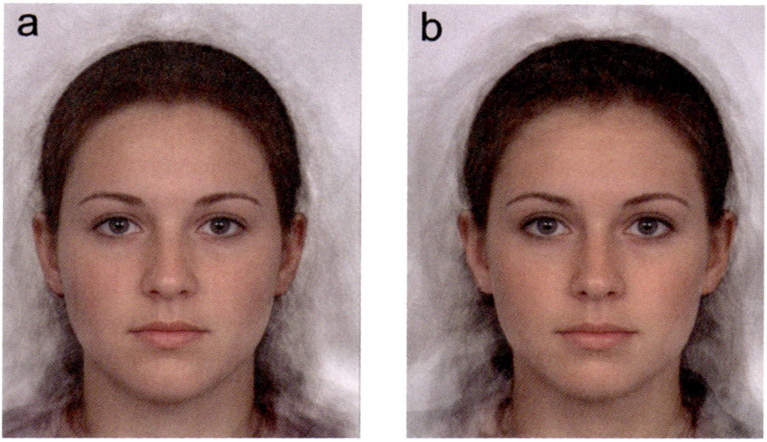

Abbildung 33 und 34: Die Verschmelzung von 60 europäischen weiblichen Gesichtern links und die Verschmelzung der 15 Gesichter aus dieser Gruppe, die als am attraktivsten bewertet wurden, rechts.

besonders verführerisch angesehen wird. Diese Annahme führt zu der irreführenden Bezeichnung des »Schönheitsideals«. Schönheit wird jedoch vielmehr in einem Spektrum wahrgenommen, innerhalb dessen verschiedene Ausprägungen als ansprechend empfunden werden können.

Außerhalb dieses Spektrums nehmen mehr Menschen ein physiognomisches Merkmal als weniger attraktiv wahr. Um beim Vergleich mit der Wassertemperatur zu bleiben: Eine angenehme Temperatur liegt zwischen zu heiß und zu kalt, ohne dass sie auf das Zehntelgrad genau eingestellt sein muss. Ähnlich verhält es sich mit vielen anderen Bereichen des Lebens. Beispielsweise befindet sich das Körpergewicht bei einer Körpergröße von 1,65 Meter zwischen 55 und 65 Kilogramm im normalen Bereich. Innerhalb dessen ist ein Kilogramm mehr oder weniger nicht entscheidend und würde kaum auffallen.

3. Irrglaube: Abweichungen von der Norm sind egal

Ein dritter Irrglaube ist, dass auffällige körperliche Merkmale keine besondere Rolle spielen. Tatsächlich begegnen wir starken Abweichungen im Alltag nur selten. Weil wir damit kaum vertraut sind, fällt es uns schwer, ihre Bedeutung richtig einzuschätzen. Wir neigen deshalb dazu, ungewöhnliche körperliche Merkmale als unwichtig oder nebensächlich abzutun. Das ist jedoch ein Fehler. Denn je deutlicher sich etwas vom Gewohnten unterscheidet, umso stärker zieht es unsere Aufmerksamkeit auf sich. Sehr außergewöhnliche Merkmale lassen sich gar nicht ignorieren und beeinflussen dadurch unbewusst unser Verhalten.

Normen stehen oft in der Kritik, weil sie scheinbar unsere persönliche und kulturelle Vielfalt ignorieren. Natürlich ist jeder Mensch einzigartig, und Vielfalt bereichert unser Leben. Trotzdem brauchen wir Normen, um Orientierung zu finden. Ohne sie gäbe es keine Wissenschaft. Sie liefern uns wertvolle Anhaltspunkte, um die Welt besser zu verstehen. Manchmal helfen uns Normen, klarer zu sehen. Zum Beispiel sagen sie uns, ob jemand zu wenig oder zu viel wiegt oder ob bestimmte Blutwerte Anlass zur Sorge geben. Schwierigkeiten entstehen erst, wenn wir die Zahlen falsch deuten oder uns blind auf sie verlassen. Zahlen sind nie das Problem. Es kommt immer darauf an, was wir aus ihnen machen.

Manchmal ist es gut zu wissen, wo man im Vergleich zu anderen steht. Bin ich groß, klein, durchschnittlich? Um solche Fragen zu beantworten, hat die Wissenschaft ein praktisches Hilfsmittel entwickelt. Sie teilt die gesamte Bandbreite der Werte in 100 gleich große Abschnitte. Diese Abschnitte heißen Perzentile.

Nehmen wir einmal die Körpergröße als Beispiel. Wenn jemand auf dem fünften Perzentil liegt, bedeutet das, er gehört zu den kleinsten fünf Prozent. Anders gesagt, nur fünf von 100 Menschen sind kleiner als er. Beim 95. Perzentil dagegen wäre es genau umgekehrt. Diese Person gehört zu den größten, denn von 100 Menschen sind 95 kleiner.

In der Medizin muss man Grenzen ziehen. Ohne sie wüsste niemand, wann Größe, Gewicht oder Blutwerte ungesund sind.[283] Solche Grenzen bringen Ordnung ins Chaos. Meist gilt das, was 95 Prozent der Menschen haben, als normal. Aber diese Zahl ist nicht in Stein gemeißelt. Sie ist eine Entscheidung von Fachleuten. Man könnte auch 68 oder 99,7 Prozent als Maßstab nehmen. Doch es zeigt sich immer wieder. Wenn jemand außerhalb dieser 95 Prozent liegt, funktioniert der Körper oft nicht mehr so, wie er soll.

Was wir als normal empfinden, ist meist das, was nicht allzu sehr vom Durchschnitt abweicht. Wer größer ist als 95 Prozent aller Menschen, gilt als ungewöhnlich groß.[284] Und wer dünner ist als 90 Prozent seiner Altersgruppe, also zum Beispiel mit 18 Jahren einen Body-Mass-Index (BMI) von etwa 18,5 hat, wird als untergewichtig bezeichnet.[285] In ähnlicher Weise werden zum Beispiel normale Blutdruckwerte oder Blutzuckerwerte von nicht normalen Werten unterschieden.

Perzentile helfen uns, Körpermerkmale wie die Größe besser einzuordnen. Manche sehen darin eine Geringschätzung von Vielfalt. Sie kritisieren, dass zum Beispiel die Körpergröße von vielen Faktoren beeinflusst wird: von der Herkunft, dem Alter, dem Geschlecht und vielem mehr. Doch wenn genügend und vielfältige Daten vorliegen, lässt sich sehr wohl ein Bezugswert finden, der Menschen ähnlicher Herkunft, Alters und Geschlechts berücksichtigt. Vergleiche zwischen Menschen schließen Vielfalt also nicht aus. Im Gegenteil, sie machen sie erst sichtbar.

Um zu erkennen, ob ein körperliches Merkmal wirklich auffällt oder doch eher unauffällig ist, braucht es vor allem Erfahrung oder noch besser viele verlässliche Daten. Am besten wüssten wir genau, wie oft bestimmte Ausprägungen in der Bevölkerung vorkommen. Für sehr große, sehr kleine oder sehr ungleich große Frauenbrüste gibt es solche Vergleichswerte schon.[286] Auch

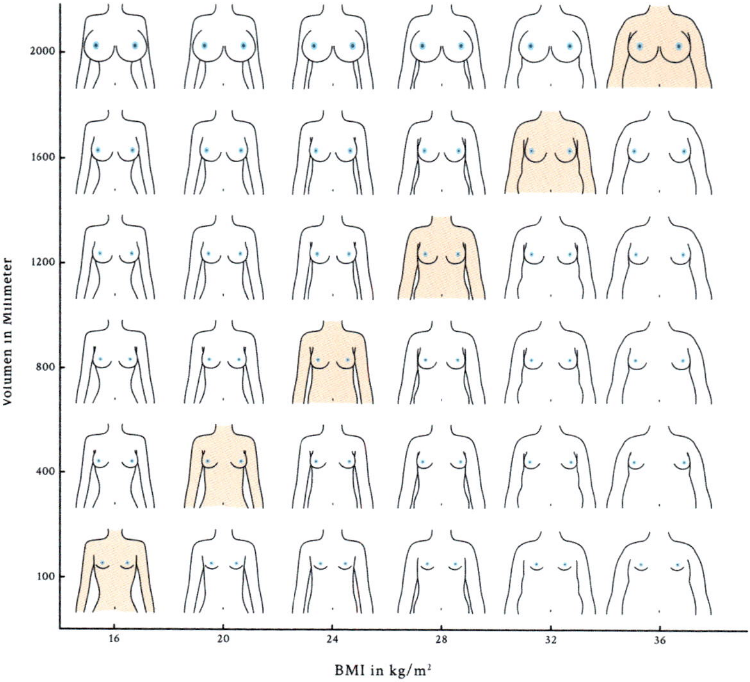

Abbildung 35: Die natürliche Größe einer Brust steht im Verhältnis zum Körpergewicht und der Körpergröße.

Männerbrüste oder Schlauchbrüste werden von vielen als auffällig wahrgenommen und als belastend empfunden. Doch welche Ausprägungen kommen in welcher Häufigkeit vor? Und ab wann sind sie häufig genug, um als unproblematisch zu gelten? Für viele solcher Merkmale fehlen uns noch Daten.

4. Irrglaube: Schönheitsmerkmale sind übertragbar

Ein viertes häufiges Missverständnis besteht darin, dass man glaubt, attraktive physiognomische Merkmale seien von einer Person zur anderen übertragbar. In Wirklichkeit stehen sie, wie zum Beispiel die Proportionen der Brust, immer im Einklang mit den übrigen Körperproportionen der jeweiligen Person. Was bei einer Person als harmonisch und ansprechend wahrgenommen wird, kann bei einer anderen unpassend aussehen. Attraktivität ist deshalb immer eine Frage des gesamten Körperbaus und der richtigen Proportionen.

Um bei dem Beispiel der Wassertemperatur zu bleiben: Eine Temperatur von 28 Grad mag für viele durchaus angenehm sein. Für ein neugeborenes Kind wäre sie allerdings viel zu kalt. In der Medizin müssen immer individuelle Eigenschaften berücksichtigt werden. Auch ein Körpergewicht lässt sich nur bewerten, wenn man Alter, Geschlecht und Körpergröße einbezieht. Nur so kann man einschätzen, ob es gesund ist.

Untersuchungen zeigen: So, wie das Körpergewicht mit der Körpergröße zunimmt, steigt die Größe der weiblichen Brust mit dem BMI. Was eine durchschnittlich große Brust bei einer Frau mit einem BMI von 19 ist, kann bei einer Frau mit einem BMI von 28 wie eine Männerbrust wirken. Viele Studien belegen, dass wohlproportionierte Brüste als am attraktivsten wahrgenommen werden.[287]

Brustgrößen werden meistens in Körbchengrößen angegeben. Das klingt praktisch, führt aber häufig zu Missverständnissen. Denn der gleiche Cup-Buchstabe kann, je nachdem wie groß der Umfang unter der Brust ist, ganz unterschiedliche Brustvolumen bedeuten – manchmal sogar fast doppelt so viel.[288] Je nach Marke kann das Volumen, das ein BH-Cup fasst, um bis zu 20 % variieren.[289] Viele Frauen wählen zudem nicht die Körbchengröße, die tatsächlich zu ihrem Brustvolumen passt.[290] Messgrößen in Millilitern sind zwar etwas abstrakter, dafür aber deutlich verlässlicher.

Aktuelle Studien zeigen, dass Körper mit durchschnittlichen Maßen oft als attraktiver empfunden werden. Ungewöhnliche Proportionen wirken dagegen auf viele Menschen weniger ansprechend.[291] Gemeinsam mit der Universität Tübingen habe ich untersucht, wie häufig verschiedene Brustgrößen bei Frauen tatsächlich vorkommen.[292] Wenn man Alter und BMI einbezieht, lässt sich ziemlich genau sagen, ab welcher Größe 95 Prozent der Frauen größere oder kleinere Brüste haben als der Durchschnitt.[293] Auch Unterschiede zwischen der rechten und der linken Brust lassen sich messen. Allerdings sind solche genauen Messungen meist aufwendig und funktionieren verlässlich nur mit teuren MRT-Untersuchungen.

Grenze zur Unattraktivität noch nicht gesichert

Noch ist nicht abschließend geklärt, ab wann bestimmte Merkmale von den meisten Menschen als unattraktiv empfunden werden. Aber es wäre zu einfach zu glauben, dass es dafür eine klare Grenze gibt. Man kann es sich vorstellen wie bei der Wassertemperatur: Je weiter sich die Temperatur vom Durchschnitt entfernt, desto mehr Leute werden sagen, das Wasser sei zu heiß oder zu kalt. Am Ende ist es auch eine Frage der Perspektive. Ist das Wasser wirklich noch nicht zu kalt, nur weil sich jemand findet, der trotzdem hineinspringt?

Die nächste Abbildung zeigt, wie häufig bestimmte Brustgrößen in der Bevölkerung vorkommen. In der Mitte erreicht die Kurve ihren höchsten Punkt – hier liegt der Durchschnitt, der am häufigsten vorkommt und von vielen als harmonisch empfunden wird. Links und rechts sind die Größen etwas kleiner respektive etwas größer. Zu den Seiten hin gehen die Größen ins extrem Kleine oder extrem Große. Gerade weil sie selten sind, werden sie stärker wahrgenommen und können als belastend erlebt werden. Insgesamt zeigt die Kurve, dass die meisten Frauen in einem mittleren Bereich liegen und deutliche Abweichungen nach oben oder unten eher Ausnahmefälle sind.

Im Unterschied zur Mode ändern sich die Kriterien für Attraktivität nicht ständig. Was wir als schön empfinden, hat sich über viele Tausend Generationen entwickelt, um unser Überleben zu sichern. Dabei spielt die genetische Vielfalt eine wichtige Rolle. Sie hilft dem

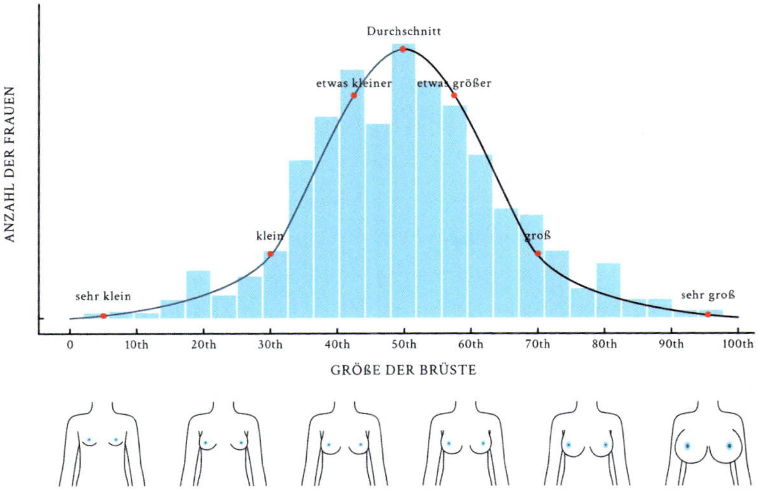

Abbildung 36: Häufigkeit verschiedener Brustgrößen in der Bevölkerung – eine glockenförmige Verteilung. Die rot hervorgehobenen Bereiche machen diese extremen Abweichungen sichtbar – sie sind selten, fallen jedoch ins Auge und können für Betroffene spürbar belastend sein.

Menschen, sich an unterschiedliche Lebensräume und Herausforderungen anzupassen. Studien zeigen, dass extreme äußerliche Merkmale oft ein Zeichen für gesundheitliche Probleme sind, weil sie auf eine geringe genetische Vielfalt zurückgehen können. Auch die Vorliebe für Jugend ist kein Zufall. Junge Menschen gelten als attraktiv, weil Jugend häufig mit Gesundheit verbunden ist.

Und das vielleicht Wichtigste: Unsere Vorstellung von Schönheit orientiert sich meist am Durchschnitt. Wir bevorzugen keine extremen Formen oder Größen, sondern das, was vertraut wirkt. Deshalb sind die auffälligen Schönheitsideale aus den Boulevard-Medien kein Maßstab für die Wirklichkeit. Sie haben auch nichts mit den Zielen der Plastischen Chirurgie zu tun. Die meisten Patienten wollen nicht aussehen wie eine lebendige Barbiepuppe. Sie wünschen sich ein Aussehen, das möglichst normal wirkt und mit dem sie sich in der Mitte der Gesellschaft wiederfinden.

2.5 Die unterschätzte Rolle der Gesundheit

Wie bereits im vorherigen Kapitel beschrieben, besteht zwischen Jugend und Attraktivität ein enger Zusammenhang. Das spricht dafür, dass wir Anzeichen von Gesundheit automatisch als anziehend empfinden. Umgekehrt wird kaum jemand behaupten, dass Krankheitsmerkmale besonders attraktiv wirken. Für das Überleben einer Art ist das ein kluger Mechanismus.

Wer Krankheiten meidet, schützt nicht nur sich selbst, sondern auch die Menschen um sich herum. So breiten sich Infektionen weniger schnell aus. Außerdem hat gesunde Fortpflanzung Vorteile. Wer selbst ein starkes Immunsystem besitzt, kann diese Eigenschaft an die eigenen Kinder weitergeben. Und wer sich einen gesunden Partner sucht, erhöht die Chance, gesunden Nachwuchs zu bekommen.[294]

Viele Menschen finden Gesichter attraktiv, die keine außergewöhnlichen Merkmale haben, sondern eher dem Durchschnitt entsprechen. Diese wirken vertraut und angenehm. Unattraktive Gesichter hingegen weichen oft sichtbar vom Durchschnitt ab. Manchmal liegt es an angeborenen Fehlbildungen oder schiefen Proportionen. Manchmal sind es Narben, Spuren von Krankheiten oder ungleichmäßige Hautfarben. All das fällt auf und prägt den ersten Eindruck.

Viele Untersuchungen schließen darauf, dass bei der Erkennung von attraktiven oder unattraktiven Gesichtern verschiedene biologische Schaltkreise im Gehirn aktiviert werden.[295] Studien haben herausgefunden, dass unattraktive Gesichter in den gleichen Bereichen unseres Gehirns verarbeitet werden, die auch mit Abneigung zu tun haben. Dieses Gefühl ist kein Zufall. Forscher vermuten dahinter einen natürlichen Schutzmechanismus, um uns vor Krankheiten und Infektionen zu schützen.[296]

Manchmal verrät unser Körper, wie es uns geht. Veränderungen im Aussehen können ein Zeichen dafür sein, dass etwas nicht stimmt. Selbst wenn wir wissen, dass keine Gefahr besteht und niemand ansteckend ist, fühlen wir uns oft unwohl, sobald jemand sichtbar krank aussieht. Diese Angst kommt nicht von ungefähr. Seit Urzeiten fürchten wir Krankheiten, die sich durch deutliche Merkmale zeigen. Ob Cholera, Syphilis, Lepra, Pest, Tuberkulose, Masern oder Pocken – all diese Krankheiten waren einst sichtbare Bedrohungen, gegen die unser Instinkt uns schnell warnen sollte.[297] Unser Gehirn schaltet dann sofort in Alarmbereitschaft. Menschen mit sichtbaren Auffälligkeiten werden deshalb manchmal gemieden, auch wenn sie gar nicht krank und schon gar nicht ansteckend sind.[298]

Seit meiner Ausbildung zum Hilfskrankenpfleger im Alter von 16 Jahren helfe ich kranken und oft auch ansteckenden Menschen. Daher liegt mir viel daran, eine faire und menschliche Haltung gegenüber Krankheit und Abweichungen von der Norm zu fördern. Natürlich ist es nicht besonders nett, wenn wir uns reflexhaft abwenden, sobald jemand hustet oder niest. Aber tief in uns sorgt die Natur dafür, dass wir gesund bleiben.

Zum Glück sind wir mehr als unsere Instinkte. Dinge wie Mitgefühl, Werte und kulturelle Prägungen helfen uns, spontane Reaktionen zu hinterfragen. Nur weil jemand hustet oder niest, heißt das nicht, dass er gefährlich ist. Es geht mir nicht darum, unseren Instinkten blind zu vertrauen oder so zu tun, als könnten wir sie einfach abstellen. Vielmehr möchte ich dazu einladen, diese Reaktionen besser zu verstehen und daraus eine reflektierte Haltung zu entwickeln.

Die Meidung von Krankheit und Ungewöhnlichem geschieht instinktiv

Die Betrachtung der menschlichen Evolution zeigt uns eindrücklich, wie sehr Infektionskrankheiten die natürliche Auslese und das menschliche Erbgut beeinflusst haben.[299] Seit mehr als 5000 beziehungsweise 10 000 Jahren kämpfen Menschen mit entstellenden und ansteckenden Krankheiten wie Lepra und Syphilis.[300] Die Tuberkulose plagt die Menschheit seit mindestens 9000 Jahren.[301] Über einen Zeitraum von 6000 Jahren verursachten die Pocken viele Tode und entstellten unzählige Menschen.[302] Im 14. Jahrhundert raffte die Beulenpest, auch als Schwarzer Tod bekannt, mehr als ein Drittel Europas dahin. Damals starben rund 25 Millionen Menschen.[303] Tuberkulose hat allein in den letzten 200 Jahren etwa eine Milliarde Menschen das Leben gekostet. Noch 2022 starben daran weltweit etwa 1,3 Millionen Menschen.[304] All diese Erkrankungen hinterlassen sichtbare Zeichen: Hautnarben, Hautflecken, eingefallenen Wangen, Augenringe und eine schlechte körperliche Verfassung.

Abwehrzellen erkennen gesunde und kranke Zellen. Ebenso wichtig ist es, dass der Mensch gesunde und kranke Mitmenschen unterscheiden kann. Bis vor wenigen Jahrzehnten überlebten nur jene Menschen, die eine robuste Immunabwehr besaßen und sich durch ihre Verhaltensweisen vor Krankheiten schützen konnten. Dies diente dem Schutz des Individuums und der Gemeinschaft. Dass von Menschen mit einer Gesichtsnarbe oder eingefallenen Wangen nicht notwendigerweise eine Ansteckungsgefahr ausgeht, spielte in der Evolution eine untergeordnete Rolle.

Manchmal verrät uns das Aussehen eines Menschen, dass er vielleicht krank ist – auch wenn er uns gar nicht anstecken kann. Schon der bloße Anblick löst ein mulmiges Gefühl in uns aus, weil unser Körper automatisch auf mögliche Gefahren reagiert. Dieses Gefühl ist besonders stark, wenn wir selbst gerade erst krank waren und noch nicht wieder ganz fit sind. In solchen Momenten hilft uns dieser innere Alarm, vorsichtig zu sein und Abstand zu halten.[305] Man kann sich diese Reaktion ein bisschen so vorstellen wie bei Menschen, die ohnmächtig werden, wenn sie Blut sehen. Sie fallen nicht um, weil sie Angst vor dem Tod haben, sondern weil ihr Körper ganz von selbst so heftig reagiert.

Attraktivität führt die Gesundheitsstatistik an

Ohne dass wir es merken, lesen wir in Gesichtern wie in einem offenen Buch. Ein kurzer Blick genügt, und wir ahnen, wie gesund jemand ist und wie er sich fühlt.[306] Diese schnellen Urteile helfen uns, uns im Alltag zurechtzufinden. Sie sind nicht immer korrekt, aber erstaunlich oft zutreffend. Besonders verblüffend ist, wie eng Attraktivität und Gesundheit miteinander verknüpft sind. Wer gesund ist, wirkt attraktiver, und wer als attraktiv gilt, ist oft auch gesünder.

Menschen, die als besonders anziehend wahrgenommen werden, haben seltener Probleme mit Cholesterin und Blutdruck. Sie leiden weniger an Diabetes, Asthma, Migräne oder depressiven Verstimmungen.[307] Frauen, die als attraktiv gelten, weisen zudem gesündere Blutfett- und Hormonwerte sowie ein ausgeglicheneres Körpergewicht auf.[308]

Mehrere Studien zeigen, dass wir Gesichter umso schöner finden, je stärker das Immunsystem der Person ist.[309] Eine Untersuchung ergab sogar, dass Menschen, die in jungen Jahren als besonders attraktiv galten, im Durchschnitt länger lebten.[310] Tatsächlich deuten wissenschaftliche Hinweise darauf hin, dass die Attraktivität des Gesichts Aufschluss über die zugrunde liegende Gesundheit gibt.[311]

Eine Frage des (Haut-)Tons

Im Gesicht sitzen unsere wichtigsten Sinnesorgane. Durch sie nehmen wir unsere Umgebung wahr, erkennen Stimmungen und reagieren auf Mitmenschen. Gleichzeitig sendet das Gesicht ständig Signale aus. Es verrät oft mehr über uns, als wir selbst ahnen.

Schon kleine Veränderungen in der Haut können beeinflussen, wie wir auf andere wirken. Eine feinporige Haut lässt uns gesünder erscheinen.[312] Ein ebenmäßiger Teint mit natürlicher Leuchtkraft wird mit Jugendlichkeit verbunden. Strahlende Haut wirkt attraktiver als ein fahler oder fettig glänzender Teint. Wie viele andere

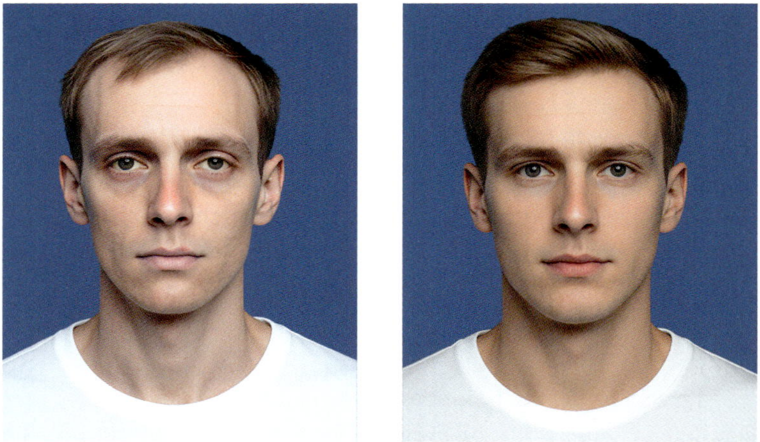

Abbildung 37: Links ein Mann mit gelber Bindehaut, stark reduzierter Haardichte, Hautausschlägen, eingefallenen Wangen, Augenringen und blassen Lippen. Rechts ein attraktiver, junger und gesunder Mann (KI-Darstellung).

Merkmale der Schönheit werden diese Eindrücke direkt im Belohnungszentrum unseres Gehirns verarbeitet.[313]

Menschen mit einer gleichmäßigen Gesichtshautfarbe werden als gesünder, jünger und anziehender wahrgenommen.[314] Besonders bei Nordeuropäern wirkt ein leicht goldbrauner Teint attraktiv. Wer regelmäßig Karotten isst, verleiht seiner Haut ganz von selbst diesen warmen Farbton.[315] Eine stark gerötete Haut hingegen lässt uns kränklich wirken.[316] Profis in der Bildbearbeitung (der berühmte Instagram-Filter) wissen das längst. Wird die Haut auf Fotos dezent retuschiert, steigt die wahrgenommene Attraktivität. Das passiert so subtil, dass die meisten es gar nicht bewusst bemerken – aber unser Gehirn tut es.[317]

Wie wichtig ist Symmetrie?

Viele glauben, dass Symmetrie keine große Rolle spielt, ob wir jemanden attraktiv finden oder nicht. Dennoch sind Kopf, Gliedmaßen und die meisten Organe entlang der Körperlängsachse spiegelbildlich angeordnet. Diese Gleichmäßigkeit ist kein Zufall, sondern erfüllt eine wichtige Funktion. Symmetrische Arme und Beine sorgen dafür, dass wir beim Laufen oder Schwimmen mühelos vorankommen. Auch unsere paarigen Augen und Ohren spielen eine entscheidende Rolle. Sie ermöglichen uns, Geräusche genau zu lokalisieren und Entfernungen besser einzuschätzen. Symmetrie ist also kein Zufall, sondern ein evolutionärer Vorteil. Es liegt nahe, dass sich daraus unsere Vorliebe für symmetrische Gesichter und Körper entwickelt hat.

Trotzdem gibt es immer wieder Zweifel daran, wie wichtig Symmetrie wirklich ist. Manche argumentieren, dass absolute Perfektion unnatürlich wirkt. Und tatsächlich fühlt sich eine Fotomontage, die ein Gesicht aus zwei linken oder zwei rechten Hälften zusammensetzt, seltsam und künstlich an. Solche Bilder werden

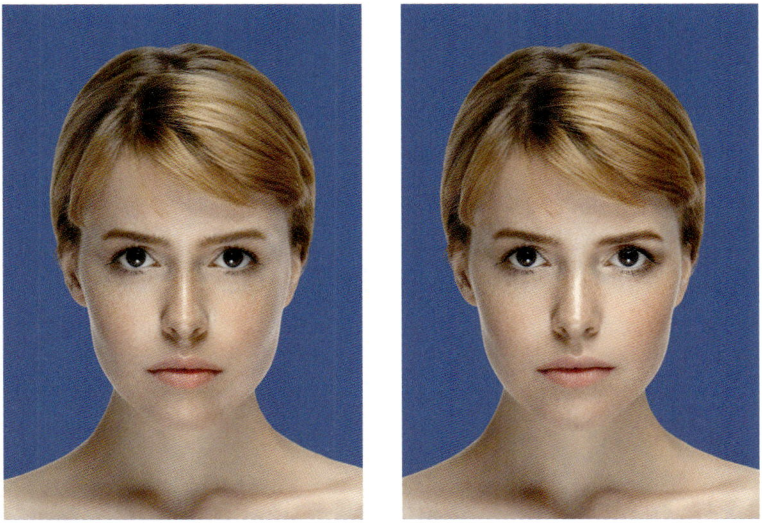

Abbildung 38: Links eine Fotomontage: Die linke Gesichtshälfte wurde hierbei auf die rechte gespiegelt (perfekte Symmetrie). Rechts das Originalporträt. Aus dem Vergleich folgt nicht, dass Symmetrie bedeutungslos ist.

fälschlicherweise als Beweis dafür angeführt, dass asymmetrische Gesichter attraktiver sind als symmetrische. Doch solche Fotomontagen illustrieren eigentlich das Gegenteil. Leichte Asymmetrien sind normal und werden unbewusst wahrgenommen. Der Schritt von attraktiv zu unattraktiv liegt im Ausprägungsgrad der Asymmetrie und nicht in der Frage, ob eine Asymmetrie vorliegt oder nicht.

Ein weiteres Missverständnis ist die Vorstellung, dass Symmetrie subjektiv sei, weil kleine Ungleichheiten oft gar nicht auffallen. Doch genau hier wird es spannend. Jeder Körperbereich besitzt eine Grenze, ab der wir Asymmetrien wahrnehmen. Erst wenn ein Merkmal diese überschreitet, wirkt es für uns unsymmetrisch.

Die Schwelle ist nicht überall gleich. Besonders empfindlich reagieren wir auf minimale Unterschiede an den Augenlidern. Schon zwei Millimeter genügen, um eine Asymmetrie zu erkennen. Danach folgen die Mundwinkel mit drei Millimetern, die Augenbrauen mit dreieinhalb Millimetern und die Nasenspitze mit vier Millimetern. Erst wenn das Kinn um sechs Millimeter versetzt ist, nehmen wir den Unterschied deutlich wahr.[318] Auch in anderen Körperbereichen gibt es solche Schwellenwerte. Bei der Wahrnehmung von Brustasymmetrien bleibt ein Größenunterschied von bis zu drei Prozent meist unbemerkt.[319]

Wie wichtig Gesichtssymmetrie ist, ist auch daran erkennbar, dass KI-Bilderstellungstools sich momentan mit dem Erzeugen von Assymetrie schwertun. Eine KI wird von Menschen trainiert und angelernt. Was passiert, wenn man eine KI auffordert, eine schiefe Nase zu erzeugen? Die Darstellung misslingt, denn der Mensch hat sie (zu viel) mit symmetrischen Gesichtern gefüttert!

Was wir alles in Gesichtern lesen

Wenn wir einem neuen Gesicht begegnen, folgt unser Blick einem festen Muster. Er wandert zuerst zu den Augen, dann zum Mund und schließlich zur Nase.[320] Diese Abfolge ist kein Zufall, denn unsere Augen liefern die wichtigsten Hinweise über Stimmung, Gesundheit und Attraktivität. Doch was macht ein Auge besonders anziehend? Forschungen zeigen, dass große Pupillen und hohe Augenbrauen die Aufmerksamkeit auf sich ziehen und oft als attraktiver wahrgenommen werden.[321] Ein weiteres Detail, das weltweit eine Rolle spielt, sind die Wimpern.

Lange Wimpern gelten in vielen Kulturen als Zeichen von Gesundheit, Jugendlichkeit und Weiblichkeit.[322] Doch nicht die längsten Wimpern sind automatisch die schönsten. Entscheidend ist das Verhältnis zwischen Wimpernlänge und Augenöffnung.[323] Dieser Zusammenhang erscheint auch medizinisch plausibel. Außerordentlich lange oder außerordentlich kurze Wimpern können auf spezifische gesundheitliche Probleme hinweisen.[324]

Auch ein helles, strahlendes Augenweiß suggeriert Jugend und Gesundheit und wird als attraktiv empfunden.[325] Mit dem Alter und bei einer Vielzahl von Erkrankungen wird das Augenweiß dunkler, gelblicher und röter.[326] Die weit verbreitete Praxis, auf Fotos das Augenweiß aufzuhellen, ist also kein bloßer Zufall. Sie beruht auf der tief verankerten Wahrnehmung von Alter, Gesundheit und Attraktivität.

Ein Lächeln wird oft als ein tiefgründiges Symbol für Schönheit und Anziehungskraft gesehen. Es verkörpert zudem innere Werte wie Güte, Wärme und Lebensfreude. Und tatsächlich bestätigt die Forschung, dass ein Lächeln die Attraktivität eines Gesichts maßgeblich beeinflusst.[327] Wer daran glaubt, dass der wahre Glanz nur von innen kommt, findet in den folgenden Untersuchungen bereichernde Ergänzungen.

Ein Lächeln mit helleren Zähnen strahlt mehr Attraktivität aus als mit Zähnen, die durch Rotwein oder Kaffee verfärbt sind.[328] Ein Lächeln, bei dem alle Zähne sichtbar sind, wird als besonders ansprechend empfunden. Sind mehr als zwei bis vier Millimeter Zahnfleisch zu sehen, wirkt sich das hingegen nachteilig auf die Attraktivität aus.[329] Auch größere Lücken zwischen den Schneidezähnen, die zum Beispiel durch Zahnfleischrückgang entstehen, verringern die Attraktivität.[330]

Gelbliche, ungepflegte Zähne können ein Gesicht ungepflegt und abstoßend wirken lassen.[331] Besonders auffällig wird das, wenn jemand eigentlich sehr schöne Gesichtszüge hat und dann eine schiefe Zahnreihe den ganzen Eindruck stört.[332] Gerade bei Menschen, die ohnehin als sehr attraktiv gelten, wie Miss-Universe-Kandidatinnen, fallen schlechte Zähne besonders unangenehm auf. Menschen mit schönen und hellen Zähnen wirken sympathischer und intelligenter.[333] Und nicht nur das, ihnen traut man auch Führungsstärke und Erfolg in Beruf und Privatleben zu.[334]

Attraktivität hängt von vielen physiognomischen Merkmalen ab. Das belegen zahlreiche Studien. Manche davon fallen stärker ins Gewicht, andere weniger. Ein einzelnes Merkmal ist weder eine notwendige oder ausreichende Bedingung für hohe Attraktivität. Eine ausgewogene Kombination von Merkmalen ist für eine hohe Attraktivität erforderlich. Doch manchmal reicht ein einziges Detail aus, um den Gesamteindruck zu stören. Eine schiefe Nase oder schlechte Zähne zum Beispiel können sofort auffallen und das Bild von Attraktivität trüben.

Anzeichen von Krankheiten können sich durch Veränderungen der Haare, Haut, Zähne oder Augen äußern. Auch gesundheitsschädliche Veränderungen des Körpergewichts können augenscheinlich wahrgenommen werden.

2.6 Körpergewicht, Gesundheit und Attraktivität

Sichtbare Rippen, eingefallene Wangen oder Augen, dünne Beine und ein sichtbarer Adamsapfel werden oft als Anzeichen für gesundheitliche Probleme gewertet. Ein rundes, volles Gesicht, ein dicker Hals und große Fettschürzen am Bauch gelten ebenso als Hinweise auf mögliche Risiken. Sowohl zu wenig als auch zu viel Körperfett beeinflusst unser Bild von Gesundheit. Schon in der Antike wussten Ärzte und Philosophen, dass das Körpergewicht viel über den Gesundheitszustand aussagt.[335]

Fettgewebe ist der Energiespeicher des Körpers und verantwortlich für die Veränderungen unserer Silhouette bei Gewichtsschwankungen. Fettzellen vermehren sich nicht, wie oft fälschlicherweise angenommen wird; ihre Anzahl bleibt im Erwachsenenalter konstant.[336] Stattdessen ändern sie ihre Größe je nach Energieaufnahme und -verbrauch. Wird mehr Energie verbraucht als aufgenommen, schrumpfen die Fettzellen. Umgekehrt werden sie größer, wenn weniger Energie verbraucht als aufgenommen wird.

Sowohl Übergewicht als auch Untergewicht können verschiedene Ursachen haben. Übergewicht kann zum Beispiel durch eine Schilddrüsenunterfunktion hervorgerufen werden. Dabei produziert die Schilddrüse zu wenige Hormone, was den Stoffwechsel verlangsamt. Typische Folgen sind Gewichtszunahme, anhaltende Erschöpfung und ein erhöhtes Kälteempfinden.

Ein weiterer möglicher Auslöser für Übergewicht bei Frauen ist das polyzystische Ovarsyndrom. Etwa acht Prozent der Frauen im gebärfähigen Alter sind davon betroffen, oft schon ab der Jugend. Die Erkrankung zeigt sich durch Anzeichen wie Akne, verstärkten Haarwuchs im Gesicht und am Körper sowie Haarausfall, der dem männlichen Muster ähnelt. Zudem treten häufig unregelmäßige Menstruationszyklen und ein unerfüllter Kinderwunsch auf.[337]

Genauso wie Übergewicht körperliche Ursachen haben kann, deutet auch starkes Untergewicht oft auf gesundheitliche Probleme hin. Parasiten und Darmwürmer sind seit jeher weltweit eine häufige Ursache für Untergewicht. Solche Parasiten leben im Darm und nehmen die Nährstoffe aus der Nahrung auf, bevor der Körper sie verwenden kann. Das führt dazu, dass man weniger Nährstoffe bekommt und an Gewicht verliert.

Auch chronische Infektionskrankheiten wie Tuberkulose führen zu Untergewicht. Andere chronische Infektionskrankheiten wie Malaria, Hepatitis oder Syphilis können ebenfalls zu Gewichtsverlust führen. Diese Krankheiten schwächen den Körper stark und führen dazu, dass man Gewicht verliert. Auch wenn sie in Deutschland selten vorkommen, tragen diese Krankheiten im Weltmaßstab häufig zu Untergewicht bei.

Fortgeschrittener Krebs ist ein weiterer Grund für ungewollten Gewichtsverlust. Auch Erkrankungen von Herz, Nieren oder Lunge können zu starkem Untergewicht führen, da sie den Körper stark belasten und eine Gewichtszunahme erschweren. Ebenso können Autoimmunerkrankungen wie Morbus Crohn oder Colitis ulcerosa zu Untergewicht führen. Betroffene nehmen oft nicht genug Nährstoffe auf, was eine gesunde Gewichtszunahme nahezu unmöglich macht.

Gründe für Übergewicht

Gewichtsschwankungen entstehen nicht immer nur durch körperliche Probleme. Oft bringt das Leben selbst Veränderungen mit sich, die unser Gewicht beeinflussen. Eine Studie untersuchte über 20 000 Menschen, die gerade zusammengezogen sind oder geheiratet haben. Im ersten Jahr nehmen sowohl Männer als auch Frauen durchschnittlich an Gewicht zu. Die Forscher berücksichtigten verschiedene Faktoren wie Alter, Kinder, Beruf, Stresslevel und allgemeine Gesundheit. Trotzdem wurde am Ende klar, dass das Zusammenleben selbst einen merklichen Effekt hat.[338]

Aber auch Einsamkeit ist häufig mit Übergewicht verbunden. Dabei kann nicht sicher gesagt werden, ob Übergewicht Einsamkeit oder Einsamkeit Übergewicht verursacht.[339]

Es gibt viele Studien, die zeigen, dass Bewegungsmangel zu Übergewicht führt.[340] Mehrere Untersuchungen von Zehntausenden Kindern zeigen: Je länger diese vor dem Bildschirm sitzen, desto weniger treiben sie Sport und desto übergewichtiger werden sie.[341] Auch die CovidPandemie hat diesen Zusammenhang verdeutlicht. Als Sportangebote plötzlich fehlten, stieg das Risiko für Übergewicht spürbar an.[342]

Andere Ursachen für Übergewicht sind noch weitestgehend unverstanden. Sowohl Umwelteinflüsse wie auch genetische Veranlagungen können Übergewicht begünstigen.[343] Es gibt eindeutige Hinweise darauf, dass Menschen mit Übergewicht für das gleiche Sättigungsgefühl mehr Nährstoffe zu sich nehmen müssen.[344]

Das Glückshormon Dopamin spielt eine wichtige Rolle beim Essen. Es wird nach der Nahrungsaufnahme in verschiedenen Bereichen des Gehirns ausgeschüttet und sorgt dafür, dass das Hungergefühl nachlässt. Doch bei Übergewichtigen funktioniert das Belohnungssystem etwas anders. Sie müssen mehr Nahrung zu sich nehmen, um das gleiche Maß an Zufriedenheit zu erreichen.[345]

Besonders fett- und zuckerreiche Lebensmittel sorgen für eine kräftige Ausschüttung von Dopamin. Je öfter man solche kalorienreichen Speisen genießt, desto stärker wird auch das Verlangen danach. Das führt zu einem Teufelskreis, der schwer zu durchbrechen ist.[346] Ungesunde Ernährung und zu wenig Bewegung schaden dem Körper auf Dauer und beeinträchtigen die Gesundheit erheblich.

Viele Menschen glauben, dass es eine Frage des Willens ist, sein Körpergewicht zu normalisieren. Das ist zu einfach gedacht. Gleichzeitig wäre es falsch zu sagen, Motivation spiele gar keine Rolle. Studien zeigen, dass Übergewicht zu etwa 30–40 Prozent vererbbar ist. Der Rest hängt von Umwelt und Verhalten ab.[347] Umweltfaktoren und das eigene Verhalten sind deshalb mindestens genauso wichtig. Die Einschränkung von Werbung für ungesunde

Lebensmittel mit viel Zucker, Fett oder Salz sind sinnvolle Maßnahmen, besonders bei Kinderprodukten. Klare, verständliche Kalorienangaben auf Verpackungen machen es einfacher, gute Entscheidungen zu treffen.

Wie viele sind betroffen?

Übergewicht bedeutet, dass jemand mehr Körperfett hat als für die Gesundheit optimal wäre. Mehr als die Hälfte aller Erwachsenen in Deutschland hat Übergewicht. Eine schwere Form von Übergewicht ist Fettleibigkeit. Sie geht mit deutlich höheren Gesundheitsrisiken einher. Rund jeder fünfte Erwachsene ist fettleibig. Auch bei Jugendlichen zwischen zehn und 19 Jahren ist Übergewicht verbreitet. Jeder vierte Jugendliche in dieser Altersgruppe ist übergewichtig und etwa jeder zwölfte fettleibig.[348] Untergewicht kommt deutlich seltener vor. Bei Kindern ist es halb so häufig wie Übergewicht und bei Erwachsenen sogar 30-mal seltener.[349]

Dennoch ist Untergewicht ebenso ein Gesundheitsrisiko wie Übergewicht.[350] Weil jedoch besonders viele Erwachsene und Jugendliche zu viel wiegen, liegt der größte Handlungsbedarf genau dort, um die weitreichenden Folgen von Übergewicht für die öffentliche Gesundheit abzuwenden.

Vereinfachungen helfen niemandem!

Schlagzeilen wie »Mythos BMI – Warum Dicke gesund und Dünne krank sein können« oder »Auf die paar Kilos kommt es nicht an« wirken aufsehenerregend.[351] Sie stellen gängige Vorstellungen auf den Kopf und erzeugen so maximale Aufmerksamkeit. Kein Wunder, schließlich ist das ihr Ziel. Dennoch wäre es wünschenswert, wenn das Verständnis für echte medizinische Risiken dabei nicht unterginge.

Behauptungen wie »Viele leicht oder mittelgradig Übergewichtige müssen sich medizinisch gesehen keine Sorgen machen« oder

»Aus medizinischer Sicht umfasst der Begriff ›Idealgewicht‹ eine erhebliche Spanne, die von BMI 19 bis BMI 30 reichen kann«, sind irreführend.[352] Vor allem für Frauen treffen sie oft nicht zu. Wer sich die zitierte Quelle genauer ansieht, stellt fest, dass Frauen unter 65 Jahren, die nie geraucht haben, bei einem BMI zwischen 18,5 und 25 die niedrigste Sterberate aufweisen.[353]

Stark vereinfachte Darstellungen bergen erhebliche Gefahren, besonders wenn es um gesundheitliche Fragen geht, die viele Menschen betreffen. Die Behauptung, dass Übergewicht die Lebenserwartung erhöht, klingt verblüffend. Bei genauer Betrachtung der Studie zeigt sich jedoch, dass diese Aussage eine unzulässige Vereinfachung ist.[354] Wer glaubt, Übergewicht schütze vor dem frühen Tod, irrt.

In der Medizin gilt es als unbestritten, dass ein BMI über 25 das Risiko für zahlreiche chronische Krankheiten erhöht. Ein BMI über 30, den Fachleute als Fettleibigkeit bezeichnen, steigert dieses Risiko noch weiter. Die durch Fettleibigkeit begünstigten Krankheiten umfassen Probleme des Bewegungsapparats, Herzleiden, Diabetes und Nierenerkrankungen. Sie gehören zu den häufigsten Todesursachen weltweit. Bei Fettleibigkeit werden unzählige Organe anfälliger für Krebs – von Darm, Speiseröhre, Magen, Leber, Gallenblase, Bauchspeicheldrüse, Nieren, Eierstöcken, Brust und Schilddrüse bis hin zum Blut und den Hirnhäuten.[355] Ein Anstieg des BMI um 5 Punkte über dem Normalgewicht erhöht die Sterblichkeit um etwa 18 Prozent.[356]

Wissenschaftliche Studien wirken oft komplex, weil sie viele Faktoren einbeziehen. Eine Untersuchung mit 4800 Erwachsenen zeigt, dass ab dem 60. Lebensjahr der BMI-Grenzwert für Fettleibigkeit von 30 auf 27 herabgesetzt werden sollte.[357] Bei gleichem Körpergewicht haben ältere Menschen eine geringere Muskelmasse beziehungsweise mehr Fettgewebe. Menschen mit einem BMI von 27 bis 30 werden zurzeit als übergewichtig eingestuft, obwohl sie eigentlich als fettleibig gelten müssten.

Last für die Seele

Übergewicht kann die seelische Gesundheit stark belasten.[358] Leider ignorieren viele medizinischen Publikationen diese Tatsache und bauen einen beachtlichen negativen Druck auf – in die falsche Richtung. Dafür sind bedauernswerterweise selbst die Schlagzeilen höchst seriöser Medien ein gutes Beispiel.

Viele Untersuchungen zeigen jedoch, dass Übergewicht und Depressionen sich beeinflussen und wechselseitig bewirken.[359] Wer übergewichtig ist, trägt ein um 33 Prozent höheres Risiko, eine Depression zu entwickeln.[360] Besonders bei Frauen steigt das Risiko für Angstzustände, wenn das Körpergewicht über dem Normalbereich liegt.[361] Tragischerweise verringern sowohl Übergewicht wie auch psychische Probleme die Lebensqualität.[362]

Einige Stimmen sprechen von einem »schleichenden gesellschaftlichen Fett-Hass«.[363] Sie kritisieren, dass das Streben nach einem Normalgewicht die persönliche Entwicklung hemmt. Wenn Fachleute immer wieder zu gesunder Ernährung und Bewegung aufrufen, entsteht bei einigen der Eindruck, ihre Freiheit sei in Gefahr. Diese Haltung erinnert an die Argumente der Gegner von Rauchverboten. Gleichzeitig bleibt der gesundheitliche Nutzen eines Normalgewichts unbestritten – auch wenn es durchaus anspruchsvoll ist, dieses Ziel zu erreichen.

Attraktivität hängt oft damit zusammen, wie gesund jemand wirkt. Deshalb stellt sich die Frage, ob starkes Übergewicht die Wahrnehmung von Attraktivität beeinflusst. Leider wird diese Diskussion viel zu oft von persönlichen Meinungen und Ideologien bestimmt. Dadurch gehen wissenschaftliche Erkenntnisse manchmal unter. Im Folgenden möchte ich aufzeigen, was Studien tatsächlich darüber sagen.

Was macht das Gewicht mit der Attraktivität?

Das Verhältnis von Taille zu Hüfte verrät viel über die Gesundheit eines Menschen.[364] Es ist auch eines der am besten erforschten

Merkmale, wenn es um die körperliche Attraktivität von Frauen geht. Studien zeigen, dass Männer bei der Einschätzung von Attraktivität besonders auf die Taille achten.[365] Die Bewertung geschieht quasi aus dem Augenwinkel heraus, ist instinktiv und dauert nur Bruchteile einer Sekunde.[366]

Forschungen zeigen, dass Frauen mit einem gesunden Verhältnis von Taille zu Hüfte schneller die Blicke auf sich ziehen.[367] Studien am Gehirn belegen sogar, dass dieses Verhältnis bestimmte Bereiche im vorderen Gehirn aktiviert, die für Belohnungen zuständig sind.[368] Zahlreiche Untersuchungen haben außerdem nachgewiesen, dass sowohl Frauen als auch Männer ein Taille-Hüfte-Verhältnis von etwa 0,7 besonders anziehend finden.[369] Dieses Verhältnis gilt in vielen Kulturen und seit Tausenden von Jahren als Inbegriff von Attraktivität.[370]

Studienteilnehmer aus Deutschland[371], aus Großbritannien[372], aus den USA[373], aus Tansania[374], aus Kamerun[375], aus China[376], aus Norwegen, aus Polen, aus Russland und aus dem Iran[377] sind sich einig! Ein Taille-Hüfte-Verhältnis über 0,8 wird als weniger anziehend empfunden.

Wenn das Verhältnis von Taille zu Hüfte tatsächlich ein Schlüsselmerkmal für Attraktivität ist, müsste eine Veränderung daran auch die Wahrnehmung beeinflussen. Genau das wollten Psychologen und ein Psychiater herausfinden. Sie zeigten über 100 Frauen und Männern Vorher-Nachher-Bilder von Patientinnen, die sich Fettab-

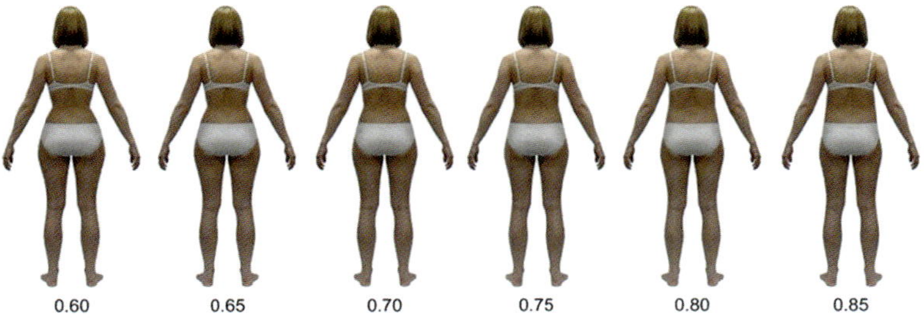

Abbildung 39: Illustration verschiedener Taille-Hüfte-Verhältnisse.

saugungen an der Taille oder Eigenfettbehandlungen an den Hüften unterzogen hatten. Das Ergebnis war eindeutig: Die korrigierten Proportionen wurden als deutlich attraktiver wahrgenommen.[378]

Manche Wissenschaftler vermuten, dass der Zusammenhang zwischen Taille-Hüfte-Verhältnis und Attraktivität einen ganz praktischen Zweck erfüllt. Ein höheres Taille-Hüfte-Verhältnis kann ein Hinweis auf eine Schwangerschaft sein. Wenn das höhere Taille-Hüfte-Verhältnis die Attraktivität vermindert, stellt das sicher, dass Männer sich nicht mit Frauen paaren, die schwanger sind.[379]

Außerdem hätte die Wahl einer schwangeren Frau für Männer weitere Nachteile. Wer sich mit einer Frau verbindet, die ein Kind von einem anderen Mann erwartet, investiert viel Energie und Ressourcen in ein Kind, das nicht das eigene ist. Und es könnte sogar gefährlich werden. Denn Männer, die sich mit einer schwangeren Frau zusammentun, riskieren Ärger mit dem Vater des Kindes. Solche Konflikte führten in der Geschichte der Menschheit nicht selten zu Gewalt.[380]

Ein ungesundes Körpergewicht macht sich nicht nur an der Taille bemerkbar. Es beeinflusst auch die Form des Gesichts auf

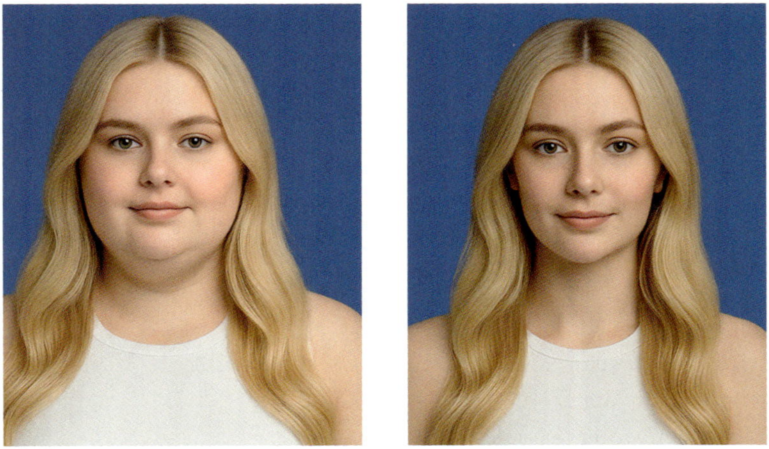

Abbildung 40 und 41: Kontrast zwischen Adipositas und Normalgewicht (KI-Darstellung).

eine sehr spezifische Weise.[381] Wenn jemand zum Beispiel rundere Wangen hat, kann das ein Hinweis darauf sein, dass diese Person auch mehr Fett im Bauchbereich hat.[382]

Forscher verwenden manchmal computergenerierte Porträts, um zu verstehen, wie wir auf bestimmte Gesichtsmerkmale reagieren. Diese Gesichter können so angepasst werden, dass sie nur in wenigen, genau definierten Merkmalen variieren. Eine umfangreiche Studie mit fast 400 Frauen und Männern hat gezeigt, dass Merkmale, die auf Übergewicht hinweisen, oft mit einem schlechteren Gesundheitszustand in Verbindung gebracht werden. Zudem werden solche Gesichter meist als weniger attraktiv empfunden.[383] Die Auswertung von 21 Körperbildern durch über 1300 Menschen aus zehn verschiedenen Ländern und drei verschiedenen Kontinenten zeigt: Es gibt die interkulturell übereinstimmende Wahrnehmung, dass ein normales Körpergewicht attraktiv wirkt.[384] Schon Kinder im Alter von fünf Jahren finden Erwachsene mit normalem Gewicht anziehender als übergewichtige.[385]

Forschungen haben gezeigt, dass Menschen oft in der Lage sind, allein anhand von Fotos des Gesichts zu erkennen, ob jemand übergewichtig ist.[386] In einer Studie wurden über 3000 Porträts von Schülern durch sechs Beobachter ausgewertet. Es zeigte sich, dass Jugendliche, die als übergewichtig eingeschätzt wurden, 36 Jahre später häufiger Herz-Kreislauf-Erkrankungen, Blutzuckererkrankung und Gelenkerkrankungen entwickelten. Auch hatten die als übergewichtig wahrgenommenen Schüler eine geringere Lebenserwartung.[387] Personen, die als übergewichtig galten, berichteten tatsächlich über länger anhaltende Erkältungen und höheren Blutdruck.[388]

Entgegen landläufigen Meinungen liefert die Forschung keine Hinweise darauf, dass Untergewicht als attraktiv wahrgenommen wird. Im Gegenteil. Erwachsene verbinden die Gesichtszüge von Kindern, die auf Untergewicht hindeuten, mit Krankheit.[389] Wenn Menschen unterschiedliche Körper von abgemagert bis fettleibig bewerten, zeigt sich kulturübergreifend eine Präferenz für normalgewichtige Körper.[390] Menschen mit durchschnittlichen Gesichtskonturen werden oft als gesünder und attraktiver empfunden im Vergleich zu jenen, die ein hohlwangiges oder übermäßig rundes Gesicht haben.[391]

Toleranz, wie sie gelebt werden sollte

Toleranz ist stets geboten, aber sie darf sich nicht nur auf Übergewichtige beziehen, während schlanke Menschen als magersüchtig, gestört, jugendgefährdend und frauenverachtend stigmatisiert werden. Forschungsergebnisse verdeutlichen eindrucksvoll den Stellenwert von Attraktivität. Die Wissenschaft lehrt uns, schädliche Einwirkungen auf unsere Gesundheit zu erkennen und Zusammenhänge zu verstehen.

Attraktivität ist mehr als ein flüchtiger Eindruck. Für viele Menschen gehört sie zum Wohlbefinden dazu, wie Gesundheit und soziale Anerkennung. Wenn das Gefühl schwindet, attraktiv zu sein, kann das wie ein schleichender Verlust an Lebensqualität wirken. Wer diesen Zusammenhang versteht, erkennt auch, warum manche Menschen unter einem vermeintlichen Mangel an Attraktivität leiden. Solche Einsicht fördert Mitgefühl und Solidarität, weil klar wird, dass der Wunsch nach Attraktivität nicht nur oberflächlich ist, sondern tief mit dem eigenen Wohlbefinden verbunden ist.

Eine häufige Bemerkung von Kritikern lautet: Früher war alles anders als heute, in vergangenen Zeiten galten Frauen mit volleren Figuren als besonders anziehend. Heutzutage sieht man das Ideal einer schlanken Statur oft nur als kurzlebigen Modetrend. Im nächsten Kapitel werden wir diesem Argument auf den Grund gehen und seine Schlüssigkeit genau untersuchen.

3 Vorurteile, Mythen und Vereinfachungen über Schönheit

3.1 Körpergewicht und Modetrends

Seit Jahren prägen Diskussionen über das Schlankheitsideal die öffentliche Debatte, begleitet von intensiver Kritik an gängigen Schönheitsnormen. Viele haben das Gefühl, stärker denn je unter gesellschaftlichem Druck zu stehen. In der Debatte werden meist Medien und Industrie als mutmaßliche Verursacher dieser Standards genannt.

Doch das Thema ist nicht neu, sondern lässt sich in Medienberichten bis in das frühe 20. Jahrhundert zurückverfolgen. Tatsächlich belegen Studien, dass sowohl Über- als auch Untergewicht allgemein als unattraktiv angesehen werden.[392] Darüber hinaus zeigen Forschungsergebnisse, dass ein gesundes Verhältnis von Taille und Hüfte über Generationen hinweg als attraktiv gilt.[393]

Die gesellschaftlichen Normen werden häufig als Modetrends dargestellt, die sich über die Zeit verändern. Dabei werden unterschiedlichste Vergleiche herangezogen, mal mit der Barockzeit, mal mit der Antike und manchmal sogar mit der letzten großen Eiszeit vor 25 000 Jahren.

Es wird gelegentlich behauptet, dass in Zeiten, in denen Nahrung leicht verfügbar war, schlanke Frauen als attraktiver galten, während in Zeiten des Mangels eher fülligere Frauen bevorzugt wurden.[394] Studien haben jedoch gezeigt, dass diese Annahme nicht durch Fakten gestützt wird.[395] Ein sehr niedriges Taille-Hüfte-Verhältnis extrem schlanker Frauen lässt das Aussehen unnatürlich wirken und mindert ihre Attraktivität. Derlei Abweichungen vom normalen Erscheinungsbild können ein Hinweis auf gesundheitliche Probleme sein.

Die Mode der Leibesfülle: wissenschaftlich betrachtet

Häufig wird behauptet, dass früher füllige Menschen als attraktiver galten. Damit wird suggeriert, dass sich Merkmale von Attraktivität im Laufe der Zeit ändern würden. Eine Studie, die das Verhältnis von Taille und Hüfte in antiken Kunstwerken, bei Playmates und bei Gewinnerinnen von Schönheitswettbewerben betrachtet, möchte genau das belegen.[396] Diese Studie zeigt vor allem, wie lehrreich ein kritischer Blick auf wissenschaftliche Veröffentlichungen sein kann.

Die Forscher verglichen Körperproportionen aus verschiedenen Epochen. Sie reichten von 500 vor Christus bis 400 nach Christus und von 1400 nach Christus bis in die Gegenwart. Das Ergebnis ist erstaunlich. Der Unterschied im Verhältnis von Taille und Hüfte beträgt winzige 0,06 Punkte. So wenig, dass sogar Atmung oder eine Mahlzeit dafür verantwortlich sein könnten.[397] Bei einem Hüftumfang von 90 Zentimetern wären das gerade einmal 1,8 Zentimeter weniger an der Taille – und das über 2000 Jahre hinweg.

Die Untersuchung, die den Wandel von Schönheitsidealen belegen soll, hat eine entscheidende Schwäche. Die verwendete Messmethode liefert einseitige Ergebnisse.[398] Gleichzeitig erwähnen die Autoren beiläufig, dass das Verhältnis von Taille und Hüfte bei antiken Kunstwerken, Playboy-Models und Siegerinnen von Miss-Wettbewerben im gesunden Bereich liegt. Trotzdem behaupten sie, dass frühere Schönheitsideale deutlich fülliger waren und dass Attraktivitätsmerkmale sich verändert haben.

Ein weiteres Beispiel ist eine Untersuchung, in der das Verhältnis von Taille und Hüfte in 23 Gemälden von Peter Paul Rubens aus dem 17. Jahrhundert bestimmt wurde. Aus dem Wert von 0,78, der damals wie heute als normal und gesund gilt, folgern die Autoren, dass sich Schönheitsideale gewandelt haben.[399]

Andere Forschungen, die dieser Vorstellung widersprechen, erhalten weniger Beachtung. Eine Auswertung von 286 antiken Skulpturen aus Griechenland, Indien und Afrika ergab, dass der Durchschnittswert bei Frauen bei 0,7 liegt.[400] Das gleiche Verhältnis wurde bei über 300 etwa 7000 Jahre alten japanischen Tonfiguren, den sogenannten Jomon-Figuren, festgestellt.[401] Dieses Verhältnis gilt ebenfalls als normal und gesund.

Untersuchungen von Playboy-Models zeigen, dass sich der BMI der abgebildeten Frauen über viele Jahrzehnte nicht nennenswert verändert hat.[402] Es gibt außerdem keine Belege dafür, dass Playboy-Models ein ungesundes Maß an Schlankheit verkörpern.[403]

Meinungen, dass sich in der jüngsten Geschichte Schönheitsideale zu ungesunden Schlankheitsidealen gewandelt haben, finden häufig sofort Gehör. Während die Models im Playboy durchaus als dünn bezeichnet werden können, sind Begriffe wie »ultradünn«, »unmöglich dünn«, »unerreichbar« und »magersüchtig« eher Übertreibungen als empirisch belegt.[404] Es ist nicht leicht, irreführende Vorstellungen richtigzustellen, vor allem wenn sie populäre Klischees bedienen.

So spannend alte Kunst auch ist, sie taugt nicht als Maßstab für heutige Attraktivitätsvorstellungen. Kunst war und ist, im Gegensatz zur Wissenschaft, nicht darauf ausgelegt, Körpermaße realistisch und objektiv darzustellen. Wer sie als Beweis für universelle Schönheitsideale heranzieht, übersieht, dass sie vor allem eins ist – ein Raum für Imagination.

Merkmale wie Durchschnittlichkeit, sichtbare Gesundheit, ein normales Körpergewicht und geschlechtsspezifische Züge werden als attraktiver wahrgenommen. Manche nennen das westliche Schönheitsideale. Gleichzeitig werden genau diese Merkmale immer wieder mit Sexismus, Rassismus und einem übertriebenen Schlankheitsideal in Verbindung gebracht.

Wie können ein durchschnittliches Aussehen und ein normales Körpergewicht sexistisch oder rassistisch sein? Höchste Zeit, hier einmal gründlich aufzuräumen. In den nächsten drei Abschnitten schauen wir uns diese Themen genau an, auf Basis von fast 100 wissenschaftlichen Studien.

3.2 Ist Schlankheit ein Schönheitsdiktat?

Wenn über Schönheitsideale gesprochen wird, wird das Wort »Schönheit« oft synonym für »Attraktivität« verwendet. Viele verstehen unter einem Schönheitsideal das höchste Maß an Attraktivität. Doch das sind zwei verschiedene Dinge. Schönheitsideale sind ein kulturelles Phänomen, geformt durch die Mode. Diese wiederum ist eine gesellschaftliche Strömung, der man folgen kann – oder auch nicht. Auch das Ideal kann man annehmen oder ignorieren. Es bleibt laut Definition immer etwas Unerreichbares.

Attraktivität wird von vielen Dingen bestimmt, darunter auch die Körperfigur. Viele äußere Merkmale, die als attraktiv gelten, stehen für Gesundheit und eine erstrebenswerte Durchschnittlichkeit. Das widerspricht der Idee, dass Attraktivität etwas völlig Unerreichbares ist. Attraktivität ist eine Bezugsgröße, die Kulturen und Zeiten überschreitet. Die Wahrnehmung von Attraktivität ist keine bewusste Entscheidung.[405]

Ein Beispiel aus der Märchenwelt macht deutlich, dass »höchste Attraktivität« nur durch einen Vergleich zustande kommt. Im Märchen von Schneewittchen spricht der Spiegel an der Wand eine Wahrheit aus, die sich je nach Bezugsrahmen verändert: »Frau Königin, Ihr seid die Schönste hier, aber Schneewittchen über den Bergen bei den sieben Zwergen ist tausendmal schöner als Ihr.« Das Höchstmaß an Attraktivität verändert sich also zwangsläufig mit dem Kontext beziehungsweise dem Ort.

In Deutschland und vielen anderen Ländern haben Menschen im Durchschnitt ein ungesundes Körpergewicht. Beispielsweise liegt der durchschnittliche BMI der Deutschen über 30 Jahren bei über 25, was medizinisch als Übergewicht eingestuft wird.[406] Doch weil das so häufig ist, nehmen es viele nicht mehr ernst.[407] Viele

Betroffene glauben nicht mehr, dass Normalgewicht gesünder wäre.[408]

Fassen wir einmal zusammen: Die Wissenschaft zeigt, dass Menschen mit einem normalen Körpergewicht als attraktiver wahrgenommen werden. In unserer Gesellschaft ist Übergewicht weit verbreitet. Menschen mit Normalgewicht gelten deshalb oft als »schlank«. Diese Vermischung von Normalgewicht, Schlankheit und Attraktivität mag erklären, warum »schlanke« Menschen als Ideal wahrgenommen werden. Viele Kritiker unterstellen einen direkten Zusammenhang zwischen Untergewicht und Attraktivität. Solide wissenschaftliche Belege widersprechen dem jedoch, weil sie verdeutlichen, dass ein gesundes Normalgewicht ein entscheidender Faktor für Attraktivität ist.

Richten Puppen Schäden an?

In Debatten über Schlankheit ist der Einfluss von Barbie-Puppen auf das Körperbewusstsein junger Mädchen ein wiederkehrendes Thema. Eine einfache Online-Suche mit den Stichworten »Barbie« und »Essstörungen« liefert etwa 1 700 000 Ergebnisse. Eine speziellere Suche in der wissenschaftlichen Datenbank Google Scholar ergibt ungefähr 4000 Veröffentlichungen, hauptsächlich Abhandlungen, Zeitschriftenartikel oder Bücher. Die meisten dieser Texte verurteilen Barbie-Puppen in emotional ansprechender Sprache und scharfer Rhetorik, weil sie als eine offensichtliche Ursache für verschiedene komplexe Verhaltensstörungen angesehen werden.

In einer internationalen medizinischen Datenbank finden sich dagegen gerade einmal fünf Studien zu diesem Thema. Besonders skurril wirkt ein Bericht über eine Frau, die ihren Körper unbedingt in eine Barbiepuppe verwandeln wollte.[409] Die Forscher behaupten, dass das Spielen mit Barbies während der Kindheit der Frau Jahrzehnte später einen »Schönheitswahn« ausgelöst habe. Warum es allerdings 30 Jahre dauerte, bis sich diese Körperbildstörung entwickelte, bleibt unklar.

Eine einzelne Ursache für ein solches Phänomen eindeutig festzustellen, ist komplizierter, als man zunächst denkt. Selbst Ärzte geraten dabei gelegentlich ins Grübeln. Im Alltag neigen wir dazu, zwei aufeinanderfolgende Ereignisse automatisch miteinander zu verbinden. Läuft uns eine schwarze Katze über den Weg und es passiert danach etwas Gutes oder Schlechtes, machen wir die Katze schnell zur Ursache. Je öfter sich solche Zufälle wiederholen, desto überzeugter glauben wir daran. Doch nicht alles, was regelmäßig zusammen auftritt, hat auch tatsächlich miteinander zu tun. Ein einfaches Beispiel macht das deutlich. Viele Menschen trinken morgens gerne Kaffee und lesen dabei die Zeitung. Trotzdem führt Kaffeetrinken nicht automatisch zum Zeitungslesen, und auch die Zeitung sorgt nicht dafür, dass wir Lust auf Kaffee bekommen.

Falsches Spiel mit Kausalitäten

In der Medizin gibt es neun Kriterien, um zu prüfen, ob ein Zusammenhang zwischen zwei Dingen wirklich ursächlich ist. Diese hilfreichen Regeln gehen auf den britischen Epidemiologen Austin Bradford Hill zurück, der sie 1965 aufgestellt hat. So lässt sich zum Beispiel einschätzen, ob Barbie-Puppen tatsächlich Essstörungen bei Kindern verursachen können.

Erstens sollte das Phänomen häufig genug auftreten. Je mehr Kinder nach intensivem Spielen mit Barbies eine Essstörung entwickeln, desto eher könnte tatsächlich ein Zusammenhang bestehen.

Zweitens sollten möglichst viele Forschergruppen unabhängig voneinander zu ähnlichen Ergebnissen kommen. Je öfter dieser Zusammenhang beobachtet wird, desto glaubwürdiger ist er.

Drittens wäre es überzeugender, wenn keine anderen naheliegenden Gründe für die Essstörungen der Kinder vorhanden sind. Je weniger andere Ursachen infrage kommen, desto klarer wäre Barbies Rolle.

Viertens spricht viel dafür, wenn Essstörungen zeitlich direkt nach intensiven Barbie-Spielphasen auftreten. Eine unmittelbare zeitliche Abfolge wäre ein starkes Indiz.

Fünftens würde eine direkte Verbindung wahrscheinlicher, wenn Kinder umso häufiger Essstörungen entwickeln, je mehr und je länger sie mit Barbie-Puppen spielen. Eine höhere Dosis bedeutet dann auch mehr Wirkung.

Sechstens sollte eine plausible medizinische Erklärung für diesen Zusammenhang existieren, die gut zu etablierten wissenschaftlichen Erkenntnissen passt. Ohne eine glaubhafte Erklärung wäre die Verbindung schwächer.

Siebtens wäre der Zusammenhang deutlich überzeugender, wenn er in Experimenten immer wieder bestätigt werden könnte. Wenn ein Versuchsaufbau regelmäßig zu Essstörungen führt, wäre dies ein starkes Argument.

Achtens wäre der Zusammenhang wahrscheinlicher, wenn Essstörungen bei Kindern aufhören, sobald Barbie-Puppen aus ihrem Alltag verschwinden. Das Weglassen der vermuteten Ursache sollte also auch zum Verschwinden der Folgen führen.

Schließlich würde der Verdacht noch verstärkt, wenn ähnliche Phänomene auch mit anderen Spielsachen auftreten könnten. Wenn Kinder etwa nach intensivem Spielen mit Kermit dem Frosch plötzlich ähnliche Verhaltensweisen zeigten, wäre dies ebenfalls ein Indiz für solche Wirkmechanismen.

Es wirkt plausibel, dass Menschen mit Essstörungen das Körperbild von Barbie-Puppen attraktiv finden. Wissenschaftler fordern jedoch mehr Beweise, bevor sie Barbie-Puppen als Ursache für Essstörungen anerkennen.

Laut Schätzungen des Herstellers Mattel besitzen etwa 90 Prozent der Mädchen im Alter von drei bis zehn Jahren mindestens eine Barbie-Puppe.[410] Nach offiziellen Zahlen beträgt die Häufigkeit von Fettleibigkeit in den USA etwa 40 Prozent bei Erwachsenen und 20 Prozent bei Kindern. Untergewicht kommt bei etwa zwei Prozent der Erwachsenen und vier Prozent der Kinder vor.[411] Wenn Barbie-Puppen einen bedeutenden Einfluss auf die Körperwahrnehmung von 90 Prozent der Mädchen im Alter von drei bis zehn Jahren in den USA hätten, drängt sich die Frage auf, warum Untergewicht verhältnismäßig selten vorkommt.

Was lehrt uns *Curvy Barbie*?

Als Kontrast zur klassischen schlanken Barbie bietet Mattel seit 2016 auch andere Körpertypen an wie kurvige, große und kleine. Die große Barbie präsentiert sich mit einer länglichen Figur und einer weniger betonten Sanduhr-Silhouette. Die kleine Barbie hat kürzere Beine und einen kurzen Oberkörper, bleibt jedoch schlank. Die kurvige Barbie ist ähnlich groß und hat eine füllige Figur.

In einer Studie untersuchten Forschende, wie Kinder die verschiedenen Barbie-Modelle wahrnehmen. Sie fanden heraus, dass sie die klassischen Puppen den fülligeren Varianten klar vorziehen.[412] Die Verfügbarkeit von vielfältigen Körperformen bei Barbie-Puppen ist ein gut gemeinter Schritt. Allerdings können die Kinder auch nicht gezwungen werden, mit bestimmten Puppen zu spielen.

In vielen Beiträgen wird vorgerechnet, wie der BMI einer Frau wäre, wenn die Maße von Barbie auf Menschen übertragen wür-

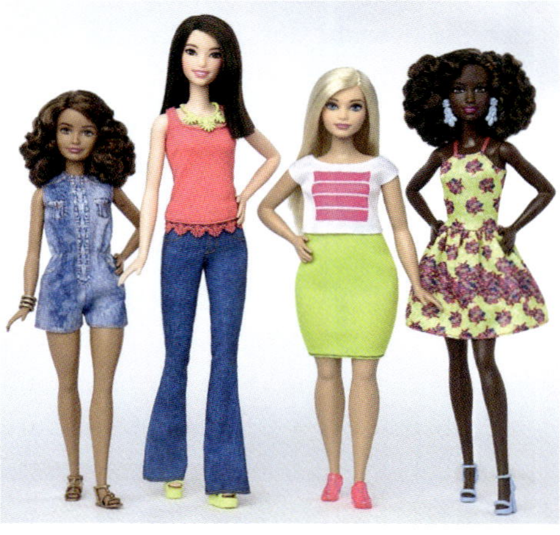

Abbildung 42: Barbies aus der »Fashionistas«-Reihe, mit drei neuen Körpertypen: zierlich, groß, kurvig.

den oder welche Körpergröße eine Frau mit dem Brustumfang von Barbie hätte.[413] Dabei wird eine wichtige Frage übersehen. Welche Puppen, Manga- oder Cartoon-Figuren haben den Anspruch einer realitätsnahen Abbildung eines Menschen? Sollten Kinder aufgrund einer Verwechslungsgefahr von Fiktion und Realität nur noch mit realitätsgetreuen Puppen spielen?

Den größten Einfluss auf das Körperbild von Kindern haben die Haltung und Verhaltensweisen der Eltern und Geschwister. Äußerungen über den eigenen Körper oder den Körper anderer sowie das Verhalten gegenüber dem eigenen Körper, zum Beispiel das Verbergen von ungeliebten Körperteilen, sind Beispiele für eine mögliche Beeinflussung.[414] Kinder verinnerlichen diese Botschaften und formen ihr eigenes Körperbild auf der Grundlage dieser Einflüsse. Dennoch gibt es kaum Studien, die diesem Einfluss Rechnung tragen.

Psychologische Untersuchungen von Kindern im Alter zwischen fünf und acht Jahren ergeben keinen Hinweis darauf, dass Barbie-Puppen das Körperbewusstsein und die Unzufriedenheit mit dem eigenen Körper beeinflussen.[415] Auch Untersuchungen bei Erwachsenen können nicht feststellen, dass das Alter bei der Anschaffung oder die Anzahl der Barbies, die besessen wurden, einen Einfluss auf die Selbsteinschätzung des Aussehens oder das Essverhalten hatten.[416] Es gibt also viele gute Gründe, die voreilige Schlussfolgerung, dass Barbie-Puppen Verhaltensstörungen auslösen würden, zu hinterfragen.

Glaube statt Meinung?

Wir alle kennen das: Die Meinung steht oft schneller fest als die Fakten. Statt alle Informationen zu sammeln und sorgfältig abzuwägen, greifen wir lieber nach jenen, die uns in unseren Überzeugungen bestätigen. Dabei überschätzen wir gern unser eigenes Wissen. Passen die Fakten dann nicht zu unseren Vorstellungen, holen wir gern ein Lieblingsargument hervor: »Aber ich kenne jemanden, bei dem ist das ganz anders als bei der Mehrheit!« Doch Anekdoten sind und bleiben Einzelfälle, die nichts über den Regelfall aussagen.

Wahrscheinlichkeiten sind im Alltag oft schwer greifbar. Argumente gegen Anekdoten, besonders wenn sich dahinter emotionale Schicksale verbergen, laufen oft ins Leere. Meinungen müssen sich aber im Licht neuer Information ändern können. Wer nicht bereit ist, seine Meinung in Anbetracht wissenschaftlicher Fakten zu ändern, sorgt dafür, dass sich eine Diskussion erübrigt. Solche Personen haben einen Glauben und keine Meinung.[417]

Es ist eine gängige Annahme, dass westliche Medien den »Wahn« um eine schlanke Linie befeuern. Studien, die das zu zeigen scheinen, landen schnell in großen Nachrichtenformaten – sogar in der Tagesschau.[418] Eine dort zitierte Untersuchung bat Menschen aus Managua und aus abgelegenen Dörfern ohne Strom, die attraktivsten Frauen aus einem Fotokatalog auszuwählen.[419]

Die Forscher behaupten, dass höherer Fernsehkonsum in der Hauptstadt dazu führt, dass Frauen einem Schlankheitsideal nacheifern. Doch die Daten zeigten ein anderes Bild. Die Stadtbewohner fanden Frauen mit normalem Gewicht am attraktivsten. Die Dorfbewohner fanden dagegen übergewichtige Frauen schöner. Übergewicht tritt in den untersuchten ländlichen Gegenden häufiger auf, weil dort Einkommen und Bildung niedriger sind und Fehlernährung herrscht.[420] Wer selbst übergewichtig ist, findet oft auch andere Übergewichtige attraktiv.[421] Von einem »Schlankheitswahn« kann hier kaum die Rede sein.

Forscher tragen hier eine besondere Verantwortung, gerade bei emotionalen und medienwirksamen Themen. Auch Wissenschaftler sind nicht frei von Vorurteilen, die Studien beeinflussen können. Ob Planung, Durchführung oder Auswertung – Verzerrungen schleichen sich schnell ein. Verkürzte Darstellungen oder methodische Schwächen können Ergebnisse hervorbringen, die die Öffentlichkeit täuschen und das Vertrauen in die Forschung mindern.

Gerade heute, wo unvollständige Informationen und Desinformation sich rasend schnell verbreiten, sind Wissenschaftler gefordert. Sie müssen ethische Standards hochhalten und entschieden gegen Fehlinformationen eintreten. Das verlangt eine stetige Selbstreflexion und konsequentes Streben nach Wahrheit – ganz besonders, wenn es um sensible Themen wie den Zusammenhang zwischen Attraktivität und Sexismus oder Rassismus geht.

3.3 Ist Attraktivität sexistisch?

Häufig wird der enorme Druck beklagt, unter dem Frauen stehen, wenn es um ihr Aussehen geht. Manche beklagen einen gesellschaftlich erfundenen »Schönheitsmythos«, der in erster Linie patriarchale Machtstrukturen aufrechterhalten soll. Naomi Wolf, deren Buch »Der Mythos Schönheit« berühmt wurde, spricht sogar vom »das letzte, entscheidende Glaubenssystem zur Sicherung männlicher Dominanz«.[422] Doch eine Studie hat gezeigt, dass viele Zahlen darin ungenau und übertrieben sind.[423]

In diesem Kapitel wollen wir deshalb die Unterschiede zwischen Attraktivität und Sexismus näher beleuchten – ohne den wissenschaftlichen Anspruch zu opfern. Nachdem wir bisher vor allem naturwissenschaftliche Befunde herangezogen haben, werfen wir im Folgenden auch einen Blick auf sozial- und literaturwissenschaftliche Erkenntnisse.

Jeden Tag bewerten wir Menschen ganz automatisch. Dabei ordnen wir sie in Schubladen ein, abhängig davon, ob sie männlich oder weiblich sind, wie sie aussehen und welche soziale oder regionale Herkunft sie haben. Wir beurteilen sie nach ihren Eigenschaften, ihrem Verhalten, ihren Meinungen oder ihren Fähigkeiten.

Gerade in der Medizin ist es allerdings wichtig, Menschen individuell zu betrachten und zu behandeln. Jeder Mensch hat einen einzigartigen Stoffwechsel, unterschiedliche Körperzusammensetzungen und hormonelle Besonderheiten, die mit Alter und Geschlecht variieren. Wenn beispielsweise eine Frau und ein Mann die exakt gleiche Menge Alkohol trinken, spürt die Frau meist schneller und stärker die Wirkung. Das liegt nicht etwa an einem »schwächeren Charakter«, sondern an biologischen Tatsachen wie dem geringeren Körperwasseranteil und einer niedrigeren Enzymaktivität.

Sind wir alle gleich oder gleichwertig?

»Alle Menschen sind gleich« ist ein schöner und wichtiger Gedanke. Doch wer Menschen näher betrachtet, stellt schnell fest, dass wir eben nicht alle gleich sind. Der Satz meint etwas anderes. Gemeint ist die Gleichwertigkeit aller Menschen aus moralischer und rechtlicher Sicht. Damit ist ausdrücklich nicht gemeint, dass wir alle dieselben Eigenschaften oder Talente hätten.[424] Menschen sind weder alle gleich, noch lassen sie sich in starre Kategorien einordnen.

Oft versuchen wir trotzdem, andere in feste Schubladen einzusortieren. Soziologisch bezeichnet man das als »Stereotypisierung«. Die Begriffe »Vorurteile«, »Stereotype« und »Diskriminierung« werden oft im gleichen Atemzug erwähnt, was zu Missverständnissen führen kann. Tatsächlich gibt es Gemeinsamkeiten. Vorurteile, Stereotype und Diskriminierung können sowohl positive als auch negative Auswirkungen haben. Aber es gibt auch Unterschiede: Vorurteile, Stereotype und Diskriminierungen unterscheiden sich etwa in der Art und Weise, wie sie entstehen.

Wie entstehen Vorurteile, Stereotype und Diskriminierungen?

Hegen Sie Vorurteile? Was denken Sie beispielsweise über jemanden, der Sie in der U-Bahn anlächelt? Dass er glücklich ist? Solche schnellen Einschätzungen beruhen auf unseren intuitiven Vorurteilen. Sie verleiten uns dazu, die vielfältigen Gründe für das Verhalten anderer Menschen zu übersehen. Vielleicht lächelt die Person aus Nervosität oder möchte einfach Aufmerksamkeit gewinnen. Ähnlich geht es uns mit attraktiven Menschen: Ihre bloße Anwesenheit löst in uns oft positive Gefühle aus, auch wenn wir keinerlei emotionale Bindung zu ihnen haben.

Vorurteile entstehen häufig, wenn wir einzelne Menschen nach spontanen Eindrücken beurteilen. Diese Eindrücke basieren auf unseren Instinkten oder auf Gefühlen, die wir durch frühere Erfahrungen gelernt haben. Wer beispielsweise einer attraktiven Person automatisch mehr vertraut, hegt ein positives Vorurteil. Wer dagegen ältere oder übergewichtige Menschen pauschal als weniger fit und gesund einschätzt, unterliegt einem negativen Vorurteil.

Stereotype hingegen entstehen durch tiefere und meist bewusstere Zuordnungen von Menschen zu bestimmten Gruppen. Bestimmte soziale Erfahrungen oder starke Gefühle verstärken Vorurteile. Gerade dann fällt der kritische Blick auf sie schwer. So werden etwa attraktiven Menschen häufig bestimmte Eigenschaften zugeschrieben. Wenn angenommen wird, dass eine attraktive Frau ihren beruflichen Erfolg nicht ihrer Kompetenz, sondern ihrem Aussehen verdankt, handelt es sich um einen negativen Stereotyp. Ein positiver Stereotyp wäre dagegen zu glauben, attraktive Frauen würden leichter Freundschaften schließen.

Wenn Vorurteile oder Stereotype zu konkreten Handlungen führen, die andere Menschen benachteiligen oder bevorzugen, spricht man von Diskriminierung. Eine positive Diskriminierung findet zum Beispiel statt, wenn für die Stellen von Nachrichtensprecherinnen attraktive Frauen bevorzugt eingestellt werden. Negative Diskriminierung liegt vor, wenn weniger attraktive Frauen bei Einstellungen oder Beförderungen systematisch benachteiligt werden. Sexismus ist eine Form negativer Diskriminierung und sollte in unserer Gesellschaft nicht akzeptiert werden. Zwischen einer spontanen, oft unbewussten Reaktion und einer bewussten Handlung liegt immer die Chance zur Selbstreflexion. Genau dazu möchte dieses Buch anregen.

Viele Studien zeigen, dass Frauen mit einem betont femininen Erscheinungsbild oft als besonders attraktiv wahrgenommen werden. Daraus wird manchmal irrtümlich abgeleitet, dass Attraktivität automatisch stereotype Geschlechterrollen oder sogar Sexismus fördert.[425] Doch Sexismus – also die Benachteiligung aufgrund des Geschlechts – hängt keineswegs zwangsläufig mit Attraktivität zusammen. Beide Phänomene, Sexismus und Attraktivität, hängen von typischen Geschlechtsmerkmalen ab. Daraus folgt jedoch nicht, dass geschlechtstypische Merkmale oder Sexismus von der Attraktivität abhängen. Attraktivität ist weder eine notwendige noch eine hinreichende Bedingung für sexistisches Verhalten. Daher führt die Gleichsetzung von Attraktivität mit negativer Diskriminierung in die Irre.

Literaturwissenschaftler haben das komplexe Thema der weiblichen Attraktivität aus einer neuen Perspektive untersucht. Sie wollten herausfinden, ob das Hervorheben weiblicher Schönheit ein rein westliches Phänomen ist.[426] Auf der Suche nach einer Antwort analysierten sie die Darstellung von Attraktivität zwischen den Geschlechtern in Volksmärchen, die weltweit verbreitet und tief in den Kulturen verwurzelt sind. Diese bieten tiefe Einblicke in kulturelle Gemeinsamkeiten und Unterschiede.

In die Auswahl für diese Studie flossen 90 Volksmärchen ein, die 13 unterschiedliche Kulturkreise aus aller Welt vertreten. Die Geschichten stammten aus verschiedenen historischen Epochen und Gesellschaften, geprägt von unterschiedlicher Natur, geografischer Lage sowie politischen und religiösen Traditionen. Die Texte stammen aus einer Zeit, in der westliche Medien, wie Fernsehen oder Internet, noch keinen Einfluss auf andere Kulturen hatten und diese daher noch unverfälscht ihre eigenen Traditionen lebten.[427]

Das Ergebnis zeigte deutlich: Weltweit wird die Attraktivität von Frauen häufiger betont als die von Männern. Weibliche Charaktere in Geschichten werden sechsmal öfter durch Adjektive beschrieben, die ihre Attraktivität betonen. Dies stützt die Sichtweise, dass die Attraktivität von Frauen einen höheren Stellenwert besitzt als die von Männern – ein Bild, das sich auch in der deutschen Bezeichnung »das schöne Geschlecht« widerspiegelt.[428]

Wie psychologische Untersuchungen zeigen, vergleichen Frauen ihr eigenes Aussehen häufiger mit anderen Frauen – ein Reflex, den die Forschenden als evolutionär gewachsene Strategie im Wettbewerb um Partner deuten.[429] Männern hingegen vergleichen sich mit Rivalen primär in Bezug auf körperliche Stärke und Statussymbolen.[430] Die Wissenschaftler deuten diese Muster als Erbe der Evolution. Attraktivität beeinflusst die Chancen bei der Partnersuche, die wiederum Auswirkungen auf den sozialen Status, die Zufriedenheit und sogar die körperliche Fitness haben.

Sexismus? Antifeminismus? Fragen wir doch die Schönheitschirurginnen!

Viele Kritiker sehen die heutige westliche Kultur, die Medien und das Internet als Motoren einer mächtigen »Schönheitsindustrie«. Um diese Ansicht einzuordnen, lohnt sich ein Blick zurück in die Geschichte. Schon 1926 veröffentlichte die Französin Suzanne Noël eines der weltweit ersten Lehrbücher über Schönheitschirurgie.[431]

Als erste weibliche Schönheitschirurgin setzte sie in ihrer Pariser Praxis auf sanfte Operationstechniken. Ihre Patienten konnten sich so schneller erholen. Gleichzeitig führte sie die Operationen äußerst diskret durch, um ihre Patienten vor gesellschaftlicher Kri-

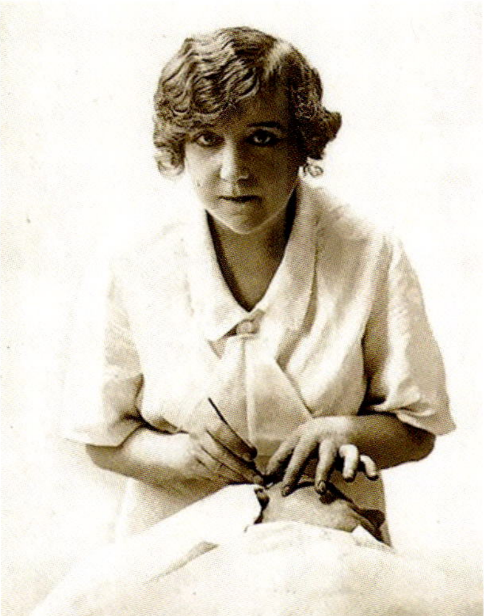

Abbildung 43: Frauenrechtlerin und Pionierin der Plastischen Chirurgie Suzanne Noël (1878–1954).

tik zu schützen. Neben ihrer medizinischen Arbeit gründete Noël eine internationale feministische Organisation, die Frauen und Mädchen Zugang zu Bildung, Gesundheit und beruflicher Selbstbestimmung ermöglichte. Diese Verbindung aus Feminismus, Selbstständigkeit und Schönheitschirurgie widerspricht modernen feministischen Positionen, die in der Ästhetischen Chirurgie einen Ausdruck von Geschlechterunterdrückung sehen.[432]

Frauen haben sowohl heute als auch in der Vergangenheit eine wichtige Rolle in der Entwicklung der Plastischen Chirurgie gespielt. In den USA setzte sich Dr. Alma Dea Morani in den Vierzigerjahren als eine der ersten Plastischen Chirurginnen durch und förderte das Ansehen der Frauen in diesem Fachgebiet. In Deutschland wurde 1958 die erste Abteilung für Plastische Chirurgie von Ursula Schmidt-Tintemann am Klinikum rechts der Isar in München gegründet. Obwohl es weiterhin Ungleichheiten gibt, ist die Plastische Chirurgie heute eines der chirurgischen Fachgebiete mit dem höchsten Frauenanteil.[433]

Sexismus bleibt ein ernstzunehmendes Problem, und hier spielt das Thema Attraktivität eine wichtige Rolle. Studien haben gezeigt, dass attraktive Frauen in Führungspositionen oft als weniger kompetent eingeschätzt werden. Weniger attraktive Frauen hingegen gelten häufiger als fachlich qualifizierter. Dahinter steckt oft die Annahme, dass attraktive Frauen ihren Erfolg nicht allein ihren Fähigkeiten zu verdanken hätten. Besonders bemerkenswert ist, dass sowohl Männer als auch Frauen diese Vorurteile gleichermaßen teilen, was zeigt, wie tief diese Stereotype in unserer Gesellschaft verwurzelt sind.[434]

Dabei ist Attraktivität nicht die Ursache geschlechtsspezifischer Vorurteile. Vielmehr werden diese durch Erziehung, Kultur, Religion und gesellschaftliche Einflüsse geprägt. Die Behauptung, Attraktivität selbst sei sexistisch, ist problematisch. Sie verdreht Opfer- und Täterrollen ähnlich wie das Argument, Frauen seien selbst für sexuelle Belästigungen verantwortlich, wenn sie sich modisch oder freizügig kleiden. Nicht die Attraktivität der Opfer, sondern kulturelle Prägungen und moralische Vorstellungen stehen im Zentrum des Problems.

Die Medien als unsere Projektionsfläche

Wer bereits eine vorgefertigte Meinung über Schönheitschirurgie hat, sieht darin gern das Klischee sexistischer Schönheitsideale. Menschen neigen dazu, Informationen so zu verarbeiten, dass sie ihre eigenen Argumente oder Absichten bestätigen. Wer in eine Suchmaschine »Schönheitsideal« und »Medien« eingibt, bekommt eine unerschöpfliche Anzahl an Quellen.[435] Schnell scheint klar zu werden: Die Medien und die Modeindustrie manipulieren uns.

Wiederkehrende Themen in diesen Quellen sind »Schönheitsdruck«, »Körperkult«, »Schönheitswahn«, »Beauty-Industrie«, Konsumgesellschaft, Ausbeutung, Unterdrückung, Essstörungen, Körperbildstörungen, Rassismus und Sexismus. Es seien »die Massenmedien, welche die Definitionsmacht über schön oder nichtschön, … innehaben«.[436] Doch für die Behauptung, die Forschung sei von den Massenmedien gesteuert, gibt es keine überzeugenden Belege.

Populär ist das Argument, die Medien würden uns ein unerreichbares Schönheitsideal aufzwingen. Diese Sichtweise ist bequem. Sie entlastet sowohl den Einzelnen als auch die Gesellschaft von jeder Verantwortung. Es herrscht weitgehender Konsens darüber, dass eine bestimmte »Industrie« der Gesellschaft ein unerreichbares Schönheitsideal aufzwingt und einen Selbstoptimierungstrend propagiert. Dadurch können wir leicht eine Opferrolle annehmen, während wir uns von jeder Täterschaft distanzieren.

Ein Essay zu dem Erfolg der Sendung »Germany's Next Topmodel« bringt es auf den Punkt: »Wer oder was aber ist diese Industrie? Handelt es sich um einen Geheimzirkel unter dem Vorsitz von Heidi Klum, Donatella Versace und Karl Lagerfeld, in dem mit maliziösem Kichern immer neue Zumutungen für die Menschheit ausgeheckt werden? Ja, eben nicht! Die Schönheitsindustrie, das sind selbstverständlich wir.«[437]

Auch in Debatten über westliche Schönheitsideale und Rassismus gerät die »Schönheitsindustrie« unter Beschuss. Im folgenden Kapitel werfen wir einen genaueren Blick auf den Zusammenhang zwischen Rassismus und Attraktivität. Ein besseres Verständnis dieser Zusammenhänge kann wesentlich dazu beitragen, Rassismus wirksam zu bekämpfen.

3.4 Ist Schönheit rassistisch?

Ein häufiger Vorwurf ist, dass Schönheitsideale rassistisch seien. Kritisiert wird vor allem, dass der weiße, nordwesteuropäische Körper zum universellen Standard für Schönheit erklärt worden sei. Schönheitsidealen und Rassismus ist gemeinsam, dass beide Konzepte über die rein äußerlichen körperlichen Merkmale hinausgehen.

Beide schließen soziale Normen und kulturelle Praktiken ein. Kleidung, Sprache und Verhaltensweisen werden genauso idealisiert oder abgewertet. So können Schönheitsideale – ähnlich wie rassistische Vorstellungen – dazu benutzt werden, Gruppen zu definieren, andere auszugrenzen oder zu unterdrücken. Der Begriff Attraktivität dagegen bezeichnet ausschließlich das äußere Erscheinungsbild einer Person.

In den Diskursen über westliche Schönheitsideale gibt es viele Missverständnisse und Unschärfen. Oft verwechseln wir Statuszeichen mit echter Anziehung. In vielen Teilen Asiens gilt helle Haut als vornehm, weil wohlhabende Menschen weniger im Freien arbeiten und sich daher seltener bräunen. Helle Haut wird damit zu einem Statussymbol, vergleichbar mit teurem Diamantschmuck von Graff. In vielen westlichen Industrieländern ist die Deutung anders. Gebräunte Haut zeigt, dass man sich Reisen und Freizeit leisten kann. Solche Bewertungen sind kulturelle Moden und keine sicheren Hinweise darauf, wen wir körperlich anziehend finden. Die Forschung zeigt, dass ein warmer Farbton, wie er auch vom regelmäßigen Verzerren von Karotten entsteht, bei Europäern und Sudafrikanern als attraktiver wahrgenommen wird.[438]

Dass es sich hier eher um kulturell bedingte Modetrends als um universelle Schönheitsmaßstäbe handelt, macht eine direkte Gegenüberstellung unterschiedlicher Reklamebilder für Sonnencreme besonders klar: Die europäischen Büroarbeiter schätzen gesonnte Haut, die asiatischen Frischluftarbeiter sehnen sich nach weniger Sonnenbestrahlung.

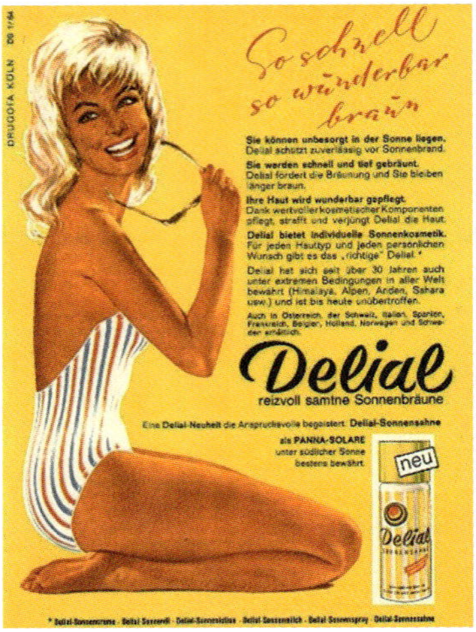

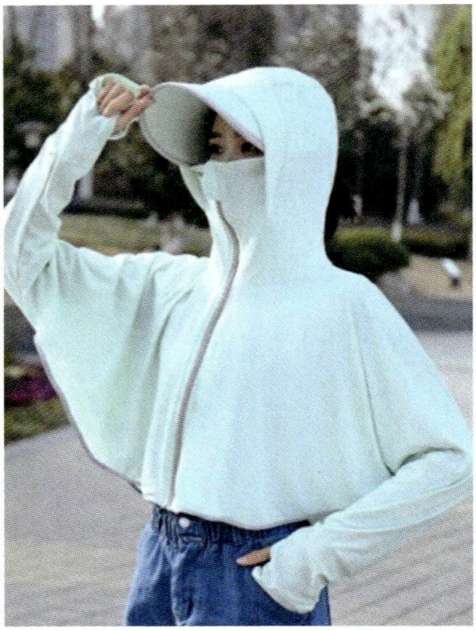

Abbildung 44 und 45: Deutsche Werbung für Sonnencreme (1964) und zeitgenössische Werbung für Kleidung mit UV-Schutz in Asien.

Was wäre, wenn wir tatsächlich davon ausgingen, dass weiße nordwesteuropäische Körper allgemein als attraktiver wahrgenommen würden? So abwegig der Gedanke auch sein mag, eine fundierte wissenschaftliche Diskussion sollte die Auseinandersetzung nicht scheuen.

Westlich = am schönsten?

Mehrere Studien haben sich bereits damit beschäftigt, ob Menschen mit typisch nordwesteuropäischem Aussehen als besonders attraktiv wahrgenommen werden. Doch um diese Frage seriös beantworten zu können, sind hochwertige wissenschaftliche Untersuchungen notwendig. Dazu braucht es zuverlässige Methoden und objektive Kriterien. Gerade bei der Attraktivitätsforschung kursieren oft vereinfachte Aussagen und Vorurteile. Deshalb tragen Wissenschaftler hier eine besondere Verantwortung, sorgfältig und nach höchsten Standards vorzugehen.

Schon die Frage, was genau einen »nordwesteuropäischen Körper« ausmacht, ist eine Herausforderung. Es gibt keine allgemein gültige Definition. Stellen wir uns vor, jede Person sollte ein einziges Bild dieses Körpers beschreiben – die Ergebnisse wären vermutlich völlig unterschiedlich. Genetisch betrachtet sind die Euro-

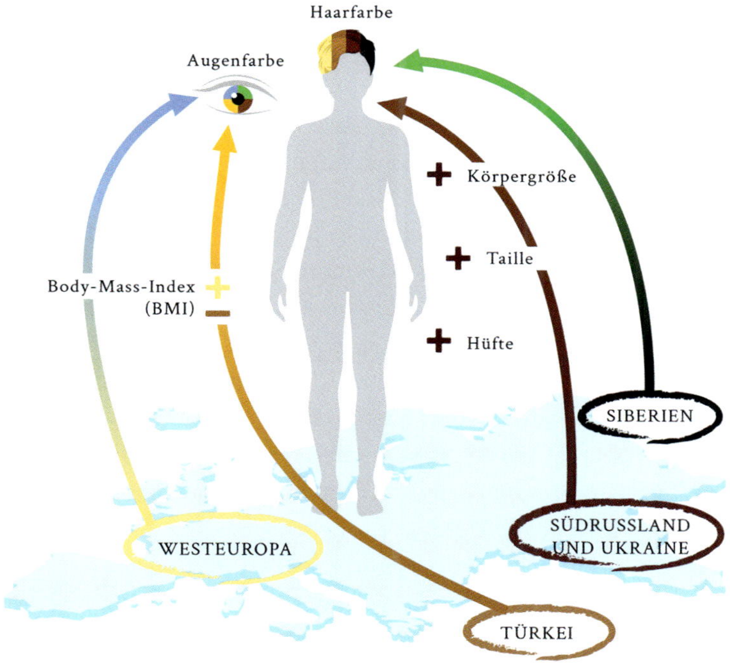

Abbildung 46: Verschiedene Vorfahrengruppen prägten das Aussehen vieler Europäer: westliche Jäger-Sammler (Westeuropa), frühe Bauern aus Anatolien (Türkei), Yamnaya (Südrussland und Ukraine) und Gruppen aus Sibirien. Yamnaya-Anteile sind im Durchschnitt mit größerer Körperstatur verbunden; westliche Jäger-Sammler eher mit helleren Augen und Haut sowie einem höheren BMI. Die Farben der Kreise und der unteren Pfeilabschnitte zeigen den Einfluss auf Haarfarbe, Körpergröße, Taille, Hüfte und BMI; die Farben der Pfeilspitzen den Einfluss auf die Augenfarbe.

päer Nachfahren von Bevölkerungen aus Afrika, dem Nahen Osten und anderen Regionen Eurasiens.[439] Die ersten modernen Europäer wanderten vor etwa 45 000 Jahren als Jäger und Sammler aus Afrika ein. Vor rund 6000 Jahren kamen Menschen aus der heutigen Türkei hinzu, und vor etwa 4500 Jahren folgten Bevölkerungen aus den Steppen Südrusslands und der Ukraine. Deren Vorfahren stammten aus den östlichen Gefilden Sibiriens. Erst durch diese zahlreichen Vermischungen entwickelte sich die heute typische helle Hautfarbe der Europäer.[440]

Weil Menschen äußerlich so unterschiedlich sind, verwenden viele die helle Hautfarbe stellvertretend für ein typisch nordwesteuropäisches Aussehen. Doch diese Einteilung wird schnell problematisch. Hautfarbe ist nämlich nicht festgelegt, sondern variiert je nach Sonneneinstrahlung und Hormonspiegel.[441] Helle Haut unterstützt zwar die Vitamin-D-Bildung, erhöht aber gleichzeitig die Gefahr von Hautkrebs. Menschen haben ihre Hautfarbe im Laufe der Evolution immer wieder an ihre Umgebung angepasst. In Regionen mit wenig Sonnenlicht oder vitaminarmer Ernährung erwies sich helle Haut als Vorteil. In sonnenreichen Gebieten hingegen bot dunklere Haut besseren Schutz vor intensiver UV-Strahlung.[442]

Auch Haare haben sich den Lebensbedingungen angepasst. Kleine, krause Locken etwa sind in heißen, trockenen Regionen besonders vorteilhaft. Sie schützen vor Überhitzung und verhindern gleichzeitig, dass der Körper zu viel Feuchtigkeit verliert.[443]

Kann ethnische Herkunft erklären, warum wir bestimmte Menschen attraktiv finden? Die bereits erwähnten Bradford-Hill-Kriterien liefern dafür einen klaren Prüfrahmen. Demnach wäre ein Zusammenhang besonders überzeugend, wenn ethnische Merkmale alleine ausreichen würden. Doch die Realität ist komplexer. Entscheidend für Attraktivität sind ganz andere Merkmale. Gesichtssymmetrie gehört dazu. Gesunde Zähne und eine glatte Haut ebenfalls. Außerdem zählen Körpergröße, geschlechtstypische Merkmale und ein durchschnittliches Aussehen. Ethnische Herkunft allein reicht nicht, um Attraktivität zu erklären.[444]

Leider berücksichtigen viele Untersuchungen nicht alle bekannten physiognomischen Merkmale von Attraktivität. Hat eine ethnische Gruppe zufällig mehr Teilnehmer mit schlechteren Zähnen oder faltiger Haut, würde ihre Attraktivität automatisch schlechter bewertet – unabhängig von ihrer Zugehörigkeit. Leider übersehen viele Studien genau solche Verzerrungen.

Bradford Hill zufolge wäre ein Zusammenhang zwischen Ethnie und Attraktivität wahrscheinlicher, wenn auffällige europäische Merkmale tatsächlich attraktiver bewertet würden als gemischte ethnische Merkmale und diese wiederum attraktiver wären als etwa typisch asiatische Merkmale. Studien zeigen jedoch meist genau das Gegenteil. Übertriebene ethnische Merkmale wirken oft weniger attraktiv als Gesichter, deren Merkmale eine Mischung verschiedener ethnischer Gruppen darstellen.[445]

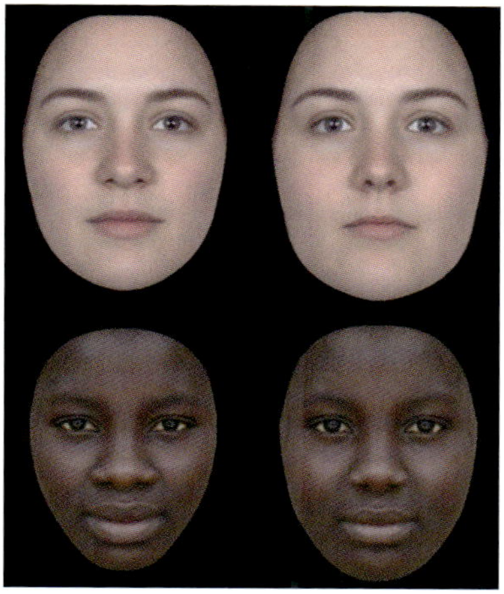

Abbildung 47: Ursprüngliche Originalfotos wurden so bearbeitet, dass sie entweder durchschnittliche europäische oder afrikanische Gesichtsformen hervorheben. Rechts im Bild zeigen die Gesichter die europäische Gesichtsform, während links im Bild die afrikanische zu sehen ist. Am attraktivsten werden Gesichter empfunden, die eine Mischung aus europäischen und afrikanischen Merkmalen aufweisen.

Letztere wirken auf viele Menschen besonders anziehend. Das zeigten Experimente mit computergenerierten Gesichtern. Die

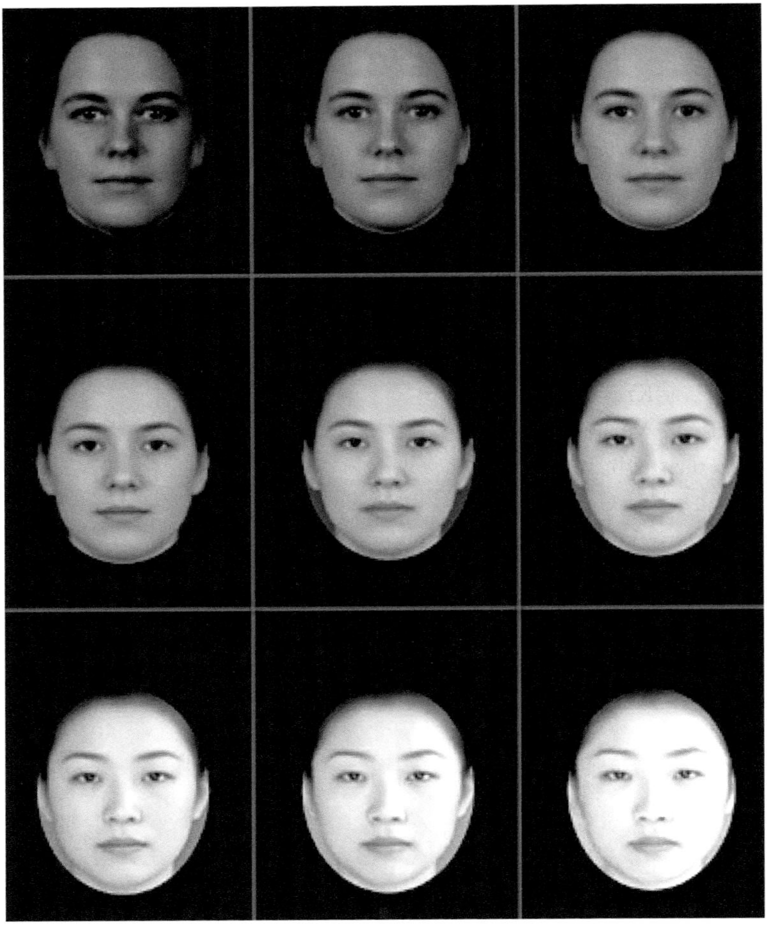

Abbildung 48: Neun Frauenporträts in drei Reihen, aus je 24 Einzelfotos am Computer zu Durchschnittsbildern berechnet. Von links oben nach rechts unten nimmt der Anteil ostasiatischer Züge zu: links oben stark europäisch betont, Mitte Mischform, rechts unten stark ostasiatisch betont. Links oben und rechts unten sind die Unterschiede deutlich überbetont.

Forscher variierten dabei Hautfarbe und Gesichtszüge systematisch. Am attraktivsten fanden die Teilnehmer gemischte Gesichtszüge. Danach folgten Gesichter mit deutlich afrikanischen Merkmalen. Europäische Gesichter schnitten vergleichsweise schlechter ab.[446] Ähnliche Ergebnisse gab es auch bei Vergleichen zwischen europäischen und asiatischen Gesichtern.[447]

Ein möglicher Grund hierfür liegt in der genetischen Vielfalt. Unterschiedliche Vorfahren bringen Nachkommen mit vielfältigen Genen hervor. Genetische Vielfalt führt zu einer »Verwässerung« besonders markanter Körpermerkmale und zu Nachkommen, die sich einem Durchschnitt annähern.[448] Umgekehrt erhöht Inzucht, also Nachwuchs von Eltern mit ähnlicher Erbinformation, die Wahrscheinlichkeit auffälliger oder extremer Merkmale sowie genetischer Krankheiten.

Unser Verhalten scheint sich evolutionär so entwickelt zu haben, dass wir instinktiv genetische Vielfalt bevorzugen. Studien zeigen, dass Gesichter, denen digital Merkmale von Verwandten hinzugefügt wurden, von den Testpersonen als weniger attraktiv bewertet wurden.[449] Zusätzlich weisen zahlreiche Studien darauf hin, dass genetisch vielfältige Menschen häufig eine stärkere Immunabwehr haben und tendenziell als attraktiver wahrgenommen werden.[450] Dies könnte erklären, warum multiethnische Kandidatinnen in Schönheitswettbewerben besonders erfolgreich sind.[451]

In der Biologie wird die Wahl eines Partners als wichtiger Faktor angesehen, der zur Vielfalt unserer Gene beiträgt. Genetische Vielfalt erhöht die Widerstandsfähigkeit gegenüber Krankheitserregern. Individuen, die zwei verschiedene Genvarianten besitzen, haben eine leistungsfähigere Immunantwort, weil sie eine größere Vielfalt an Viren und Bakterien, aber auch an Krebszellen erkennen können. Diese Genvarianten betreffen etwa das HLA-Protein (Humane Leukozytenantigen).

Der Bauplan für dieses Protein befindet sich in unserer Erbinformation. Diese ist paarig angelegt, da ein Teil von der Mutter und der andere Teil vom Vater vererbt wird. HLA-Proteine können mit Postleitzahlen verglichen werden. Zwei Postleitzahlen, eine von der Mutter und eine vom Vater, können mehr Adressen abdecken als eine. Daher haben Individuen mit zwei Genvarianten des HLA eine effektivere Immunantwort und eine erhöhte Resistenz gegenüber Erkrankungen.[452] Studien bestätigen, dass attraktive Menschen häufiger über diese doppelte genetische Ausstattung verfügen.[453]

Die Annahme, dass bestimmte ethnische Gruppen wie Nord- oder Westeuropäer allgemein attraktiver wären, lässt sich dagegen wissenschaftlich nicht bestätigen. Attraktivitätstheorien beruhen auf Überlebens- und Fortpflanzungsvorteilen. Tatsächlich zeigen demografische Trends, dass Bevölkerungszahlen und Geburtenraten gerade in westlichen Ländern sinken, was nicht für einen biologischen Vorteil spricht.

Bradford Hill zufolge müsste sich der Attraktivitätsgrad ändern, wenn sich ethnische Merkmale verändern ließen. Doch das Austauschen ganzer ethnischer Merkmale eines Gesichts ist medizinisch schlicht unmöglich. Jedes Gesicht besitzt seine eigene Harmonie zwischen Augen, Wangen, Lippen und Nase. Man kann die

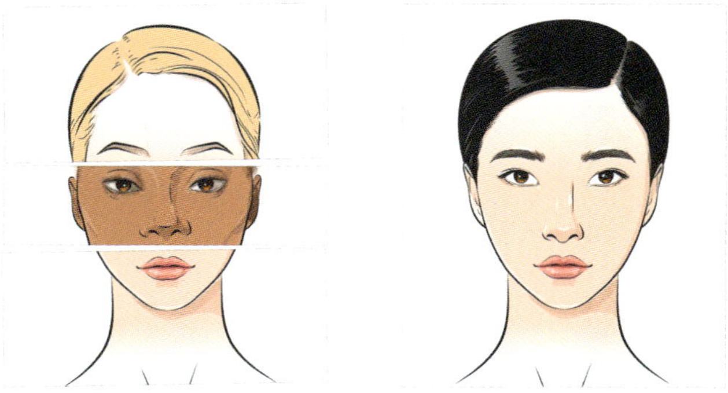

Abbildung 49 und 50: Wie können Körpermerkmale harmonieren? Durch Schönheitsforschung und nicht wie bei einem Legespiel!

Einzelteile nicht beliebig wie in einem Puzzle austauschen. Selbst wenn das möglich wäre, wäre das Ergebnis ein merkwürdig zusammengefügtes Gesicht ähnlich einem mehrteiligen Legespiel.

Ein weiterer wichtiger Punkt ist die enge Beziehung zwischen Hautfarbe und Gesichtszügen. Deutlich sichtbar wird das bei Menschen unterschiedlicher ethnischer Abstammung, die eine ähnlich helle Hautfarbe aufgrund von Pigmentstörungen, etwa Albinismus, besitzen. Bei Frauen mit einem hellen »nordischen« Hauttyp können blonde Haare besonders attraktiv wirken. Diese Beobachtung kann aber nicht auf jede beliebige Volksgruppe übertragen werden. Genauso wie es geschlechtstypische Merkmale gibt, unterscheiden sich auch spezifische Attraktivitätsmerkmale je nach ethnischer Herkunft.[454]

Viele Menschen versuchen dennoch, einzelne ethnische Merkmale zu verändern: Sie hellen ihre Haut mit Cremes oder Pudern auf oder glätten ihre Haare. Ein prominentes Beispiel ist Michael Jackson. Er ließ zahlreiche Behandlungen durchführen, um ethnische Merkmale zu verändern. Doch ob ihn diese Eingriffe tatsächlich attraktiver machten, darf bezweifelt werden.

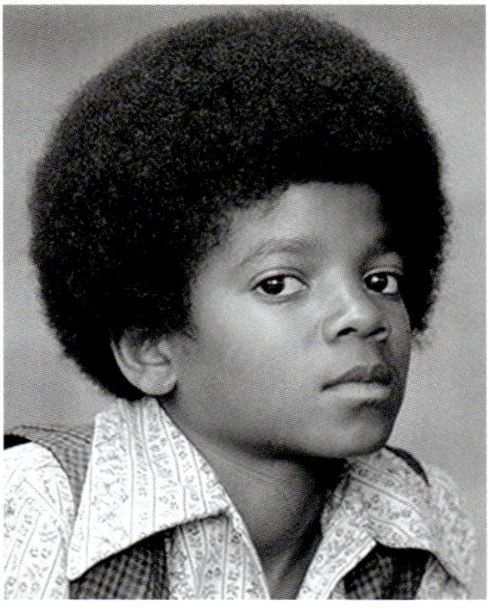

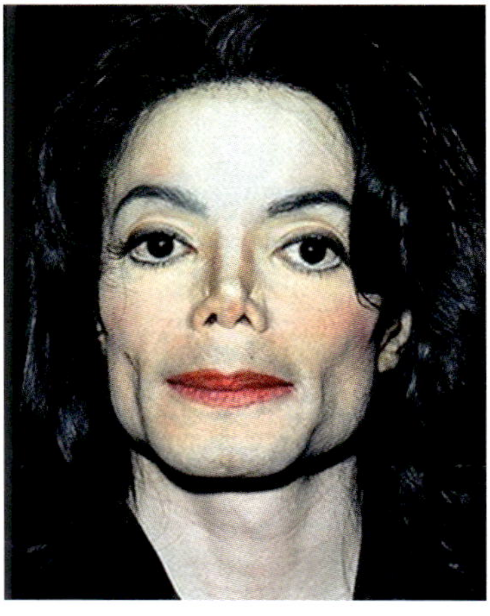

Abbildung 51 und 52: Michael Jackson als Kind und Erwachsener.

Auch die Augenfarbe ist ein Zeichen menschlicher Vielfalt. Der Glaube, blaue Augen seien besonders attraktiv, hält sich hartnäckig. Doch Studien belegen, dass die Augenfarbe keinen Einfluss darauf hat, wie anziehend ein Gesicht wirkt.[455]

Attraktivität ist keine Sache der Herkunft

Um tatsächlich von einem Zusammenhang zwischen einer nordwesteuropäischen Hautfarbe und höherer Attraktivität sprechen zu können, müssten die meisten Untersuchungen ähnliche Ergebnisse liefern. Doch bisher zeigen Studien zur Wahrnehmung ethnischer Merkmale ein ausgesprochen vielfältiges Bild.

Eine Studie legt nahe, dass Menschen aus Europa und Asien europäische Gesichter als attraktiver empfinden als afrikanische oder asiatische.[456] Eine andere Untersuchung besagt, dass afroamerikanische Frauen als weniger attraktiv gelten.[457] Auf den ersten Blick wirkt das wie ein klares Urteil über Attraktivität und Ethnie. Bei genauer Betrachtung zeigt sich jedoch, dass die ausgewählten afrikanischen Frauengesichter sehr markant und eher maskulin wirkten. Ein Vergleich ist nur sinnvoll, wenn sich die Gruppen in Alter, Körpergewicht und geschlechtlicher Ausprägung ähneln. Wer aus diesen Ergebnissen vorschnell auf einen Zusammenhang zwischen Ethnie und Attraktivität schließt, zieht die falschen Schlüsse.

Eine weitere Untersuchung kam zu dem Ergebnis, dass weiße britische Frauen männliche Gesichter schwarzer Männer attraktiver fanden als die weißer Männer.[458] Allerdings zeigte sich auch hier ein entscheidender Unterschied: Die afrikanischen Gesichter wirkten insgesamt männlicher als die europäischen, sodass der direkte Vergleich schwierig ist.

Eine andere Studie, in der 20 Studenten jeweils 300 Facebook- und Meta-Portraitbilder des anderen Geschlechts beurteilten, mutmaßt, dass bei Frauen asiatische Gesichter als am attraktivsten empfunden wurden, gefolgt von weißen und schwarzen Gesichtern.[459] Im Rahmen einer Umfrage bei über 5000 Personen in

Deutschland wurde gleichzeitig die wahrgenommene Attraktivität der befragten Person von dem Interviewer angegeben. Dabei ergab sich kein Hinweis für einen Zusammenhang zwischen Migrationshintergrund und der wahrgenommenen Attraktivität.[460]

Woher kommt die Idee des europäischen Schönheitsideals?

Warum also glauben so viele Menschen weltweit an das europäische Schönheitsideal? Ein wesentlicher Grund liegt darin, dass einfache Botschaften überzeugender wirken als komplexe Zusammenhänge.[461] Doch gerade solche vereinfachten Vorstellungen bergen Gefahren, denn sie führen schnell zu Missverständnissen und falschen Schlussfolgerungen. Oft wird nicht klar zwischen problematischen Schönheitsidealen und tatsächlichen Merkmalen von Attraktivität unterschieden.[462]

Ein Schönheitsideal umfasst mehr als nur äußere Merkmale. Es beschreibt eine ganze Persönlichkeit und Identität. Wird das Ideal jedoch auf bestimmte ethnische Merkmale reduziert, grenzt es automatisch andere Identitäten aus – sei es aufgrund des Aussehens, kultureller Eigenheiten oder religiöser Zugehörigkeit. Diese Angst vor Andersartigkeit fördert Abgrenzung und verstärkt Fremdenfeindlichkeit.

Von Plastischen Chirurgen in den USA wird behauptet, dass sie gezielt auf bestimmte Verbrauchergruppen zugehen, um bestimmte Verfahren zu bewerben. Dazu heißt es in einem Bericht: »Während sie Empfehlungen für Facelifts oder Brustimplantate für ältere Frauen der Mittelschicht aussprechen, gehen sie einen Schritt weiter und nutzen auch die Karte der Rassenanpassung. Sie haben gezielte Nasenkorrektur-Verfahren für jüdische oder irische Kunden entwickelt, die ihr Profil ›amerikanisieren‹ möchten. Ebenso bieten sie Verfahren wie die Herstellung einer Oberlidfalte, Hautaufhellung oder Lippenverschmälerung, um Asiaten und Afroamerikaner kaukasischer erscheinen zu lassen.«[463]

Warum asiatische Lidfalten kein westliches Vorbild brauchen

Ein Oberlid ohne Lidfalte kommt häufig bei Menschen ostasiatischer Herkunft vor. Zwischen 20 und 60 Prozent der ostasiatischen Bevölkerung besitzen dieses Merkmal, während es bei Westeuropäern nur etwa zwei Prozent sind.[464] Die Operation der Oberlidfalte ist eine beliebte Schönheitsoperation bei asiatischen Patienten. Dabei wird oft behauptet, dass asiatische Frauen mit dieser Operation dem vermeintlichen Schönheitsideal eines weißen, nordwesteuropäischen Körpers folgen wollen. Immer wieder ist sogar zu hören, asiatische Patienten wollten ihre ethnische Herkunft verstecken und bewusst »westlicher« aussehen.

Doch diese Behauptungen sind nicht nur falsch, sondern auch anmaßend. Tatsächlich folgt die Schönheitschirurgie bei asiatischen Augen ganz eigenen ästhetischen Prinzipien. Der westliche Körper ist weder Maßstab noch Zielgröße für asiatische Schönheitsoperationen. Die Attraktivität asiatischer Augen wird nicht vom westlichen Geschmack bestimmt. Im Gegenteil: Eine Untersuchung zeigt, dass Menschen ganz unterschiedlicher Herkunft nahezu identisch beurteilen, wann asiatische Augen attraktiv wirken.[465]

Bis heute ist keine Kultur bekannt, die kleinere Augen attraktiver findet als größere, oder ein neutrales Gesicht einem lächelnden vorzieht.[466] Vielmehr zeigt sich über alle bislang erforschten Kulturen hinweg: Maßvoll große Augen gelten generell als attraktiver.[467] Auch die Position und Höhe der Augenbrauen beeinflusst maßgeblich, wie ansprechend wir ein Gesicht empfinden – und das gilt gleichermaßen für europäische und asiatische Augen. Große Augen, schöne Zähne oder weibliche Gesichtszüge sind keine westliche Erfindung. Sie werden weltweit als attraktiv empfunden.

Studien belegen, dass eine sichtbare Oberlidfalte bei asiatischen Menschen allgemein als attraktiver wahrgenommen wird. Besonders attraktiv erscheinen dabei jene Augen, bei denen das Oberlid gerade eben zwischen Wimpern und Lidfalte zu erkennen ist.

Interessanterweise gelten Augen mit einem stark ausgeprägten Oberlid, ähnlich dem vieler Westeuropäer, dagegen als weniger anziehend.[468] Im Übrigen werden Korrekturen des Oberlids bei asiatischen Augen auch durchgeführt, um das Sichtfeld zu verbessern.[469] Viele Asiaten haben von Natur aus eine sichtbare Oberlidfalte. Eine Lidoperation ist deshalb nicht die Nachahmung eines westlichen Schönheitsideals.

Nasenhöcker und Identität – ein Missverständnis

Auch Nasenkorrekturen gehören zu den gefragtesten Schönheitsoperationen. Dabei variieren Größe und Form der Nase deutlich zwischen verschiedenen Bevölkerungsgruppen. Der deutsch-jüdische Chirurg Jacques Joseph trug maßgeblich zur Entwicklung der modernen Nasenchirurgie zwischen 1910 und 1930 bei.[470]

Mit seinen Aussagen, die 1931 veröffentlicht wurden, scheute er weder die Schmähkritik und Entrüstung der aufstrebenden Nationalsozialisten noch der jüdischen Gemeinde: »Anhangsweise sei erwähnt, dass bei manchen Patienten, sowohl semitischen wie arischen Ursprungs, der Wunsch maßgebend war, die semitische Nasenform, besonders in ihrer hässlichen Übertreibung zu verlieren und sich so in ihrem Aussehen der übrigen Bevölkerung zu assimilieren. Über die Berechtigung eines solchen Wunsches werden die Meinungen je nach der politischen und religiösen Parteistellung des Beurteilers natürlich auseinandergehen. Für Ärzte muss nach Ansicht des Verfassers allein die Tatsache entscheidend sein, dass diese Patienten zweifellos seelisch leiden, woraus sich von selbst die Folgerung ergibt, ihnen durch den operativen Eingriff nach Möglichkeit das seelische Gleichgewicht wieder herzustellen.«[471]

Gerade beim Thema Schönheitschirurgie gewinnt man schnell den Eindruck, dass die Jagd nach höheren Leserzahlen wichtiger ist als seriöse Berichterstattung. Ein gutes Beispiel dafür lieferte eine bekannte deutsche Wochenzeitung. Sie behauptete ernsthaft, dass

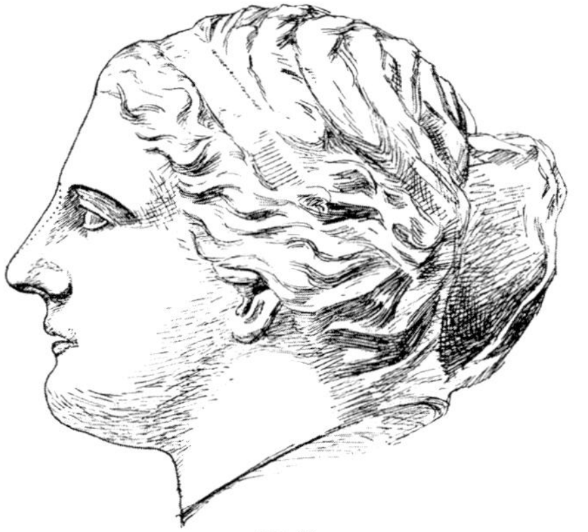

Fig. 60.

Eine normale, gerade Nase in das Profil der Venus von Milo eingezeichnet.

Abbildung 53: Eine Zeichnung von Jacques Joseph, dem Begründer der Plastischen Chirurgie – am Beispiel der Venus von Milo.

Jacques Joseph sich bei seinen Operationen an klassischen griechischen Skulpturen orientiert habe.[472]

Man stellt sich unweigerlich vor, wie Joseph im Operationssaal eine antike Büste als Vorlage studiert, als wäre er ein Bildhauer, der sein Modell sorgfältig kopiert. Doch diese Vorstellung ist eher der blühenden Fantasie des Autors geschuldet, der wohl lediglich flüchtig durch die Abbildungen der Neuauflage von Josephs Lehrbuch geblättert hatte. In Wahrheit war Jacques Joseph seiner Zeit weit voraus. Schon 1931 führte er äußerst präzise Messungen und gründliche anatomische Analysen durch, die weder mit idealisierten Kunstwerken noch mit nationalsozialistischer Eugenik zu tun hatten, sondern mit wissenschaftlicher Genauigkeit.

Es gibt nicht die eine perfekte Nase, die überall und für alle Kulturen gilt. Sie muss stets zum individuellen Gesicht passen. Deshalb kann man ästhetische Vorstellungen aus einer Ethnie nicht einfach auf eine andere übertragen. [473] Jede Nase besteht aus vielen Details wie Nasenansatz, Nasenlänge, Nasenbreite, Nasenwinkel, Nasenspitze, Nasensteg, Nasenlöchern und der Beschaffenheit der Nasenhaut. Diese Merkmale können nicht beliebig kombiniert oder ausgetauscht werden. Wird die Nase verändert, ohne dabei das Gesamtbild des Gesichts zu beachten, wirkt das Ergebnis schnell unnatürlich und wenig ästhetisch. Deshalb gehört zu jeder Korrektur ein ausführliches Gespräch darüber, was der Patient sich erhofft und was ihn stört.

In der Plastischen Chirurgie werden die unterschiedlichen ethnischen Merkmale und Proportionen gelehrt, um die ethnische Identität zu bewahren.[474] Nasenhöcker und schiefe Nasen kommen in vielen Bevölkerungen vor, in manchen mehr und in anderen seltener.[475] Nasenhöcker unterschiedlichster Ausprägung kommen beispielsweise in der nordwesteuropäischen Bevölkerung zu etwa 40 Prozent vor.[476] Dabei werden Nasen ohne Höcker als attraktiver wahrgenommen.[477] Auch schiefe Nasen beeinträchtigen die Wahrnehmung der Attraktivität.

Jacques Joseph beschrieb seine Motivation, Menschen mit einer Nasenkorrektur zu helfen, mit folgenden Worten: »Die psychische Depression [der Patienten] ist [...] weit größer, als man gemeinhin annimmt. Während Menschen mit defekten Nasen im Allgemeinen auf die mitleidsvolle Teilnahme, mindestens aber auf ein gleichgültiges Verhalten ihrer Mitmenschen rechnen können, sind die Besitzer derartig vergrößerter Nasen oft die Zielscheibe ausgesprochenen oder durch Gesten angedeuteten Spottes. Infolgedessen verlieren sie im Umgang mit anderen Menschen leicht ihre Unbefangenheit, werden oft kleinmütig, ziehen sich so weit als möglich von jedem Verkehr zurück und so mancher von ihnen wird schließlich menschenscheu und lebensmüde. [...] Durch die [Nasenkorrektur] hoffen diese Patienten von ihrer Entstellung befreit zu werden, hoffen Ruhe vor der Spottlust ihrer Mitmenschen, Unbefangenheit im Verkehr mit ihnen zu erlangen, also unbefangen und unbelästigt ihrer Wege gehen zu können und in ihrem Erwerbe und sonstigen Fortkommen nicht mehr durch ein mehr oder weniger abstoßendes Äußeres gehindert zu werden. Es ist daher nicht human, diesen Patienten, wie das häufig geschieht, Eitelkeit als treibendes Motiv zu unterstellen. Von Eitelkeit kann man nach

XII Arbeitsgebiet.

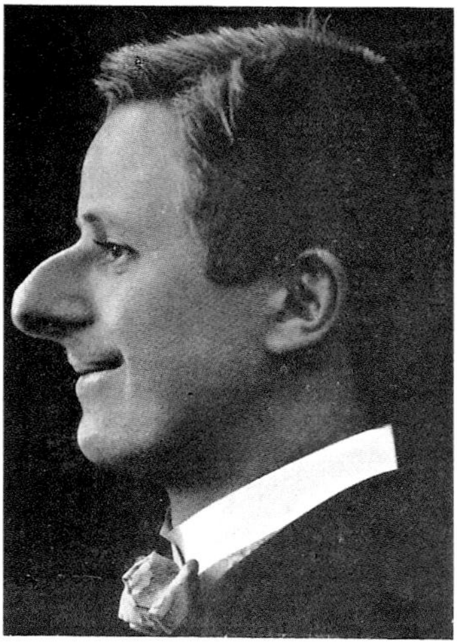

Fig. 1. Knochen- und Knorpelhöcker.
(Zustand nach der Plastik s. S. 94.)

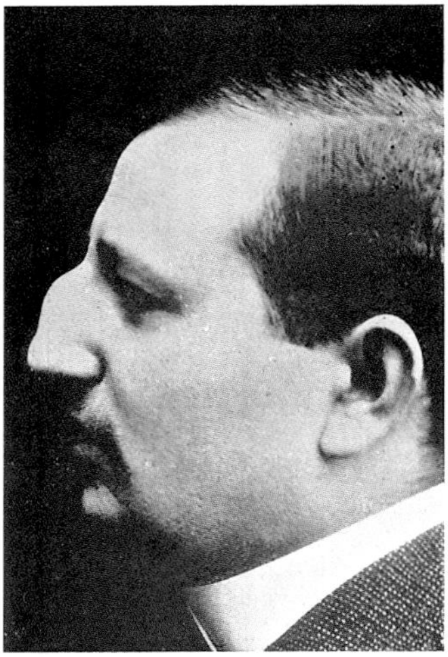

Fig. 2. Knochenhöcker.
(Zustand nach der Plastik s. S. 97.)

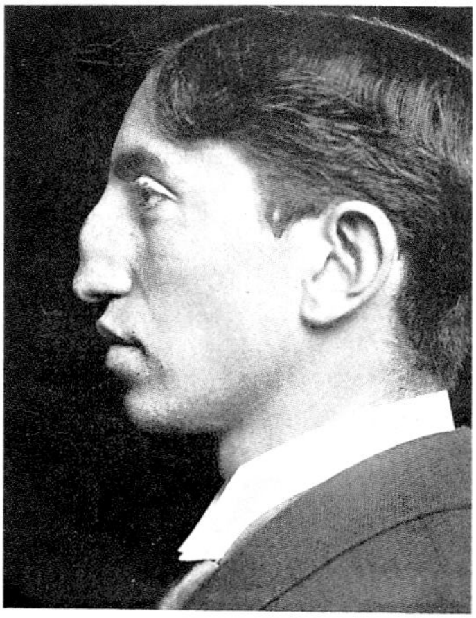

Fig. 3. Höckernase mit zurückstehender unterer Nasenpartie.
(Zustand nach der Plastik s. S. 156.)

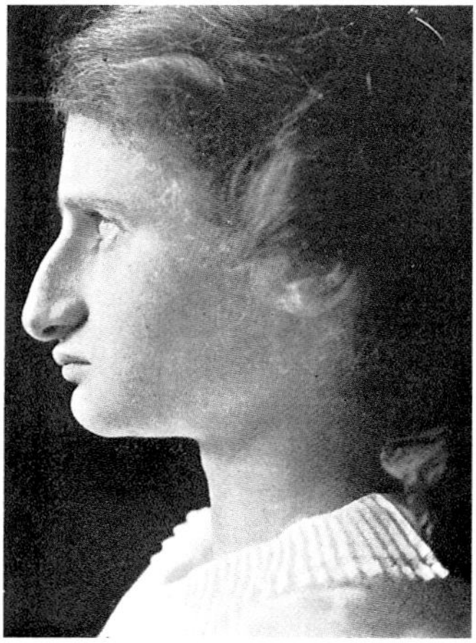

Fig. 4. Lange Höckernase.
(Zustand nach der Plastik s. S. 152.)

EINFACHE NASENHYPERTROPHIEN.

Abbildung 54, 55, 56 und 57: Patienten, die sich einer »Schönheitsoperation« der Nase durch Jacques Joseph unterzogen haben.

Ansicht des Verfassers nur bei solchen Personen sprechen, welche schöner sein wollen als der Durchschnitt der Menschen. Wer aber nur von einer Entstellung befreit werden, in seinem Äußeren nur den Durchschnitt, nur Unauffälligkeit erreichen will, sollte nicht mit dem Odium der Eitelkeit behaftet werden. Es ist also nicht Eitelkeit das treibende Motiv, sondern […] das Gefühl, entstellt zu sein resp. der Widerwille gegen Entstellung und ihre seelischen und materiellen Folgen. Ausnahmen seien zugegeben.«[478]

Das Eigene und Fremde sind gleichermaßen anziehend

Viele Beziehungen entstehen durch Gemeinsamkeiten: ähnliche Interessen, Überzeugungen, Freundeskreise oder einfach räumliche Nähe. Forscher haben außerdem festgestellt, dass wir dabei Menschen bevorzugen, die uns genetisch ähneln. Das bedeutet keineswegs, dass genetische Vielfalt unwichtig wäre. Vielmehr suchen wir einen Ausgleich zwischen zu starker Verwandtschaft und der Anziehungskraft des Unbekannten.

Aus eigener Erfahrung wissen viele, dass wir vertraute Gesichter leichter unterscheiden können als fremde.[479] Westeuropäer haben gelegentlich Schwierigkeiten, Asiaten auseinanderzuhalten und umgekehrt. Weil wir mit den Gesichtszügen der Menschen, die uns täglich umgeben, besonders vertraut sind, fällt es uns leichter, deren Stimmungen und Gefühle richtig einzuschätzen.[480]

Eine Studie mit adoptierten Kindern belegt, dass unser Gehirn diese Fähigkeit in jungen Jahren erlernt.[481] Ähnlich wie unsere Augen sich automatisch an Helligkeit oder Dunkelheit gewöhnen und das Gehör an Lautstärke, lernt unser Gehirn, Gesichter fremder Ethnien besser zu erkennen – vorausgesetzt, es bekommt genügend Übung.

Für die Annahme, dass weiße nordwesteuropäische Körper universell als attraktiver wahrgenommen würden, gibt es keine wissenschaftlichen Argumente. Es ist eine Aussage mit ideologischem Hintergrund, die oft wiederholt wird, aber dadurch nicht an Richtigkeit oder kritischer Überprüfung gewinnt.

Viele Forschungsergebnisse sprechen dafür, dass die Wahrnehmung der Attraktivität nicht durch eine bestimmte ethnische Physiognomie oder Hautfarbe bestimmt wird, sondern durch eine Reihe von Merkmalen wie Gesichtssymmetrie, Durchschnittlichkeit und betonte Geschlechtsmerkmale.

Die Attraktivitätsforschung muss globaler werden

Der Einwand, die Attraktivitätsforschung sei zu einseitig und eurozentrisch, ist durchaus berechtigt. Denn die meisten wissenschaftlichen Studien stammen aus wohlhabenden Ländern, vor allem aus englischsprachigen Regionen wie den USA, England, Kanada und Australien sowie aus europäischen Ländern wie Frankreich, Deutschland, den Niederlanden und Dänemark.[482] Der Hauptgrund dafür ist einfach: Forschung kostet Zeit und Geld. Außerdem dominiert Englisch als Sprache der Wissenschaft. Für die Zukunft wäre es wünschenswert, wenn auch andere Nationen stärker in die Attraktivitätsforschung einbezogen würden.

Rassismus und Sexismus lassen sich nicht aus der Evolution des Menschen erklären. Sie entstehen vielmehr durch psychische und soziale Einflüsse.[483] Zwar zeigen bereits Neugeborene eine instinktive Vorliebe für attraktive Gesichter, doch ethnische Diskriminierung wird erst später durch Umwelt und Erziehung erlernt. Unsere Wahrnehmung von Attraktivität ist fest im Belohnungszentrum des Gehirns verankert. Diskriminierende Einstellungen wie Sexismus und Rassismus entstehen dagegen völlig unabhängig von diesen neuronalen Mechanismen.

Nachdem viele Begriffe sortiert und Vorbehalte überprüft wurden, bleiben noch zwei wichtige Fragen offen, die in den nächsten Kapiteln erörtert werden: Welche Vorurteile gibt es gegenüber attraktiven und unattraktiven Menschen?

3.5 Vorurteile gegenüber attraktiven Menschen

Attraktivität aktiviert Glückshormone in unserem Gehirn. Sie beeinflusst, wen wir als Partner wählen, wen wir nachahmen und an wen wir uns erinnern. Positive Vorurteile, die mit Attraktivität assoziiert werden, sind kein ausschließliches Phänomen der heutigen westlichen Gesellschaft. Seit jeher werden Engel, Heilige oder auch Jesus und die Jungfrau Maria als attraktiv dargestellt.[484]

Unsere Einstellungen gegenüber attraktiven Menschen basieren oft auf unbewussten Vorurteilen. Beispielsweise nehmen wir automatisch an, dass attraktive Personen vertrauenswürdig sind. Daneben gibt es auch bewusste Stereotype. Dazu gehört etwa die

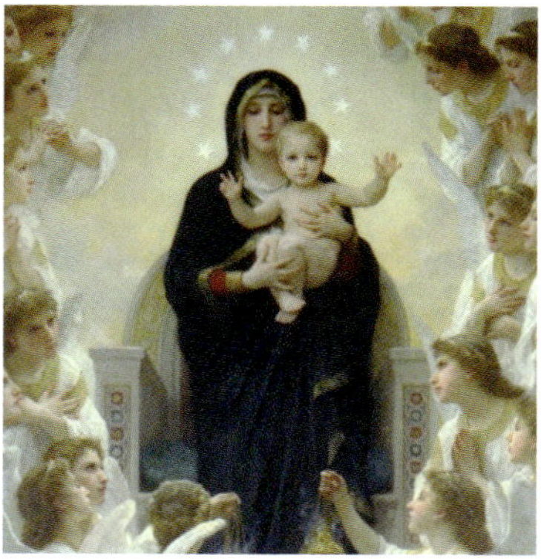

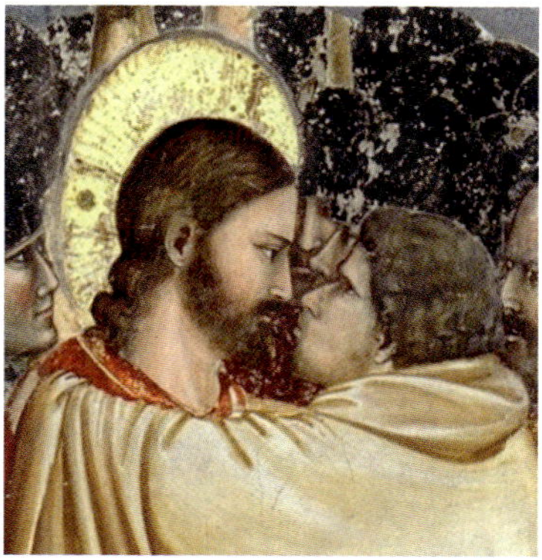

Abbildung 58 und 59: Darstellung von Attraktivitätsmerkmalen (Jugendlichkeit, Gesichtssymmetrie, makellose Haut, volles Haar, Durchschnittlichkeit, geschlechtsbetonte Merkmale) in William-Adolphe Bouguereaus »The Virgin With Angels«. Das Gemälde entstand 1900. Rechts eine Gegenüberstellung von Attraktivität und Nichtattraktivität anhand von Jesus Christus und Judas in Giotto di Bondones »Der Judaskuss«. Das Gemälde entstand zwischen 1304 und 1306.

Vorstellung, dass attraktive Menschen eitel seien. Ein weiteres bekanntes Beispiel für solche Klischees sind Blondinenwitze.

Dieses Kapitel befasst sich mit den verschiedenen Vorurteilen und Stereotypen, die attraktiven Personen gegenüberstehen, und erforscht, inwieweit diese Ansichten begründet sind.

Obwohl der Einzelne vielleicht denkt, dass er sich nicht auf das Aussehen eines Gesichts verlässt, um die Vertrauenswürdigkeit einer Person einzuschätzen, zeigen Untersuchungen, dass es einen starken instinktiven Zusammenhang zwischen Attraktivität und Vertrauen gibt.[485] Attraktiven Menschen bringen wir spontan mehr Vertrauen entgegen und unterstützen sie häufiger.[486] Genau aus diesem Grund dominieren attraktive Gesichter Werbekampagnen oder anziehende Influencer die sozialen Medien.[487]

Allerdings bleibt offen, ob attraktive Menschen tatsächlich vertrauenswürdiger sind oder ob wir dies nur erwarten. Einige Wissenschaftler vermuten, dass attraktive Personen durch diesen Vertrauensvorschuss angespornt werden, den positiven Erwartungen gerecht zu werden, indem sie sich tatsächlich vertrauenswürdiger verhalten.

Die aktive und »machbare« Seite der Attraktivität

Psychologische Studien bestätigen, dass wir attraktiven Menschen automatisch positive Eigenschaften zuschreiben, darunter Mitgefühl, Großzügigkeit und Selbstlosigkeit.[488] Tatsächlich gibt es Hinweise, dass attraktivere Menschen selbstbestimmter, flexibler, spontaner, zugänglicher, offener und mitfühlender sind.[489] Eine Erklärung hierfür ist, dass zugängliche und offene Menschen bemüht sind, sich attraktiv für andere zu präsentieren.

Personen, die von Natur aus verträglich oder extrovertiert veranlagt sind, strahlen eine besondere Attraktivität aus, da sie großen Wert auf ihr äußeres Erscheinungsbild legen. Dieser Antrieb resultiert aus ihrem Bedürfnis, sich auf eine Weise zu präsentieren, die andere anspricht. Durch die tägliche Pflege ihres äußeren Erscheinungsbildes nutzen Menschen ein entscheidendes Kriterium, um als attraktiv wahrgenommen zu werden. Indem sie ihr Erscheinungsbild pflegen, werden sie auch als attraktiver wahrgenommen.[490]

Attraktivität hat jedoch auch Schattenseiten. Sehr attraktive heterosexuelle Menschen des gleichen Geschlechts werden häufig als Konkurrenz bei der Partnersuche empfunden. Studien belegen beispielsweise, dass besonders attraktive Frauen häufiger mit Eifersucht und Konkurrenzverhalten anderer Frauen konfrontiert sind.[491] Diese reagieren negativ auf besonders attraktive Personen und verbreiten negative Stereotypen, wie Forscher der Ludwig-Maximilians-Universität München herausgefunden haben.[492]

Eitel, dümmlich, narzisstisch?

Attraktive Menschen haben es nicht immer leicht, denn Schönheit erzeugt Vorurteile. Besonders weniger attraktive Personen nehmen sie oft als eitel oder egoistisch wahr.[493] Doch dieses hartnäckige Vorurteil hält einer wissenschaftlichen Prüfung nicht stand. Tatsächlich unterschätzen attraktive Menschen ihre eigene Attraktivität häufig deutlich.[494] Auch die weit verbreitete Annahme, attraktive Personen seien besonders narzisstisch, konnte wissenschaftlich nicht bestätigt werden.[495]

Filme und TV-Shows nähren häufig diese Stereotype. Dort erscheinen attraktive Charaktere oft naiv, oberflächlich und weniger intelligent. Hingegen werden weniger attraktive Figuren oft als schlauer, tiefgründiger und intellektueller dargestellt. Besonders hart trifft dieses Klischee Frauen mit auffälliger Schönheit oder blonden Haaren, die in der Unterhaltungsindustrie nicht selten als dumm abgestempelt werden. Wissenschaftliche Studien zeigen jedoch das Gegenteil: Lehrer bewerten attraktive Schüler positiver als ihre weniger attraktiven Mitschüler. Diese besseren Bewertungen betreffen nicht nur die Intelligenz, sondern auch akademisches Potenzial, Schulnoten und soziale Kompetenzen.[496]

Die Blondhaarigen-Stereotype und die Aussagen von Wissenschaftlern scheinen sich zu widersprechen. Sind attraktive Menschen intelligenter oder weniger intelligent als der Durchschnitt? Diese Frage mag zunächst leichtfüßig erscheinen, doch ihre Beantwortung entpuppt sich als erstaunlich vielschichtig.

Die Attraktivitäts-Intelligenz-Kontroverse

Intelligenz zu messen, ist nicht einfach. Es gibt viele Diskussionen darüber, welche Methode am besten geeignet ist. Forscher nutzen unterschiedliche Ansätze, um geistige Fähigkeiten einzuschätzen. Schulnoten und IQ-Tests sind dabei nur zwei Beispiele. Perfekt ist keine Methode. Trotzdem liefern sie wichtige Anhaltspunkte.

Manche geistigen Fähigkeiten hängen stärker von Bildung und Erziehung ab. Dazu gehören sprachliche Kompetenz und Allgemeinwissen. Andere Talente sind dagegen stärker genetisch verankert. Dazu zählen logisches Denken, mathematische Begabung und räumliches Vorstellungsvermögen.

Unsere Partnerwahl ist kein reines Bauchgefühl. Schon seit Generationen bevorzugen wir Eigenschaften, die unser Überleben sichern und unseren Fortschritt fördern. Intelligenz ist dabei besonders gefragt. Deshalb ist es logisch, dass wir bei potenziellen Partnern auf geistige Fähigkeiten achten. Wäre es nicht praktisch, wenn man Intelligenz direkt am Äußeren ablesen könnte? Genau mit dieser Frage beschäftigen sich Forscher, die nach sichtbaren Hinweisen auf geistige Begabung suchen.[497]

Könnte man Intelligenz an äußeren Merkmalen erkennen, wären diese Eigenschaften vermutlich besonders attraktiv. Die Frage, ob Attraktivität und Intelligenz zusammenhängen, sorgt seit Jahren für lebhafte Diskussionen.[498] Entscheidend für einen genetischen Zusammenhang ist zunächst, ob beide Eigenschaften überhaupt erblich sind. Nur dann könnten sie gemeinsam vererbt werden.

Studien zeigen, dass Intelligenz zu 40 bis 80 Prozent genetisch bestimmt ist. Untersuchungen an Zwillingen, die getrennt voneinander aufwachsen, belegen, dass Gene stärker wirken als Umwelteinflüsse.[499]

Attraktivität wird zu etwa 65 Prozent vererbt.[500] Und tatsächlich lässt sich aus der Attraktivität der Eltern auf dieser Basis vorhersagen, wie attraktiv deren Kinder später wahrgenommen werden.[501]

Aber ziehen intelligente Menschen attraktive Partner an und attraktive Menschen intelligente? Dafür gibt es einige Hinweise. Wer intelligenter ist, hat oft auch bessere Chancen auf sozialen Erfolg.[502] Forschungen zeigen, dass es zwischen Intelligenz und Einkommen eine starke Verbindung gibt.[503] Intelligenz ist sogar der zuverlässigste Vorhersageparameter für beruflichen Erfolg und Wohlstand.[504] Frauen fühlen sich besonders von Männern mit hohem sozialem Status angezogen.[505] Männer dagegen bevorzugen oft attraktive Frauen.

Daraus lässt sich eine erste Vermutung ableiten. Wenn Intelligenz und Attraktivität erblich sind und attraktive Menschen bevorzugt intelligente Partner wählen, könnten beide Eigenschaften vermehrt gemeinsam auftreten. Wer also attraktiv und klug ist, hat auf dem Beziehungsmarkt doppelte Vorteile. Die Verbindung zwischen Attraktivität und Intelligenz wird durch die ähnliche Partnerwahl weiter verstärkt.[506]

Doch Vorsicht mit schnellen Schlüssen. Das bedeutet nicht, dass Intelligenz die Ursache für Attraktivität ist oder umgekehrt. Nicht alles, was gleichzeitig auftritt, hängt auch ursächlich zusammen. Denken Sie an Menschen, die morgens Zeitung lesen und dazu Kaffee trinken. Das Zeitunglesen macht den Kaffee nicht besser, und der Kaffee sorgt nicht fürs Zeitunglesen.

Kann man Intelligenz sehen?

Dass wir schon mit wenig Information über eine Person zu einer guten, wenn auch nicht perfekten, ersten Einschätzung kommen, ist eine alltägliche Erfahrung.[507] Das gilt auch für Intelligenz. So enthüllten Studien, dass bereits die Art und Weise, wie jemand einen Text vorliest, erstaunlich genaue Rückschlüsse auf die Intelligenz erlaubt.[508] Es gibt sogar Anzeichen dafür, dass die Stimme verlässlich Rückschlüsse auf die Intelligenz einer Person zulässt.[509] Wenn Stimme und Lesestil so viel über den Geist verraten, könnte dann nicht auch das Aussehen Hinweise auf die Intelligenz liefern?

Tatsächlich legen aktuelle Untersuchungen nahe, dass bestimmte Gesichtsformen von Betrachtern unbewusst mit höherer Intelligenz verbunden werden – allerdings nur bei Männern. Und selbst bei Männern gilt dieser Zusammenhang nicht für jede Art von Intelligenz, sondern vor allem für visuelle Auffassungsgabe und Anpassungsfähigkeit an neue Situationen. Männer mit besonders ausgeprägten Fähigkeiten in diesen Bereichen haben oft etwas länglichere Gesichter, eine markante Nase und ein klar definiertes, kantiges Kinn.[510]

Der erste Eindruck von einem fremden Gesicht ist komplexer, als wir denken. Innerhalb von nur 50 Millisekunden können wir aus einem einzigen Blick ins Gesicht erkennen, wie kontaktfreudig und gesellig jemand ist.[511] Das äußere Erscheinungsbild kann uns auch Hinweise auf bestimmte Persönlichkeitsmerkmale geben.[512] Dazu gehören zum Beispiel Hinterlistigkeit, Selbstverliebtheit oder gefühlskaltes Verhalten.[513] Doch wir lesen noch mehr aus Gesichtern: Wissenschaftler haben gezeigt, dass wir sogar die körperliche Kraft einer Person intuitiv erfassen können, unabhängig von Körpergröße, Gewicht oder Alter.[514] Natürlich haben solche Einschätzungen ihre Grenzen. Dennoch sind sie genauer als reines Raten.

Aber wie steht es um Intelligenz? Können wir tatsächlich aus Gesichtern erkennen, wie intelligent jemand ist? Hier sind die Ergebnisse ernüchternd. Studien zeigen, dass eine Einschätzung der Intelligenz nur wenig zuverlässiger ist als ein Münzwurf. Interessanterweise können wir dennoch etwas erkennen, allerdings indirekt. Wenn wir Menschen danach beurteilen, wie gewissenhaft sie aussehen, treffen wir erstaunlich oft ins Schwarze: Personen, deren Gesicht Gewissenhaftigkeit ausstrahlt, erzielen tatsächlich häufig bessere Schulleistungen.[515]

Was leitet uns und was leitet uns fehl?

Erfolg und gutes Aussehen hängen eng zusammen. Das beeinflusst stark, wie wir andere wahrnehmen. Unbewusst ordnen wir attraktiven Menschen viele positive Eigenschaften zu. Selbst dann, wenn es dafür keine sachlichen Gründe gibt.[516] Die Psychologie bezeichnet das als Halo-Effekt.

Attraktive Personen werden oft gezielt unterstützt. Sie erhalten mehr Anerkennung für ihre Leistungen und werden häufiger motiviert. Dadurch verbessern sich ihre schulischen und beruflichen Ergebnisse.

Doch das Zutrauen, das die Außenwelt attraktiven Menschen entgegenbringt, beflügelt so manche Karriere. Genauso ist es im Fall von Madison Marsh. Sie schloss 2023 ihr Physikstudium an der United States Air Force Academy ab, absolvierte ein NASA-Praktikum, begann ein Masterstudium an der Harvard Kennedy School und wurde 2024 Miss America und ist aktive Luftwaffenoffizierin. So entsteht der Eindruck, attraktive Menschen seien intelligenter.[517] Tatsächlich sagt das Aussehen aber nur wenig über die tatsächliche Intelligenz aus.[518] Da sich Aussehen und geistige Fähig-

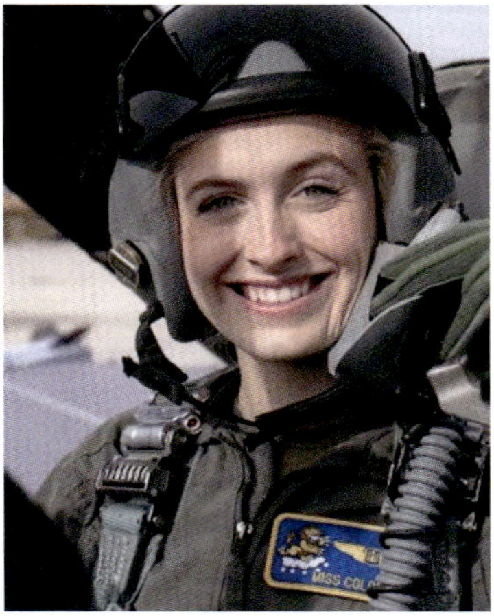

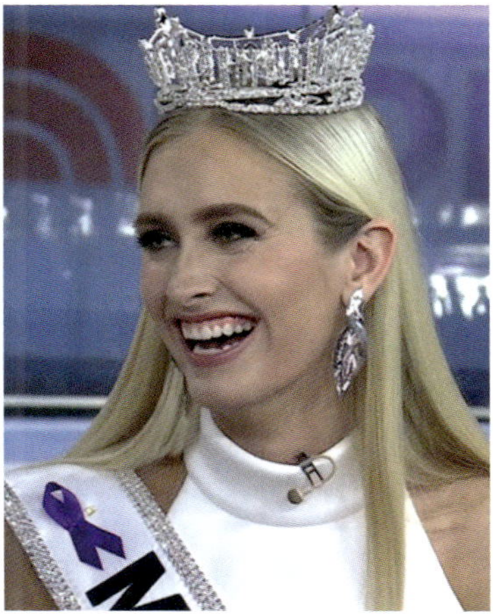

Abbildung 60 und 61: »Überfliegerin« Madison Marsh.

keiten mit dem Alter verändern können, lässt sich ein allgemeiner Zusammenhang schwer feststellen. Dennoch könnte es einen Zusammenhang zwischen Intelligenz und Attraktivität geben. Wer aber glaubt, dass mehr Attraktivität automatisch mehr Intelligenz bedeutet, greift zu kurz. Der einfache Grundsatz »Je attraktiver, desto intelligenter« ist eine unzulässige Vereinfachung.

Sehr gut auszusehen oder besonders klug zu sein, klingt erst einmal beneidenswert. Doch beides hat überraschend oft Nachteile. Hochintelligenten Menschen fällt es zum Beispiel manchmal schwer, entspannt und sympathisch aufzutreten. Dadurch wirken sie weniger attraktiv.[519] Außerdem zeigen Studien, dass extrem intelligente Menschen ein höheres Risiko für psychische Probleme haben könnten.[520]

Auch außergewöhnliche Schönheit hat ihre Tücken. Durchschnittlich attraktive Menschen werden zumindest in gewissen Situationen von anderen bevorzugt.[521] Überraschend ist das Ergebnis einer Airbnb-Studie. Dort zeigte sich, dass Gastgeber mit überragend gutem Aussehen seltener gebucht wurden als Anbieter mit durchschnittlichem Aussehen.[522] Wir schreiben attraktiven Menschen viele positive Eigenschaften zu. Aber bei extrem attraktiven Personen kippt das Bild. Wir beurteilen sie oft skeptischer und weniger positiv.[523]

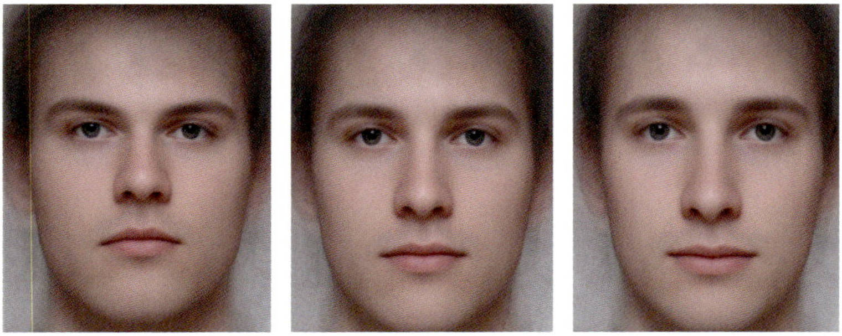

Abbildung 62, 63 und 64: Gesichtsform zwischen Gesichtern mit zugeschriebener hoher Intelligenz rechts und niedriger Intelligenz links im Vergleich zu einer durchschnittlichen Konfiguration in der Mitte, zusammengesetzt aus 40 Männerfotografien.

Mehrere Studien bestätigen dennoch einen gewissen Zusammenhang zwischen Attraktivität und Intelligenz. Besonders bei weniger attraktiven Menschen wurde häufiger ein niedriger IQ gemessen. Kurz gesagt: Weniger attraktiv könnte auf geringere Intelligenz hinweisen. Doch außergewöhnliche Schönheit bedeutet nicht automatisch besondere Klugheit.[524]

Warum Intelligenz nicht immer attraktiv wirkt

Wie beeinflusst die Wahrnehmung von Intelligenz die Attraktivität? Männer gehen häufiger als Frauen kurzfristige unverbindliche Beziehungen ein. Für sie ist Intelligenz ein entscheidender Faktor bei der Wahl einer Partnerin für eine langfristige Beziehung. Bei kurzfristigen Abenteuern lassen sie sich eher von weniger intelligenten Partnerinnen verführen. Sie glauben, dass diese eher zu spontanen sexuellen Begegnungen bereit sind.

In diese Kerbe schlagen viele stereotypische Frauendarstellungen. Zwar ist die von Kaley Cuoco personifizierte Figur Penny in der Serie »The Big Bang Theory« nicht leicht verführbar, aber dennoch das Objekt so manchen männlichen Interesses, denn sie passt in das Schema »fröhlich und naiv«.

Manche Frauen geben an, sich absichtlich »dusselig« oder »verträumt« zu verhalten, um potenzielle Partner anzulocken.[525] Dieser Anschein von Naivität oder Unschuld weckt das Interesse vieler Männer. Frauen mit einem stärkeren Interesse an zwanglosem Sex nutzen dieses Wissen zu ihrem Vorteil aus.[526] Eine gesteigerte Paarungsbereitschaft veranlasst manche Frauen dazu, ihr Verhalten bewusst zu verändern, um die Aufmerksamkeit von Männern auf sich zu ziehen.

Bringt diese Strategie wirklich einen Vorteil? Eine norwegische Studie liefert spannende Hinweise. Männer reagieren besonders auf drei Aspekte: ein ansprechendes Aussehen, ein verführerisches Auftreten und eine gewisse Unschuld oder Naivität. In Versuchen zeigten sie sich stärker zu Frauen hingezogen, die Leichtgläubigkeit

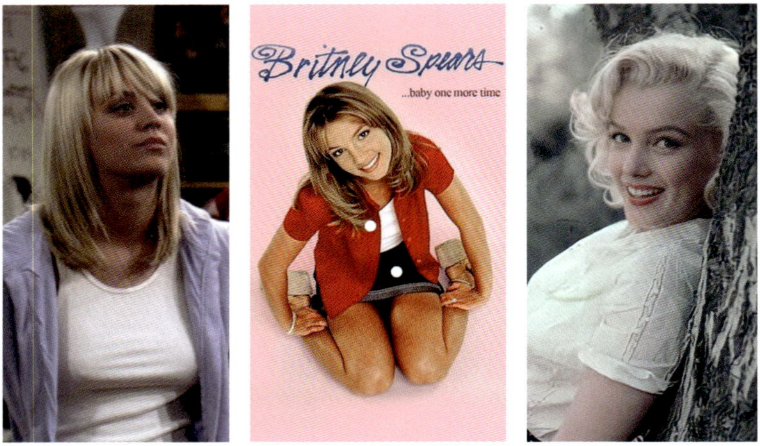

Abbildung 65, 66 und 67: Penny in der Serie »The Big Bang Theory«, Britney Spears zu Beginn ihrer Karriere und schließlich Marilyn Monroe, eine intelligente Frau, die gängige Schönheitsklischees bewusst für sich nutzen konnte.

vortäuschten.[527] Ganz in diesem Sinne wurde Britney Spears oft als süßes, unschuldiges Mädchen aus dem Süden Amerikas porträtiert.

Die anziehende Wirkung dieses Verhaltens auf Männer bei lockeren sexuellen Affären liefert einen Erklärungsansatz für den blonden Stereotyp. In diesem Fall trifft das Vorurteil insofern zu, als Betroffene ein Verhalten vortäuschen, das den Erwartungen des sozialen Umfelds gerecht wird. Belege dafür, dass attraktive oder sehr attraktive Frauen oder Männer einfältiger oder naiver sind, gibt es hingegen nicht. Vielmehr gibt es Hinweise, die dem gängigen Klischee widersprechen. Eine repräsentative Untersuchung von über 10 000 Frauen zeigt, dass blonde Frauen tatsächlich einen leicht höheren durchschnittlichen IQ aufweisen als Frauen mit anderen Haarfarben.[528]

Doch die Welt der Tatsachen ist das eine. Die Welt der Erwartungen ist das andere. Insofern ist es nicht verwunderlich, dass gerade überdurchschnittlich intelligente Frauen die gängigen Schönheitsklischees bewusst für sich nutzen. Als Sexsymbol, als scheinbar naives Kind-Frauen-Wesen, hat etwa Marilyn Monroe dieses Bild bewusst kultiviert.

Vorurteile und persönliche Überzeugungen infrage zu stellen, kann durchaus unangenehm sein. Es erfordert Selbstreflexion und die Bereitschaft, sich mit unterschiedlichen Perspektiven auseinanderzusetzen. Dennoch ist es eine notwendige und wertvolle Übung, um unser Verständnis zu vertiefen, Toleranz zu fördern und letztendlich zu einem respektvollen und inklusiven Umgang miteinander beizutragen. Indem wir unsere eigenen Vorurteile infrage stellen, haben wir die Möglichkeit, unser Denken zu erweitern, Vorurteile abzubauen und eine offene Kommunikation zu fördern, die letztendlich zu einem besseren gesellschaftlichen Miteinander beiträgt.

3.6 Vorurteile gegenüber unattraktiven Menschen

Schönheit gilt in vielen Kulturen als Zeichen des Göttlichen und Reinen. Hässlichkeit dagegen steht oft für das Böse und Verwerfliche. Teufel und Dämonen erscheinen in Darstellungen fast immer mit unattraktiven Zügen.[529] Nach all den Überlegungen zu Attraktivitätsmerkmalen drängt sich nun eine heikle Frage auf: Was genau ist eigentlich Unattraktivität?

Unattraktivität ist, die Vorsilbe »un-« verrät es, das Gegenteil von Attraktivität. Aber das bedeutet nicht einfach nur das Fehlen von Attraktivität. Genauso wie Stress nicht einfach nur die Abwesenheit von Ruhe ist. Man kann völlig entspannt am Strand liegen, und trotzdem kreisen die Gedanken unaufhörlich. Und genauso verhält es sich mit Unattraktivität. Sie ist zwar das Gegenteil von Attraktivität, aber eben nicht bloß deren Abwesenheit. Studien zeigen, dass Attraktivität oft mit Jugendlichkeit assoziiert wird. Das bedeutet aber nicht, dass man ab 40 plötzlich unattraktiv ist. Unser Gehirn nimmt diese Gegensätze auf ganz unterschiedliche Weise wahr: Attraktivität und Unattraktivität werden durch verschiedene Botenstoffe signalisiert.[530]

Bestimmte Merkmale machen Menschen unattraktiv. Dabei geht es nicht um fehlende Schönheit. Das bestätigen zahlreiche Studien. Große Narben, fehlende Zähne und auffällige Warzen gelten als eindeutig unattraktiv.[531] Bei anderen Merkmalen wie Alter, Körpergröße oder Körpergewicht gibt es fließende Übergänge zwischen »attraktiv« und »weniger attraktiv«.

Aus meiner langjährigen Praxis als Chirurg weiß ich, dass Patienten unabhängig davon, ob es um die Versorgung von Unfallfolgen, eine Tumorentfernung oder eine Schönheitsoperation geht, vor allem eine unsichtbare Narbe wünschen. Dieser Wunsch spiegelt die allgemein wahrgenommene Minderung der Attraktivität durch sichtbare Narben wider. Vereinfachend lässt sich sagen, dass Merkmale wie Narben oder Warzen kategorisch als unattraktiv wahrgenommen werden.

Unattraktivität, als Gegensatz zur Attraktivität, ruft das Gegenteil von Anziehung hervor, nämlich Abneigung oder Abstoßung. Manche verstehen Ekel als eine gesteigerte Form davon. Der Begriff »Ekel« vermischt jedoch verschiedene Ebenen. Er bringt persönliche und soziale Werte ins Spiel und erschwert so eine sachliche Diskussion. Ähnlich wie das Wort »schön« mit »Attraktivität« vermengt wird, verliert auch »Ekel« an Klarheit.

Um objektiv zu bleiben, sollten wir Begriffe verwenden, die sich ausschließlich auf das äußere Erscheinungsbild beziehen. Innere Werte haben hier keinen Platz. Nur so bleibt die Diskussion objektiv und faktenbasiert.

Unattraktivität in Hollywood

Narben sind nicht die einzigen Merkmale, die mit Unattraktivität in Verbindung gebracht werden. Ein Blick auf bekannte Film-Bösewichte zeigt deutlich, welche Eigenschaften als unschön gelten. In »Star Wars« wird Snoke als alter Mann mit einem asymmetrischen Gesicht, faltiger grauer Haut, Haarausfall, schlechten Zähnen, kleinen Augen, Augenringen und Warzen dargestellt.

Die Orks in »Der Herr der Ringe« präsentieren sich mit unförmigen abstehenden Ohren, tiefliegenden, kleinen, roten Augen, Höckernasen, einer fahlen Hautfarbe, spärlichem Haarwuchs und gelblichen Zähnen. Selbst in Zeichentrickfilmen kennzeichnen Merkmale der Unattraktivität wie Augenringe, gelbe Augen, eine Hakennase, Warzen, Haarausfall oder ein Doppelkinn die Bösewichte.[532]

Merkmale, die als unattraktiv gelten, können im echten Leben schwerwiegende Folgen haben. Menschen, die nicht als attraktiv wahrgenommen werden, werden häufiger verurteilt und bekommen oft härtere Strafen.[533] Diese Beispiele zeigen, mit welchen He-

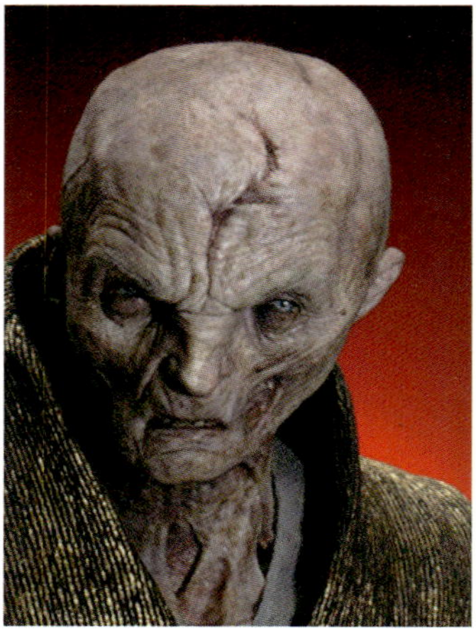 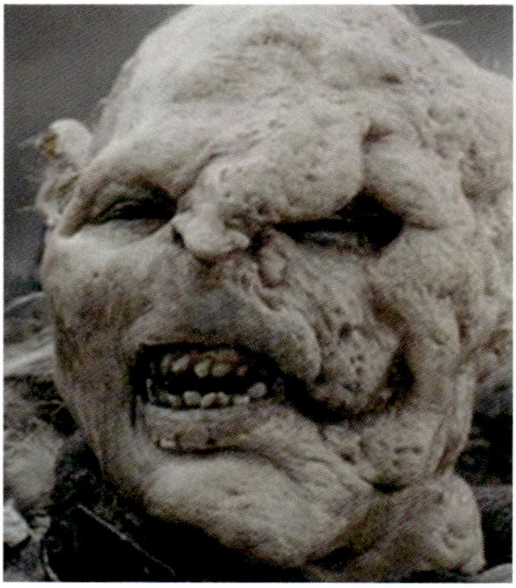

Abbildung 68 und 69: Bösewicht Snoke in »Star Wars« und Ork-Anführer Gothmog in »Der Herr der Ringe«.

rausforderungen Patienten mit Narben oder anderen auffälligen Merkmalen konfrontiert sind.

Nach sozialphilosophischer Auffassung ist Attraktivität eine Idee, die sich Menschen erdacht haben. Demnach bestimme die Industrie, Medien und Eliten, was als schön gilt, um ihre Macht zu sichern und mehr Geld zu verdienen. Darin finden Erkenntnisse der Attraktivitätsforschung kaum Beachtung. Menschen, die Merkmale aufweisen, die als unattraktiv wahrgenommen werden, spüren die Folgen jedoch direkt und schmerzhaft. Philosophische Überlegungen helfen ihnen in ihrem Alltag wenig.

Medien und Unterhaltungsbranchen bestimmen nicht, was schön oder nicht schön ist, aber sie greifen es tagtäglich auf: Disney-Figuren, sei es Hades mit seinen Augenringen und teuflisch spitzen Zähnen, sei es Malefiz mit ihrer gespenstisch grauen Haut, sei es die massige Ursula oder die in eine Hexe verwandelte böse Königin bei »Schneewittchen«, all solche Figuren vermitteln unseren Kindern: Wer solche Merkmale aufweist, zählt eher nicht zu den Guten.

Dabei befeuern und schaffen Disney und andere Filmproduzenten nicht erst die Vorstellung von Schön oder Nichtschön. Sie

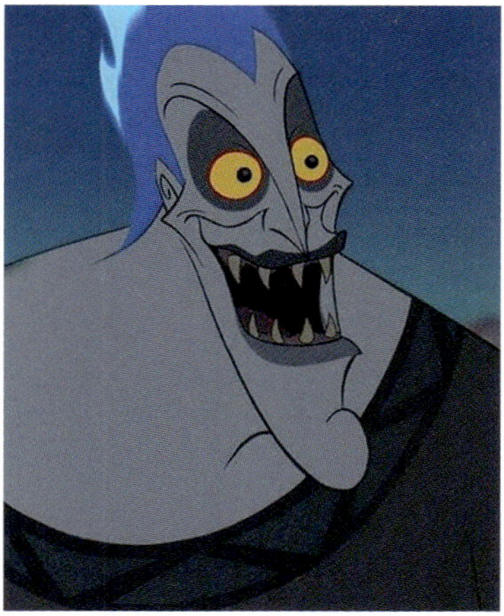 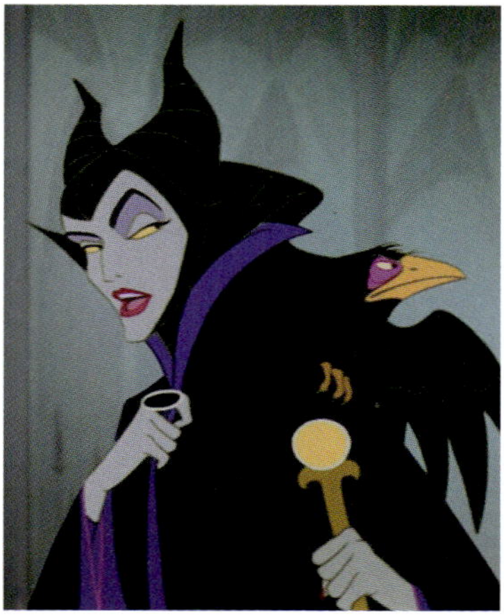

Abbildung 70 und 71: Disney-Figuren Hades aus »Hercules« und Malefiz aus »Dornröschen«.

greifen etwas auf, was seit jeher in unserer Natur liegt. Wir alle haben konsensfähige Auffassungen von Attraktivität, die bereits im Mittelalter und in der Antike nahezu identisch waren. Disney reproduziert nur, was es in den alten Sagas und Mythen schon immer gab: Das Attraktive und das weniger Attraktive. Das ist ein guter Grund dafür, es ernst zu nehmen, wenn Menschen sich mit Attraktivitätsmerkmalen befassen. Wir leben jedoch leider in einer Gesellschaft, in der die Benachteiligung durch Unattraktivität systematisch unterschätzt wird.

Diskriminierung der Unattraktivität

Die menschliche Wahrnehmung ist vielschichtiger als die einfache Zweiteilung in Gut und Böse aus Hollywoodfilmen. Wer äußerlich unattraktiv wirkt, hinterlässt oft ein negatives Gesamtbild. Manche Vorurteile entstehen dabei unbewusst und intuitiv. Andere laufen ganz bewusst ab, wie bei negativen Stereotypen und diskriminierenden Handlungen. Diese erschweren das Leben der Betroffenen in besonderem Maße.

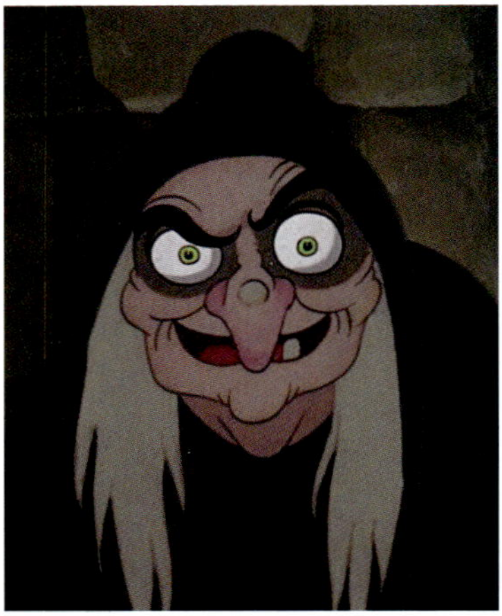

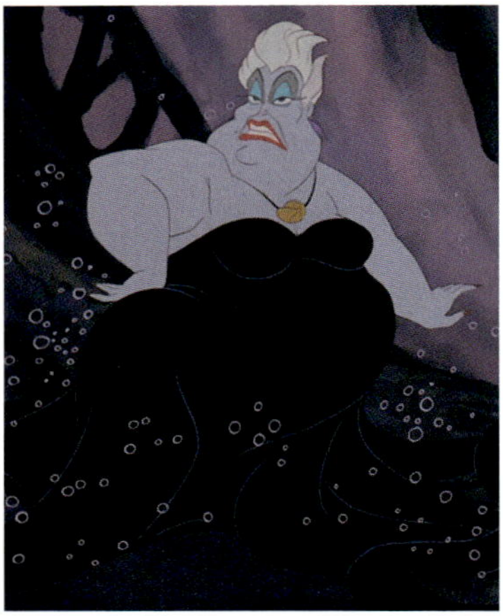

Abbildung 72 und 73: Disney-Figuren: Die in eine Hexe verwandelte Königin aus »Schneewittchen und die sieben Zwerge« und Ursula aus »Arielle die Meerjungfrau«.

Studien bestätigen dies immer wieder. Merkmale wie Hautflecken, Narben, Geburtsmale oder Gesichtslähmungen führen dazu, dass wir Menschen als weniger attraktiv einstufen. Auch erschlaffte Haut, Knochenverformungen oder sichtbare Folgen einer Krebserkrankung senken die wahrgenommene Attraktivität.[534]

Doch dabei bleibt es nicht. Die geringere Attraktivität geht mit Vorurteilen einher. Man hält die Betroffenen intuitiv für weniger gesellig, weniger glücklich und emotional instabiler. Außerdem ziehen sie häufiger die Blicke neugieriger Menschen auf sich.[535]

Untersuchungen der Augenbewegungen zeigen, dass wir unbewusst entstellende Merkmale fixieren. Andere Eigenschaften des Gesichts, die zur Erkennung von Personen dienen, werden so übersehen. Dies hat zur Folge, dass wir entstellte Gesichter weniger präzise voneinander unterscheiden können.[536]

Wie Makel im Gesicht sich auswirken

In einer Studie sollten 210 Erwachsene Fotos von Gesichtern bewerten. Zu sehen waren Menschen mit durchschnittlichen Gesichtszügen und solche mit Narben oder Deformierungen. Das Ergebnis war eindeutig. Gesichter mit Auffälligkeiten wurden in allen Altersgruppen und Bildungsschichten negativer beurteilt. Die Betroffenen wurden als weniger vertrauenswürdig, optimistisch und attraktiv wahrgenommen.[537]

Eine andere Studie mit über 450 Erwachsenen bestätigt diese Ergebnisse. Menschen mit sichtbaren Narben, Lippen-Kiefer-Gaumenspalten, Gewebeschwund, Hautflecken oder Gesichtslähmungen wirken weniger zufrieden, ängstlicher und weniger vertrauenswürdig.[538]

Gesichter, die anders aussehen als üblich, lösen spontan negative Gefühle aus. Der Anblick entstellter Gesichter oder von Gesichtern mit einem großen Leberfleck löst Angst, Traurigkeit, Scham, Abneigung und Mitgefühl aus.[539]

Forscher haben untersucht, wie unser Gehirn auf Gesichter vor und nach Schönheitsoperationen reagiert. Dazu gehörten Eingriffe wie das Entfernen von Muttermalen, Narbenkorrekturen oder Hautstraffungen. Die Ergebnisse zeigten deutliche Unterschiede in der Gehirnaktivität. Unattraktive Merkmale vor der Operation akti-

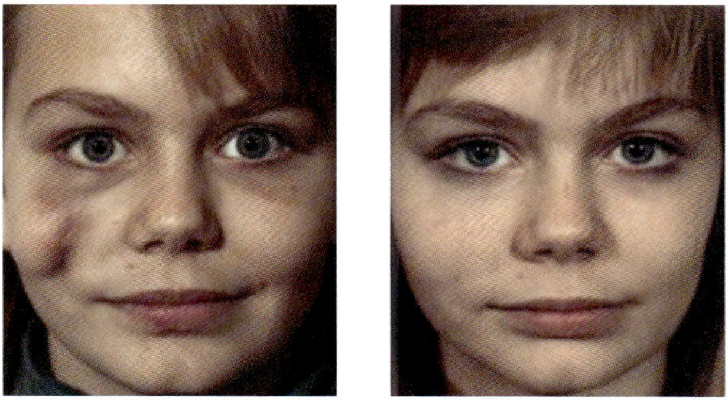

Abbildung 74 und 75: Links vor einer wiederherstellenden Operation, rechts danach.

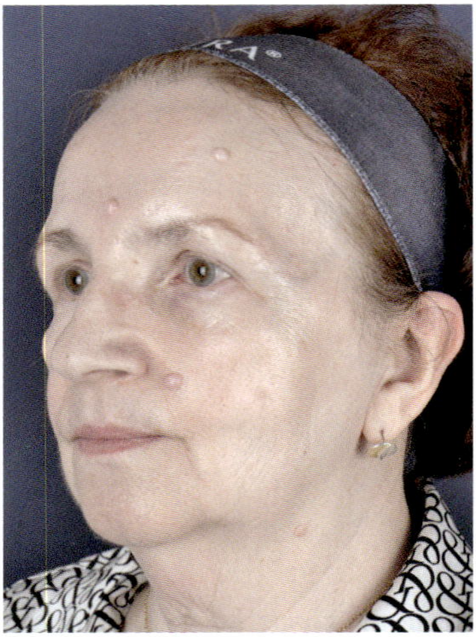 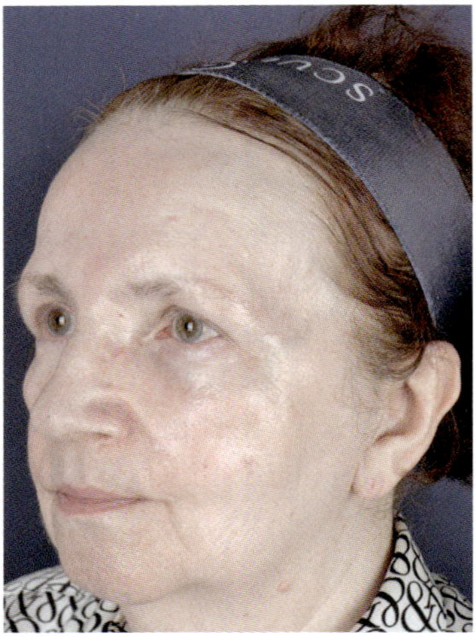

Abbildung 76 und 77: Links: vor Entfernung der Warzen an Stirn und Wange; rechts: nach Entfernung. Sichtbare Hautmerkmale lenken Blicke und Kommentare – unsere Reaktionen folgen Mustern, nicht nur persönlicher Vorliebe.

vierten andere Gehirnregionen als nach der Korrektur. Gleichzeitig berichteten die Betrachter von weniger Empathie und häufigeren negativen Gefühlen beim Anblick der Gesichter vor dem Eingriff.[540]

Eine Online-Umfrage der Humboldt-Universität zu Berlin bestätigt, dass sichtbare Falten die Attraktivität eines Gesichts beeinträchtigen. Besonders stark trifft das auf Frauen zu. Außerdem wirken Gesichter mit Falten beim ersten Eindruck weniger freundlich und weniger vertrauenswürdig.[541] Für einige Menschen mag das überraschend sein. Doch in der plastischen Chirurgie bilden diese Erkenntnisse seit über 100 Jahren die Grundlage für zahlreiche Behandlungsmethoden.[542]

Offensichtliche und weniger offensichtliche Unattraktivität

Stereotype und diskriminierende Handlungen können bewusstes Denken und Handeln beinhalten, werden jedoch selten offen zugegeben, da sie gesellschaftlich missbilligt werden. Dies erschwert die Erforschung ihrer Ursprünge und Verbreitung. Die Forschung konzentriert sich daher häufig auf die Auswirkungen solcher Verhaltensweisen auf die Betroffenen, was zwar wichtig ist, aber oft zu einer Vernachlässigung der tieferen Ursachen führt.

Mobbing in Schulen ist für Jugendliche eine große Belastung. Kinder, die wegen körperlicher Merkmale wie einer Männerbrust oder abstehender Ohren gehänselt werden, erleiden oft tiefe seelische Wunden. Bei Abweichungen von der durchschnittlichen Körpergröße ergibt sich ein ähnliches Bild. Auch Kinder, die kleiner sind, werden häufiger schikaniert als körperlich große Schüler.[543]

Vorbeugung von Übergewicht

Eine Umfrage unter 14 000 deutschen Neuntklässlern zeigt, dass Schüler, die übergewichtig sind, im Durchschnitt schlechtere Noten erhalten als ihre normalgewichtigen Klassenkameraden.[544] Doch daraus kann nicht geschlossen werden, dass alle Lehrkräfte übergewichtige Schüler grundsätzlich benachteiligen.

Das Problem ist vielschichtig. Es gibt beispielsweise das Phänomen, dass Menschen in einem Test schlechter abschneiden, wenn sie zuvor daran erinnert werden, dass von ihnen ein schlechteres Testergebnis erwartet wird.[545] Benachteiligung von außen kann verinnerlicht werden und sich so fortschreiben. Dies verdeutlicht, dass abwertende Urteile über körperliche Eigenschaften tiefgreifende, oft unbewusste Auswirkungen sowohl auf das Handeln der betroffenen Person als auch auf die Wahrnehmung ihres Umfeldes haben können.

Frauen mit einem höheren BMI berichten über Unzufriedenheit mit ihrem Körper und erleben häufiger negative soziale Reaktionen, was zu einem stärkeren Gefühl der Stigmatisierung führt. Häufig verwenden sie Humor als Bewältigungsstrategie.[546] Daraus wiederum leiten manche ab, dass übergewichtige Menschen bessere zwischenmenschliche Fähigkeiten haben, die unter anderem für den Erfolg in ihrem Berufsleben wichtig sind.

Es ist wichtig, die positiven Aspekte der zwischenmenschlichen Fähigkeiten übergewichtiger Menschen anzuerkennen und zu fördern, während gleichzeitig Maßnahmen ergriffen werden, um die Gesundheit und das Wohlbefinden zu verbessern. Bildung, Inklusion und Forschung sind entscheidende Schritte auf dem Weg zu einer gerechteren Gesellschaft. Die Ursachen, Behandlung und Vorbeugung von Übergewicht müssen stärker erforscht werden. Inklusion bedeutet auch einen besseren Zugang zu Sport und gesunden Lebensmitteln. Es ist wichtig, ein Bewusstsein für Vorurteile gegenüber Übergewichtigen zu schaffen und die Akzeptanz der Vielfalt in unserer Gesellschaft zu fördern.

Mehr Gewicht = mehr Bildungslücken?

Stereotype gibt es viele. Eines davon ist die Annahme, dass hübsche Blondinen nicht besonders klug seien. Ein anderes hält weniger attraktive Menschen automatisch für weniger intelligent. Genau dieses Stereotyp hat eine soziologische Studie der Universität Magdeburg untersucht. Die Forscher fanden heraus, dass Menschen, die als weniger attraktiv gelten, seltener Bücher lesen. Außerdem haben sie oft niedrigere Bildungsabschlüsse und weniger soziale Kontakte.[547]
Diese Ergebnisse sollten aber vorsichtig interpretiert werden. Denn sie zeigen nur, dass bestimmte Merkmale gleichzeitig auftreten. Bücherlesen macht nicht automatisch attraktiver. Und Schönheit erhöht auch nicht unbedingt die Freude an Literatur. Möglich ist aber, dass weniger attraktive Menschen durch soziale Ablehnung benachteiligt werden. Dadurch könnten sich auch ihre Bildungschancen verschlechtern.

Weniger Schönheit = weniger im Portemonnaie?

Unattraktivität wirkt sich negativ auf das Einkommen aus? Es wäre zu einfach, daraus einen direkten Zusammenhang abzuleiten. Junge Menschen beispielsweise werden meist als attraktiver bewertet.

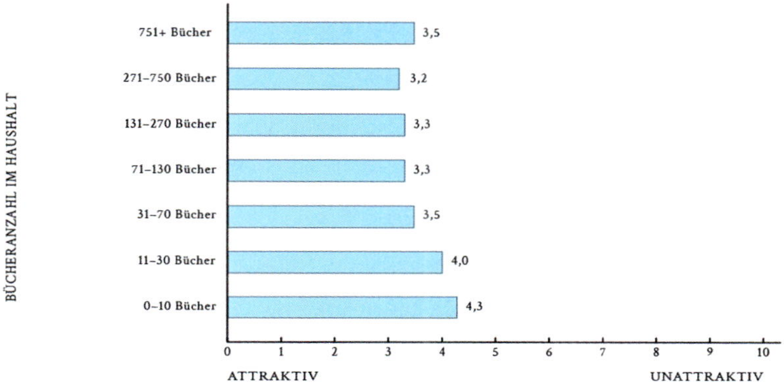

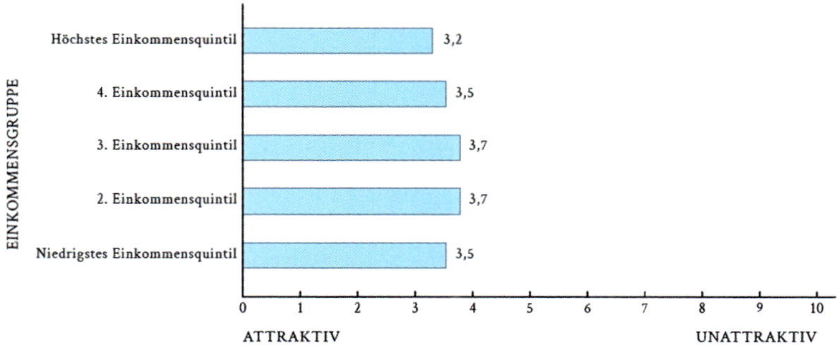

Abbildung 78 (oben) und 79 (unten): Hier wird der Zusammenhang zwischen Attraktivität und dem Lesen von Büchern sowie dem Einkommen aufgezeigt. Ökonomisches Kapital wird als das Nettoeinkommen einer Person gemessen (geteilt durch 1000, damit es leichter zu lesen ist). Attraktivität wird auf einer 11-Punkte-Skala bewertet, wobei 0 für attraktiv und 10 für unattraktiv steht.

Gleichzeitig verdienen Berufsanfänger typischerweise eher wenig. Man findet attraktivere Personen sowohl in besser bezahlten als auch in weniger gut bezahlten Jobs.[548] Dennoch zeigt sich, dass Menschen, die weniger attraktiv wirken, im Durchschnitt weniger verdienen.

Andere Studien haben überraschende Ergebnisse gezeigt. In naturwissenschaftlichen Berufen verdienen weniger attraktive Personen oft mehr Geld.[549] Zwei Klischees könnten diese Unterschiede erklären. Erstens gelten Naturwissenschaftler oft als nicht besonders attraktiv. Zweitens glaubt mancher, dass weniger attraktive Menschen engagierter und produktiver seien.

Der Philosoph Yves Saint James Aquino kritisiert Schönheitschirurgen dafür, bestimmte Gesichts- oder Körpermerkmale gezielt als Makel darzustellen, um operative Eingriffe als sinnvolle Lösung erscheinen zu lassen.[550] Damit, so sein Vorwurf, werde der gesellschaftliche Druck in Richtung eines normierten Schönheitsideals verstärkt. Was dabei jedoch oft übersehen wird: Viele Menschen leiden tatsächlich unter ihrem Aussehen – nicht nur innerlich, sondern auch durch soziale Ausgrenzung. Für sie kann ein Eingriff das Selbstwertgefühl stärken und den Zugang zu gesellschaftlicher Teilhabe erleichtern.

Die Auswirkungen von Unattraktivität auf unsere Wahrnehmung, unsere Reaktionen, Vorurteile, Stereotype und diskriminierenden Verhaltensweisen sind mannigfaltig und komplexer als häufig angenommen. Aufklärung ist ein grundlegender Schritt zu mehr Chancengleichheit. Noch einfacher wäre es natürlich, wenn Attraktivität gar keine Rolle mehr spielen würde. Doch ist das überhaupt möglich?

3.7 Attraktivitätsmerkmale abschaffen?

Äußere Merkmale entscheiden oft, ob wir jemanden spontan attraktiv finden. Diese Blitzurteile lösen Gefühle aus – Zuneigung beim Attraktiven, leise Distanz beim Unattraktiven. Solange daraus keine Benachteiligung wird, bleibt das harmlos. Doch Studien zeigen: Attraktive Menschen verdienen im Schnitt mehr, gelten als kompetenter und haben bessere Chancen auf dem Dating-Markt – ohne zusätzliche Leistung.

Genau hier setzt das wachsende Ungerechtigkeitsempfinden an, aus dem die Gegenbotschaft »Jeder ist schön« entsteht. Lassen sich die unterschiedlichen Bewertungen verschiedener Menschen womöglich durch politische Maßnahmen angleichen? Moralisch scheint es erstrebenswert, jede Körperform als schön anzuerkennen. Doch lässt sich dieses Ideal umsetzen?

Um die Bedeutung von Attraktivität zu reduzieren, könnten Fotos in sozialen Medien, auf Wahlplakaten, in Zeitungen und Dating-Apps entfernt werden. Übrig blieben Texte und Charakter-Profile. Während der Covid-Pandemie haben viele erlebt, wie Gesichtsmasken die Attraktivitätsurteile nivellierten. Schaltet das Vorurteile wirklich aus oder verlagert es sie nur?

Stellen wir uns in einem Gedankenexperiment eine Welt vor, in der äußere Attraktivitätsmerkmale keine Rolle mehr spielen und alle gleich attraktiv wären. Das Aussehen verriete nichts mehr über unsere wahre Identität. Ein Gesicht zu betrachten, würde weder Freude noch Missfallen auslösen. Liebe auf den ersten Blick wäre Geschichte.

Diese Welt erinnert an Mister Spock und seinen Logik-liebenden Vulkanier-Kollegen aus Star Trek. Dort werden Ehen bereits im Alter von sieben Jahren arrangiert. Ihre strenge Emotionskontrolle führt alle sieben Jahre zu einem heftigen, biologisch bedingten Paarungsdrang. Das Szenario kann nur als ein fiktives, aber anschauliches Warnbild für radikale Gleichmachung verstanden werden.

Innere Werte beziehen sich auf Eigenschaften wie Charakter, Moral, Intelligenz und andere persönliche Fähigkeiten. Diskriminierung aufgrund innerer Werte wird oft nicht als ungerecht betrachtet, weil sie in der Regel relevant für bestimmte Rollen oder Funktionen in der Gesellschaft ist. Zum Beispiel kann eine Person aufgrund ihres Ehrgeizes oder ihres kompetitiven Charakters bevorzugt oder benachteiligt werden, was in bestimmten sozialen oder beruflichen Kontexten als gerechtfertigt angesehen wird. Im Gegensatz zu äußeren Werten wird die Herabsetzung bestimmter innerer Werte oft hingenommen.

Es ist nicht vorstellbar, dass intelligente Menschen durch Gesetze oder andere Maßnahmen daran gehindert werden, ihre Vorteile auszunutzen. Warum sollte das bei besonders anziehenden Menschen anders sein? Vorschläge, nach denen wir alle gleich attraktiv sein sollten, klingen logisch und dystopisch zugleich.

Die Unterschiede in den Begabungen akzeptieren

Menschen sind unterschiedlich, haben unterschiedliche Begabungen und Talente. Im Ergebnis unterscheidet sich damit auch ihr sozialer und wirtschaftlicher Erfolg. Gegenstand gesellschaftlicher und politischer Bewertungen kann nur die Frage sein, wie groß die aus diesem unterschiedlichen Erfolg resultierenden sozialen Unterschiede sein dürfen.

Es ist sowohl möglich als auch erlaubt, mit sozial- und verteilungspolitischen Maßnahmen zu intervenieren. Dies entspricht bereits der Praxis bei der Bekämpfung von Diskriminierung aufgrund von Geschlecht, Ethnie, Religion oder Behinderung. Die aus den Unterschieden in der Attraktivität resultierenden unterschiedlichen Erfolgschancen auszugleichen, wird hingegen in einer freien Gesellschaft kaum möglich sein.[551]

In den vergangenen 100 Jahren haben Fortschritte in Medizin und Technologie die Wichtigkeit positiver körperlicher Eigenschaften für das Überleben und die Reproduktion reduziert. Obgleich Attraktivität evolutionär betrachtet keinen »Sinn« mehr ergibt, mag sie für die Personen, die sie in hohem Maße aufweisen, vielleicht sinnstiftend sein. Und wir erleben, wie nahezu alle Menschen das Bedürfnis haben, ihre Attraktivität zu steigern oder zu erhalten, indem sie beispielsweise Make-up nutzen oder ins Fitnessstudio gehen. Das Bedürfnis nach mehr Attraktivität macht uns menschlich.

3.8 Kommt Schönheit von innen oder von aussen?

»Wahre Schönheit kommt von innen«, so lautet eine alte und weit verbreitete Überzeugung. Das bedeutet, dass Schönheit nicht auf Attraktivität zurückzuführen ist, sondern auch auf innere Werte. Um Verwirrung zu vermeiden, müssen die Begriffe Attraktivität und Schönheit unterschieden werden: Schönheit ist mehrdimensional und umfasst Charisma, Persönlichkeitsmerkmale sowie das physische Erscheinungsbild. Attraktivität bezieht sich auf die körperliche Anziehung.

So stellt sich die Frage, ob Attraktivität wirklich keine Rolle bei der Wahrnehmung der ganzheitlichen Schönheit spielt. Ist es nicht so, dass man sich selbst besser akzeptiert, wenn man attraktiv ist? Was hat Attraktivität mit Ausstrahlung und Charisma zu tun? Sind attraktive Menschen glücklicher und glückliche Menschen charismatischer? Auch diesen Fragen sind Wissenschaftler nachgegangen. Aber bevor wir den Zusammenhang zwischen Glück und einem anziehenden Aussehen untersuchen, müssen wir Begrifflichkeiten klären.

Attraktivität kann aus verschiedenen Perspektiven beurteilt werden. Als wie attraktiv nehme ich mich selbst und wie nimmt mich mein Gegenüber wahr? Wir sind nicht immer treffsicher, unsere Attraktivität für die Allgemeinheit einzuschätzen. Wie verhält es sich mit unserer Wahrnehmung in den Augen der Menschen, mit denen wir unmittelbar interagieren? Haben wir ein Gespür dafür, wie attraktiv unser Gegenüber uns einschätzt?

Mehrere Studien konnten zeigen, dass Frauen oft eine bessere Einschätzung des Interesses von Männern haben als umgekehrt.[552] Dies könnte damit zusammenhängen, dass Frauen im Allgemeinen ein höheres Maß an Empathie besitzen als Männer.[553]

Die genaue Einschätzung, wie groß das Interesse des Gegenübers an einer Beziehung ist, erfüllt eine wichtige Funktion. Der langfristige Erfolg einer Partnerschaft hängt wesentlich von zwei Faktoren ab: zum einen wie attraktiv eine Person ihr Gegenüber findet und zum anderen wie attraktiv das Gegenüber diese Person findet. Am größten sind die Erfolgsaussichten, wenn beide einander ungefähr gleich attraktiv finden.

Wenn eine Person ihr Gegenüber als deutlich attraktiver oder deutlich weniger attraktiv einschätzt als sich selbst, bemüht sie sich kaum um weiteren Kontakt. Das liegt entweder daran, dass sie ihr Gegenüber nicht anziehend genug findet, oder daran, dass sie nicht mit erwidertem Interesse rechnet. Auch umgekehrt kommt es kaum zu Annäherungsversuchen, wenn eine Person vom Gegenüber als deutlich attraktiver oder deutlich weniger attraktiv wahrgenommen wird. Es heißt zwar, dass Liebe blind macht, und in Märchen wählen Prinzessinnen sogar Bettler oder Bestien. Doch wissenschaftliche Untersuchungen belegen eindeutig: In der Realität suchen Menschen Partner, die ähnlich attraktiv sind.[554]

Wie Attraktivität das Selbstwertgefühl beeinflusst

Ein gesundes Selbstbewusstsein ist wichtiger als ein hohes Selbstbewusstsein. Man sollte sich realistisch einschätzen und wissen, wie man wahrgenommen wird. Das Selbstwertgefühl wird von vielen Eigenschaften bestimmt. Dazu gehören positive Beziehungen zu Familie und Freunden, Erfolge im Beruf oder bei Freizeitaktivitäten sowie das eigene Körperbild.

Mehrere Studien zeigen, dass unser Selbstwertgefühl stark mit unserer wahrgenommenen Attraktivität zusammenhängt.[555] Welche Bedeutung dabei Beruf, soziale Kontakte oder das Körperbild haben, hängt von Alter und Geschlecht ab. Bei jungen Männern etwa spielt körperliche Attraktivität eine große Rolle für ihr Selbstwertgefühl. Im mittleren Alter wird für sie die Fähigkeit wichtiger, ihre Familie finanziell zu unterstützen.[556]

Unser Selbstbild bestimmt sich hauptsächlich durch das Selbstwertgefühl. Eine große Studie mit über 33 000 Kindern im Alter von acht bis zwölf Jahren aus 21 Ländern zeigte, dass Aussehen am stärksten auf das Selbstwertgefühl wirkt. In allen Kulturen ist der Einfluss des Aussehens auf das Selbstbild größer als schulische Leistungen, sportliche Erfolge, persönliche Erfahrungen oder die Anzahl der Freunde.[557]

Attraktivität gewinnt auch in der Pubertät stark an Bedeutung. Der Körper verändert sich, das Interesse am anderen Geschlecht wächst und die Meinung der Gleichaltrigen wird wichtig. Körperliche Attraktivität und sportliche Fähigkeiten beeinflussen soziale Beziehungen und das Selbstbild besonders im Alter von 14 bis 15 Jahren. Attraktive Kinder haben ein höheres Selbstbewusstsein.[558]

Wahre Schönheit kommt von innen, sagt man. Aber stimmt das wirklich? Wissenschaftler sind sich in dieser Frage überraschend uneins. Manche Studien finden gar keinen direkten Zusammenhang zwischen dem Aussehen eines Menschen und seinem Selbstbewusstsein.[559] Andere Untersuchungen hingegen zeigen einen deutlichen Effekt.[560] Demnach kann Attraktivität für das Selbstwertgefühl genauso wichtig sein wie ein gutes Einkommen oder die Gesundheit.

Woran könnte das liegen? Ein Blick in den Alltag liefert Hinweise. Menschen, die sich schön und sinnlich fühlen, haben meistens ein positives Körperbild. Man sieht es ihnen oft an. Sie treten mit spürbar mehr Selbstvertrauen auf. Unser Äußeres prägt aber nicht nur, wie wir uns selbst sehen. Es beeinflusst auch, wie andere uns wahrnehmen. In Gesellschaft verhalten wir uns anders, wenn wir uns attraktiv finden.

Auch die Psyche profitiert davon. Attraktive Menschen haben oft das Gefühl, ihr Leben besser im Griff zu haben. Sie sind in ihren Beziehungen zufriedener und schöpfen mehr Erfüllung daraus. Ihr ganzes Dasein erscheint ihnen tiefer und bedeutungsvoller.

Anders gesagt, äußere Schönheit tut auch der Seele gut und verleiht uns eine positive Ausstrahlung. Damit gerät das alte Sprichwort ins Wanken, wahre Schönheit käme nur von innen. Auch das Äußere trägt entscheidend dazu bei, dass wir uns schön und selbstbewusst fühlen.

Dennoch sollten wir eines nicht vergessen. Selbstbewusstsein und das Gefühl, schön zu sein, kommen aus unserem Inneren. Doch diese innere Stärke kann sich erst im Zusammenspiel mit äußerer Schönheit voll entfalten. Letztlich zählen sowohl die inneren Werte als auch die äußere Erscheinung.

4 Die Schönheitschirurgie zwischen »Body Positivity«, Voyeurismus und Wohlbefinden

4.1 Wie autonom ist der Patient?

Man hört oft, dass Schönheitsideale und äußerer Einfluss das Selbstwertgefühl schwächen. Einige schließen daraus, dass Menschen leicht Opfer einer manipulativen »Schönheitsindustrie« werden. Kritiker behaupten, plastische Chirurgen würden diese Unsicherheiten ausnutzen. Es heißt, wir redeten Patienten ein, sie bräuchten gewisse Eingriffe, um sozial akzeptiert zu werden, sich besser zu fühlen oder persönliche Probleme zu lösen. Diese pauschalen Vorstellungen sind so verbreitet, dass sogar eine KI wie ChatGPT sie mitunter aufgreift.

Solche verallgemeinernden Darstellungen überraschen mich als plastischen Chirurgen immer wieder. Meine langjährige Erfahrung erzählt eine andere Geschichte. In den Fachgesellschaften gelten strenge ethische Prinzipien. Auch das Medizinrecht setzt klare Grenzen. Wir unterliegen einer besonderen Aufklärungspflicht. Jeder Patient muss über alle Risiken und realistischen Ergebnisse informiert werden. Falsche Versprechungen oder Nachlässigkeiten können ernste haftungsrechtliche Folgen haben. Kein seriöser Plastischer Chirurg drängt jemanden zu einer Operation.

Woher kommt also die Motivation für Schönheitsoperationen wirklich? Viele glauben, der Wunsch nach einem ästhetischen Eingriff entstehe nicht aus der Person selbst, sondern werde von außen aufgezwungen. In Diskussionen unterscheidet man häufig

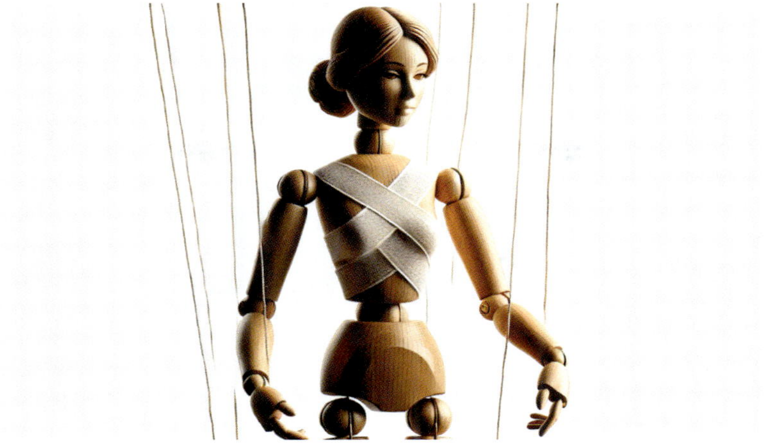

Abbildung 80: Der Wunsch, für sich selbst und andere attraktiv zu sein, ist eine Form der Selbstfürsorge und trägt zum Wohlbefinden bei. Oder ist es doch ein übertriebener, ungesunder Impuls von fremdgesteuerten Menschen? (KI-Darstellung).

zwischen persönlichen Bedürfnissen und äußeren Einflüssen. Auf der einen Seite steht der Wunsch, für sich selbst attraktiver zu sein. Viele betrachten dies als einen Akt der Selbstfürsorge. Auf der anderen Seite steht das Bestreben, attraktiver für andere zu erscheinen. Dieses Bestreben wird in der öffentlichen Debatte schnell als unmoralisch oder oberflächlich verurteilt.

Viele Menschen, die Wert auf ihr Äußeres legen, tun dies nicht nur, um anderen zu gefallen. Oft stecken sie bereits in glücklichen Beziehungen und möchten sich einfach selbst etwas Gutes tun. Es braucht dafür keinen besonderen Anlass oder eine Verabredung. Gepflegt auszusehen und sich stilvoll zu kleiden, steigert das Selbstbewusstsein und das allgemeine Wohlgefühl.

Eine Befragung von mehr als 500 Personen, die sich für kosmetische Eingriffe interessierten, zeigte interessante Ergebnisse. Die Patienten wollten nicht nur äußerlich besser aussehen. Sie wollten gleichzeitig etwas für ihre Gesundheit tun, ihr psychisches Wohlbefinden stärken und sich in sozialen Situationen sicherer und wohler fühlen. Vor allem aber suchten sie die Behandlung, um sich selbst zufriedener zu fühlen – und nicht, um anderen zu gefallen.[561]

Sowohl das eigene Bedürfnis als auch gesellschaftliche Anlässe können eine treibende Kraft sein, die Sorgfalt für das äußere Erscheinungsbild aufrechtzuerhalten. Wer sich einzig und allein nach den Erwartungen der Umgebung richtet, ohne die persönlichen Bedürfnisse zu berücksichtigen, wird kaum glücklich. Wer nur die eigenen Belange verfolgt ohne Berücksichtigung des sozialen Umfelds, riskiert ebenso Unzufriedenheit. Unser Wohlbefinden beeinflusst die Menschen um uns herum. Ebenso hat unser soziales Umfeld einen Einfluss auf unser Wohlbefinden.

Das Interesse an Plastischer Chirurgie ist keine Willensschwäche

In vielen Kulturen ist es normal, dass Menschen sich selbst und anderen gefallen möchten. In einigen Ländern Südamerikas sind die Menschen stolz auf ihr Aussehen. In Brasilien zum Beispiel wird auf ein freundliches und zugewandtes Verhalten großen Wert gelegt. Attraktivität ist ein echtes Bedürfnis vieler Menschen und kein Zeichen von Willensschwäche.

Ein Mangel an Interesse für das eigene Erscheinungsbild kann sogar ein Warnzeichen sein. Menschen, die sich nicht mehr pflegen, leiden oft unter psychischen Problemen. Vernachlässigung ist häufig Folge mangelnder sozialer Unterstützung oder Isolation. Typisch ist dies etwa bei Depressionen, Schizophrenie oder Demenzerkrankungen.

In vielen anderen Kulturen wird die Einheit von Körper und Geist sowie die Bedeutung des Gleichgewichts und der Harmonie betont. Der Gedanke, dass die Pflege des persönlichen Erscheinungsbildes ein Ausdruck von Respekt gegenüber sich selbst und anderen ist, findet sich in mehreren asiatischen Kulturen, insbesondere in jenen, die stark von konfuzianischen Lehren beeinflusst sind. Diese Praktiken sind Ausdruck einer tiefen kulturellen Wertschätzung für Ästhetik, die das persönliche Auftreten mit sozialer Harmonie und persönlicher Integrität verbindet.

Die Erwartungen des Lebenspartners oder der Lebenspartnerin sind für die allermeisten Patientinnen und Patienten kein Beweggrund für eine ästhetische Behandlung. Tatsächlich gibt es in der Regel keinen Druck aus dem näheren sozialen Umfeld zur Durchführung einer kosmetischen Operation. Im Gegenteil – die meisten versuchen den Patienten den Behandlungswunsch auszureden. Bevor sie einen Beratungstermin bei einem Ästhetischen Chirurgen vereinbaren, stehen viele vor der Aufgabe, ihre Entscheidung ihren Lebenspartnern oder ihren Familienmitgliedern zu erklären.

Nahestehende als vorgelagertes Gericht

Bei Schönheitsoperationen fungieren Familie und Freunde oft als eine Art vorgelagertes Gericht. Sie möchten häufig mitentscheiden, ob eine Schönheitsoperation angemessen ist. Manche Menschen, die eine Operation planen, müssen sich gegen ablehnende Ansichten behaupten. Andere bringen sogar Freunde oder Verwandte zum Arzttermin mit, die die Sinnhaftigkeit der Behandlung infrage stellen, damit der Arzt vermittelt und erklärt.

Viele behalten daher ihre Entscheidung für eine Operation lieber für sich. So vermeiden sie kritische Meinungen und mögliche Vorurteile. Die gesellschaftliche Stigmatisierung ist stark. Deshalb fühlen sich viele Patienten gezwungen, sich vor dem Plastischen Chirurgen zu rechtfertigen. Sie erklären, warum sie ihr Aussehen verändern möchten. Sie liefern detaillierte Begründungen und verweisen auf ihren Wunsch nach Wohlbefinden.

Bei Brustoperationen konsultieren Patientinnen durchschnittlich zwei bis fünf Spezialisten für Plastische Chirurgie. Sie nehmen sich im Schnitt vier Jahre Zeit für ihre Entscheidung.[562] Nach dem ersten Beratungsgespräch nutzen fast drei Viertel der Patientinnen zusätzlich das Internet als Informationsquelle. Trotz dieser digitalen Recherche bleibt das persönliche Gespräch mit dem Chirurgen am wichtigsten.[563]

Die Patientinnen und Patienten wählen ihre Behandler gut aus

Die meisten Menschen wissen sehr genau, was ihrer Attraktivität im Wege steht. Sie merken das an ihrer eigenen Wahrnehmung. Und sie spüren es auch an der meist unbewussten Rückmeldung ihrer Mitmenschen. Sie gehen nicht in eine Beratung, um zu erfahren, ob sie attraktiv sind oder dem Durchschnitt entsprechen.

Ein Vergleich macht dies deutlich. Wer erkältet ist, fragt seinen Hausarzt in der Regel nicht, ob er gesund sei. Patienten wissen bereits, dass etwas nicht stimmt. Vielleicht herrscht Unklarheit darüber, ob Antibiotika nötig sind. Doch kaum jemand kommt in die Praxis und fragt, »Bin ich gesund?« oder »Wie gesund bin ich?«. Die wenigen Fälle, in denen sich Gesunde für krank halten, bestätigen die Regel.

Wer mit seinem Aussehen zufrieden ist oder keinen Makel sieht, braucht keine kosmetische Behandlung. Diese könnte sogar schädlich sein, weil sie unnötige Risiken birgt. Zudem könnte eine überflüssige Behandlung das Selbstbild des Patienten negativ beeinflussen.

Für Patienten und Ästhetische Chirurgen steht die langfristige Zufriedenheit im Mittelpunkt. Das heißt, die Ergebnisse der Schönheitsoperation sollen dauerhaft gefallen. Der Patient soll glücklich mit dem Ergebnis sein.

Zufriedenheit spielt in der ästhetischen Medizin eine besondere Rolle. Wer sich für eine Schönheitsoperation entscheidet, trifft diese Wahl meist nicht spontan. Manche reisen dafür quer durchs Land – oder sogar über Grenzen hinweg. Sie wollen sicher sein, dass sie bei genau dem Menschen landen, dem sie ihren Körper anvertrauen möchten.

In der Regelmedizin sieht das oft ganz anders aus. Wer sich das Bein bricht oder eine Lungenentzündung hat, sucht nicht lange nach dem »richtigen« Arzt. Viele gesetzlich Versicherte können ihren Behandler nur eingeschränkt selbst aussuchen. Die Wahlfreiheit endet oft beim nächsten verfügbaren Termin. Eine Behandlung durch den Chefarzt? In der Regel nicht möglich. Denn die Kasse übernimmt das nicht. Gleichzeitig ziehen sich viele erfahrene Ärzte aus dem System zurück, weil die bürokratischen Zwänge stetig zunehmen.

Die meisten Patienten sind gut informiert. Sie wollen nicht unbedingt einem allgemeinen Schönheitsideal entsprechen. Vielmehr möchten sie ein äußeres Merkmal verändern, das sie persönlich stört.

Es mag eine Minderheit geben, die einen Nutzen in einer Behandlung sieht, der nicht vorhanden ist. Aber solchen Trugschlüssen kann man auch in anderen Bereichen unterliegen. So fordern einige Patienten Antibiotika gegen Husten, weil sie meinen, Bakterien seien die Ursache. In Wahrheit sind oft Viren schuld. Und dagegen helfen Antibiotika nicht.

Auch in der Schönheitschirurgie gibt es solche Fehleinschätzungen. Manche wünschen sich größere oder kleinere Brüste, obwohl ihre Proportionen längst als attraktiv gelten. Doch wie so oft bestätigen Ausnahmen die Regel.

Stigmatisierte Patientinnen

Von der Schönheitschirurgie wird eine »besonders schonungslose« Aufklärung über Risiken und Alternativen für die Einwilligung in eine Operation gefordert.[564] Manche verlangen sogar eine »abschreckende brutale Aufklärung«.[565] In anderen Fachbereichen kann übermäßig schonungslose Aufklärung hingegen zu einer Anklage wegen Körperverletzung führen.[566] Eine sachlichere Auseinandersetzung mit dem Stellenwert von Attraktivität würde dazu beitragen, die Patientenselbstbestimmung zu stärken und moralische Überheblichkeit zu vermeiden.

Patientinnen erleben oft schon vor dem Eingriff eine Stigmatisierung. Kritiker unterstellen ihnen, sich »westlichen Standards der Weiblichkeit« anzupassen, die von Männern vorgegeben werden.[567] Diese Einstellung spricht den Frauen die Fähigkeit ab, eigenständig Entscheidungen zu treffen. Eine solche paternalistische Bevormundung erinnert an andere Debatten, etwa bei Schwangerschaftsabbrüchen oder Sterilisationen.

Viele Menschen beklagen einerseits Vorurteile gegenüber unattraktiven Körpermerkmalen. Andererseits hegen sie selbst Stereotype über Patienten der Schönheitschirurgie. In Gegenden mit häufigeren Kontakten zu solchen Patienten gibt es weniger Stereotype.[568] Das legt nahe, dass diese oft auf fehlender Erfahrung und Wissen beruhen.

Mehr Respekt vor persönlichen Entscheidungen

Das diskriminierende Verhalten von Kritikern der Schönheitschirurgie gegenüber Patienten von Schönheitschirurgen wird stark von kulturellen und religiösen Einflüssen geprägt.[569] Dennoch sind die Kritiker nicht frei von den kulturübergreifenden Einflüssen von Attraktivität und Unattraktivität. Mehr Mitgefühl wäre wünschenswert, wenn Menschen den Wunsch anderer nach Attraktivität verurteilen.

Für die überwiegende Mehrheit der Patienten ist eine Schönheitsoperation eine wohlüberlegte Entscheidung. Ich kann mich nicht erinnern, dass eine Begleitperson jemals überzeugter von der Notwendigkeit einer ästhetischen Behandlung war als die Patientin oder der Patient selbst. Sollte so etwas passieren, würde ich die Behandlung ablehnen.

Auch die Situation, dass ein Patient sich mit der Frage vorstellt, »Was würden Sie an meinem Körper verbessern wollen?«, ist mir noch nicht untergekommen. Für den Fall, dass es doch passiert, ist die Antwort klar: Nur der Patient selbst kann bestimmen, womit er unzufrieden ist.

Die Wahrnehmung von Plastischer Chirurgie ist hierzulande in der Öffentlichkeit selten positiv.[570] Selbst Karl Lauterbach hat als Gesundheitsminister die Schönheitschirurgie als »Pfusch« bezeichnet.[571] Oftmals herrscht ein verzerrtes Bild von Menschen, die sich einer Schönheitsoperation unterziehen. Viele wissen nicht, was diese Personen dazu bewegt. Im folgenden Kapitel schauen wir uns genauer an, warum Kritiker Schönheitsoperationen oft als überflüssig betrachten.

4.2 Der Nutzen der Schönheitschirurgie

Einige Menschen halten Schönheitsoperationen generell für unnötig, unabhängig davon, wie jemand aussieht und ob er unter seinem Aussehen leidet. Sie lehnen chirurgische Eingriffe mit ästhetischen Zwecken ab, weil sie überflüssig seien. Die berufliche Realität eines Schönheitschirurgen zeichnet jedoch ein anderes Bild.

Viele Patienten äußern immer wieder ihre tiefe Dankbarkeit und berichten von ihrer neu gefundenen Lebensfreude nach einer Operation. Diese Dankbarkeit verleiht meiner Arbeit als Schönheitschirurg eine tiefere Sinnhaftigkeit und bestätigt die Bedeutung meiner Berufswahl. Wie lassen sich diese Gegensätze erklären?

Es herrscht allgemeine Übereinkunft darüber, dass Patienten, die sich Schönheitsoperationen unterziehen, gesund sind. Die vereinfachte Annahme, dass Patienten von Schönheitschirurgen gesund sind, unterstellt oft fälschlicherweise, dass die Operation unnötig ist.

Viele Studien belegen jedoch, dass physiognomische Merkmale, die allgemein als unattraktiv wahrgenommen werden, das körperliche und seelische Wohlbefinden beeinträchtigen. Schönheitsoperationen können viele dieser Beeinträchtigungen lindern.

Es ist unstrittig, dass Schönheitsoperationen nicht den gleichen dringenden Charakter wie lebenswichtige medizinische Eingriffe haben. Jedoch sind die Patienten keineswegs in einem Zustand vollkommenen Wohlbefindens, wenn sie zu mir oder meinen Kollegen kommen.

Der Gedanke, dass Schönheitsoperationen unnötig seien, beruht auf der Annahme, dass es keine legitimen Gründe für eine solche Behandlung geben könne. Daraus wird oft gefolgert, dass Patienten eines Schönheitschirurgen entweder eitel sind oder an einer Körperbildstörung leiden, die von außen auferlegt wird.

Doch wissenschaftliche Untersuchungen zeigen, dass Eitelkeit keine wesentliche Triebkraft für den Wunsch nach Schönheitsoperationen ist.[572] Solche voreingenommenen Annahmen führen dazu, dass Patienten entweder als Simulanten, Hypochonder oder als psychisch krank betrachtet werden. Kritiker kennen selten die individuellen Facetten des menschlichen Aussehens. Sie unterschätzen, welchen Einfluss körperliche Un-/Attraktivität auf das gesamte Leben hat.

Was viele unter Eitelkeit verbuchen, ist oft nur eine kulturelle Prägung. In Deutschland wird Eitelkeit oft als übermäßige Sorge um das eigene Erscheinungsbild angesehen, aber dies kann in anderen Ländern anders bewertet werden. In manchen kulturellen und historischen Kontexten hat Eitelkeit auch eine positive Konnotation, die eine angemessene Selbstachtung und Pflege des Äußeren umfasst. Eine differenzierte Betrachtung zeigt, dass sie nicht immer ein Übermaß darstellen muss und auch maßvoll und tugendhaft sein kann.

Die verzerrte Sicht auf den eigenen Körper

Dysmorphophobie, auch bekannt als Körperbildstörung, wird oft mit dem Wunsch nach Schönheitsoperationen in Verbindung gebracht. Die Erkrankung wird als »körperdysmorphe Störung« eingeordnet. Sie zeichnet sich durch eine übermäßige Beschäftigung mit vermeintlichen körperlichen Makeln aus, die entweder nicht existieren oder nur minimal sind. Betroffene empfinden ihren Körper als unnormal, obwohl er objektiv betrachtet den Normen entspricht. Dabei steht das eigene Körperbild – die subjektive Vorstellung des eigenen Körpers – im Kontrast zur Wahrnehmung durch Mitmenschen und die Allgemeinheit. So kann es vorkommen, dass untergewichtige Personen sich als zu dick und übergewichtige als normalgewichtig wahrnehmen.

Um die Selbstwahrnehmung zu überprüfen, ist es wichtig, zunächst festzustellen, ob das Körpergewicht objektiv innerhalb des normalen Bereichs liegt. Anhand von Vergleichswerten, die Alter, Geschlecht und Körpergröße berücksichtigen, lässt sich dies unkompliziert ermitteln. Doch während Gewicht messbar ist, stellt sich die Frage, wie es um das Aussehen bestellt ist. Ist beispielsweise eine Narbe im Gesicht oder das Vorhandensein einer Männerbrust bei einer jungen Frau als normal zu werten? Untersuchende könnten solche Merkmale als unproblematisch ansehen – doch bleibt oft die Frage, welche Wahrnehmung objektiver ist: die des Betroffenen oder die des Außenstehenden?

Viele setzen voraus, dass sie selbst keinen Leidensdruck empfinden würden. Sie fragen oft nicht einmal, welches Körpermerkmal betroffen ist oder wie es aussieht. Wer zum Beispiel keinen Hängebauch hat, kann wohl kaum nachempfinden, wie es sich anfühlt, einen zu haben. Noch schwieriger dürfte es für einen Mann sein nachzuempfinden, wie sich eine Frau damit fühlt. Und dennoch fällt es einigen leicht, das Leiden als übertrieben abzutun.[573]

Von subjektiven Sorgen zur objektiven Bewertung

Die Diagnose einer Körperbildstörung erfolgt überwiegend durch Gespräche und den Einsatz standardisierter Fragebögen. Sie beinhalten spezifische Fragen zum Leidensdruck. Diese Instrumente müssen objektiv, zuverlässig und aussagekräftig sein. Ziel ist es, eine klare Abgrenzung zwischen einem gesunden und einem gestörten Körperbild zu schaffen.

Allein die Sorge um das Körpergewicht reicht jedoch nicht aus, um eine Störung festzustellen. Neben der Berechnung des BMI anhand von Körpergröße und -gewicht sollte idealerweise auch eine körperliche Untersuchung erfolgen. In vielen wissenschaftlichen Studien werden jedoch Fragebögen beispielsweise an Psychologiestudentinnen eingesetzt, ohne dass die Betroffenen körperlich untersucht werden. Diese Vorgehensweise erschwert es, zwischen berechtigten Sorgen und einer tatsächlichen Körperbildstörung zu unterscheiden.[574]

Wo keine festen Normwerte existieren – wie bei manchen körperlichen Besonderheiten –, ist die Erfahrung des Untersuchenden gefragt. Dieser sollte mindestens eine anatomisch fundierte Ausbildung besitzen und berufsbedingt häufig körperliche Untersuchungen durchführen, um zu bewerten, ob das Aussehen merklich von der Norm abweicht. So wie ein Hautarzt ohne weiteres die Schwere einer Akne und das Leiden der Patienten einschätzen kann, kann ein Plastischer Chirurg die Ausprägung einer Männerbrust und den Leidensdruck in der Regel gut einschätzen.

Wird die Expertise eines Plastischen Chirurgen nicht genutzt, um das Ausmaß der Abweichungen im äußeren Erscheinungsbild einzuordnen, könnte eine Körperbildstörung häufiger vermutet werden, als gerechtfertigt ist. Kurz: Wer seelisches Leiden isoliert von einer körperlichen Untersuchung und ohne anatomische Kenntnisse betrachtet, stellt zwangsläufig häufiger die Diagnose einer psychischen Störung beziehungsweise einer Körperbildstörung.

Die verzerrte Sicht auf den Körper der anderen

Uns fehlen gute Forschungsergebnisse darüber, wie weit verbreitet die Körperbildstörung ist. Bisher gibt es nur Schätzungen, Fallberichte und kleine Fallserien.[575] In der Allgemeinbevölkerung wird das Auftreten von Dysmorphophobie auf etwa 0,5 bis 3,2 Prozent geschätzt.[576] Klinische Erfahrungswerte legen nahe, dass etwa zwei Prozent der Menschen mit dem Wunsch nach einer Schönheitsoperation an Dysmorphophobie leiden.[577] Bei minimal-invasiven Gesichtsverjüngungsverfahren wie Botox oder Filler scheint das Vorkommen noch geringer zu sein.[578] Nutzt man zur Ermittlung der Häufigkeit ausschließlich Fragebögen, variieren die Ergebnisse stark zwischen vier und 57 Prozent.[579]

Ohne eine Untersuchung vor Ort bleibt unklar, ob körperliche Abweichungen die Ursache des Leidens sind. Es erscheint naheliegend, dass schwerwiegendere Entstellungen größeres seelisches Leid verursachen. Doch zahlreiche Untersuchungen unterstellen fälschlicherweise, dass starker seelischer Schmerz stets mit einer verzerrten Selbstwahrnehmung einhergehe. Dabei prüfen sie nicht, ob tatsächlich körperliche Veränderungen vorliegen.

Wer annimmt, ein hängender Bauch sei unabhängig von Alter und Geschlecht normal, kommt zu dem Schluss, dass rund ein Drittel aller Menschen nach starkem Gewichtsverlust eine gestörte Körperwahrnehmung hat.[580] Doch hängende Haut nach starkem Gewichtsverlust ist weder eingebildet noch mit einer durchschnittlichen körperlichen Erscheinung vergleichbar. Wer hier eine Körperbildstörung vermutet, verkennt die sichtbaren Veränderungen des Körpers.[581]

Eine Studie hat zwei Patientengruppen nach hohem Gewichtsverlust verglichen. Eine Gruppe erhielt Straffungsoperationen, die andere nicht. Beide Gruppen waren ähnlich in Alter, Geschlecht, BMI und Gesundheitszustand. Die operierten Patienten hatten eine

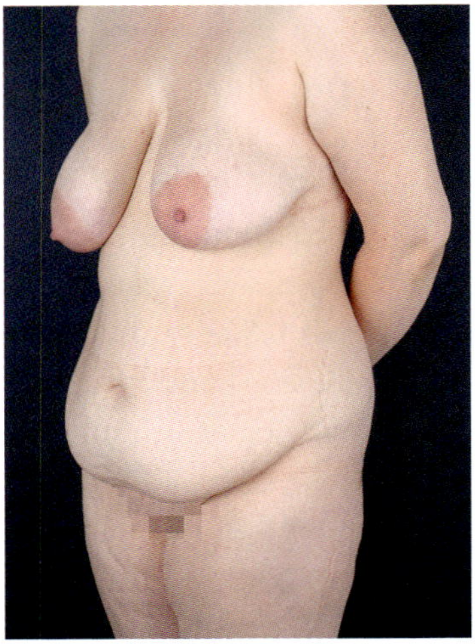

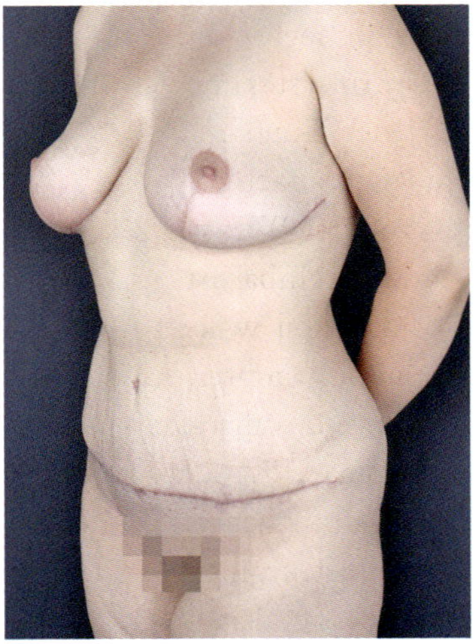

Abbildung 81 und 82: Links vor und rechts nach körperformender Operation. Sichtbar sind objektivierbare Veränderungen, die in der Attraktivitätsforschung mit günstigeren Urteilen korrelieren: weniger Hautüberschuss, klarere Taillen-Hüft-Proportion und glattere Kontur; die Narbe befindet sich in der Heilungsphase.

höhere Lebensqualität und waren deutlich zufriedener mit ihrem Aussehen. Bei den nicht operierten zeigte sich eine Abnahme der Zufriedenheit mit dem eigenen Körperbild, der Sexualität und dem psychosozialen Wohlbefinden.[582] So wird deutlich, dass beispielsweise ein hängender Bauch das Wohlbefinden stark mindert und dass passende Wege zur Rückgewinnung der Lebensqualität existieren.

Plastische Chirurgie und Psychologie schließen sich nicht aus

Zahlreiche Studien, Veröffentlichungen und Kongresse verdeutlichen die hohe Sensibilität für psychische Gesundheit in der Plastischen Chirurgie. Weltweit setzen sich Chirurgen für das Wohl ihrer Patienten ein. Dabei wissen sie, dass eine Operation keine Lösung für seelische Probleme ist. Besonders dann nicht, wenn eine Körperbildstörung vorliegt.

Jeder Eingriff beginnt deshalb mit einem ausführlichen Gespräch. Danach folgt eine genaue Untersuchung. Ziel ist es zu klären, ob der Wunsch des Patienten mit dem realen Aussehen überhaupt vereinbar ist.

Patienten wenden sich an Schönheitschirurgen, wenn sie mit einem bestimmten Aspekt ihres Körpers unzufrieden sind und ihn als störend wahrnehmen. Oft handelt es sich um physiognomische Merkmale, die deutlich sichtbar sind und sich von dem, was als durchschnittlich angesehen wird, unterscheiden. Wenn das nicht der Fall ist, ergibt eine Schönheitsoperation wenig Sinn, da das Ziel in der Regel darin besteht, ein durchschnittliches Aussehen zu erreichen.

Der Erfolg eines Schönheitschirurgen hängt vom Erreichen der Ziele des Patienten ab. Deshalb ist es im Interesse beider, von einer Operation abzusehen, wenn seelisches Leid nicht durch die chirurgischen Möglichkeiten gelindert werden kann.

Ab wann übertreibt man?

Was ist ein übertriebenes Interesse am eigenen Aussehen? Welche physiognomischen Merkmale belasten die Träger wie stark? Muss ein Patient zu einer Narbe stehen, ganz gleich wie lang oder wie breit sie ist? Haare können genetisch bedingt bei manchen Männern schon in jungen Jahren ausfallen, genauso durch Autoimmunerkrankungen, und hier schon im Kindesalter. Da Haare ein Ausdruck von Jugendlichkeit, Gesundheit und Attraktivität sind, haben die Veränderungen einen Einfluss auf unser Selbstbild.

Doch eine Haarpracht ist Lifestyle – das ist die Haltung vieler Krankenkassen. Zugleich wird lichtes Haupthaar häufig als psychische Belastung empfunden. Es kann die Lebensqualität beeinträchtigen[583] und Ängste und Depressionen auslösen.[584] Darf sich ein Mann um Haarausfall Sorgen machen und nach Lösungen suchen, die sein Selbstbewusstsein und Wohlbefinden stärken? Müssen Menschen gleich welchen Geschlechts zu einem kreisrunden Haarausfall oder einer Weißfleckenkrankheit stehen? Ist das nur bei Frauen oder Kindern legitim?

Frauen, deren Brüste so groß sind, dass sie ständig die Blicke auf sich ziehen, fühlen sich häufig unwohl oder belästigt, da sie das Gefühl haben, ihre Privatsphäre werde verletzt. Dürfen sich in solchen Fällen nur erwachsene oder auch 17-jährige Frauen einer Brustverkleinerung unterziehen?

Die Haltung, diese Operationen seien grundsätzlich überflüssig, ist wenig hilfreich. Die Einstellung, die Behandlung sei nur durch oberflächliche Beweggründe motiviert, drängt Betroffenen ein Schuldgefühl auf und verstärkt ihren Leidensdruck.

Häufig wird angenommen, dass ein Beratungstermin bei einem Plastischen Chirurgen zwangsläufig auf psychische Probleme hinweist, unabhängig von einer körperlichen Untersuchung.[585] Dabei wird oft vernachlässigt zu fragen, ob tatsächlich eine sichtbare Veränderung vorliegt, die seelisches Leid verursachen könnte.

Kritiker, die die Plastische Chirurgie betrachten, führen oft Narzissmus und Perfektionismus als Hauptgründe für das Interesse an solchen Eingriffen an.[586] Als Beleg dafür werden etwa Ergebnisse von Umfragen vorgebracht, die unter Psychologiestudentinnen durchgeführt wurden.[587] Wirklich repräsentativ sind diese Umfrageergebnisse allerdings nicht.

Welche Rückschlüsse über die Verwendung von Haarwuchsmitteln unter Frauen können wir denn aus einer Umfrage ziehen, wenn die Befragten nicht unter Haarausfall leiden? Vermutlich nur die, dass die Anwendung von Haarwuchsmitteln nutzlos und unwirksam ist. Das bringt uns zurück zu der Frage: Wie viel Wahrheit steckt in der Behauptung, dass Schönheitschirurgie unnötig sei?

Viele Menschen messen eine medizinische Behandlung daran, ob sie Gesundheit und Lebensqualität nachhaltig steigert. Kritiker bemängeln daher, dass die Schönheitschirurgie keine gesundheitlichen Beschwerden lindert und keine dauerhafte Lösung bietet.

Ein Philosoph namens Maio geht sogar noch einen Schritt weiter. Ein »ästhetischer Chirurg [wäre] dann ein Arzt, wenn er seinem Klienten genau dies sagen würde, dass es eine effektivere und vor allem langfristiger anhaltende Behandlungsmöglichkeit gäbe, nämlich die Arbeit an der eigenen Persönlichkeit. [...] Wenn es der Arzt ernst meint mit der Hilfe für den Patienten, so würde er doch vielmehr darin investieren, den Patienten dabei zu helfen, mehr soziale Kompetenz zu erwerben, weil diese die gleichen ›Wettbewerbsvorteile‹ mit sich brächte und darüber hinaus für den Patienten viel billiger zu bekommen wäre.«[588]

Diese Worte klingen nach einer klaren Ansage. Maio stellt dabei ein gesamtes medizinisches Fachgebiet in Frage. Er kanzelt Ästhetische Chirurgie und Attraktivitätsforschung als nutzlos ab und preist dafür Psychologie oder Psychiatrie als Ersatz. Darin ist er nicht allein. Auch zahlreiche Ärzte und selbst einige Plastische Chirurgen würden wohl der Einschätzung zustimmen, dass Schönheitschirurgie nutzlos und unwirksam ist. Dennoch basiert die

Ästhetische Chirurgie auf wissenschaftlichen Erkenntnissen. Wie passt das zusammen?

Die Vorteile ästhetischer Chirurgie

Zahlreiche Studien zeigen die Vorteile von ästhetischer Chirurgie, beispielsweise bei Straffungsoperationen nach starkem Gewichtsverlust. Eine große Auswertung aller bis 2017 veröffentlichten Daten belegt klare Verbesserungen. Körperliche Leistungsfähigkeit, psychische Gesundheit und soziale Kontakte profitieren spürbar.[589] Oft normalisiert sich auch der BMI.[590]

Besonders deutlich sind die Effekte nach Bauchdeckenstraffungen. Lebensqualität und Selbstwertgefühl steigen. Auch körperliche Aktivität, soziale Beziehungen, psychisches Wohlbefinden und Sexualität verbessern sich.[591] Gleichzeitig stellen Forscher fest, dass Symptome von Depressionen abnehmen.[592]

Auch eine Fettabsaugung verbessert die Lebensqualität erheblich. Wissenschaftler der Ludwig-Maximilians-Universität München fanden heraus, dass Patienten danach zufriedener mit ihrem äußeren Erscheinungsbild und ihrem allgemeinen Gesundheitszustand sind. Zusätzlich erhöht sich die emotionale Stabilität, während Ängste reduziert werden.[593]

Brustverkleinerungen haben ebenfalls nachgewiesene Vorteile. Sie verbessern die psychosoziale, das physische sowie das sexuelle Wohlbefinden.[594] Auch Rückenschmerzen nehmen ab.[595] Große Brüste beeinträchtigen die Wirbelsäulenkrümmung und die Ausrichtung des Kreuzbeins.[596] Eine Brustverkleinerung verbessert die Lungenbelüftung.[597] Zudem unterstützt sie das Erreichen und Halten eines gesunden Körpergewichts.[598] Die Beweglichkeit und sportliche Leistungsfähigkeit, besonders bei intensiven und sprunglastigen Sportarten, nehmen zu. Auch die Belästigung durch unerwünschte Aufmerksamkeit nimmt ab, wodurch die Bereitschaft, Sport zu treiben, steigt. Bruststraffungen verbessern das

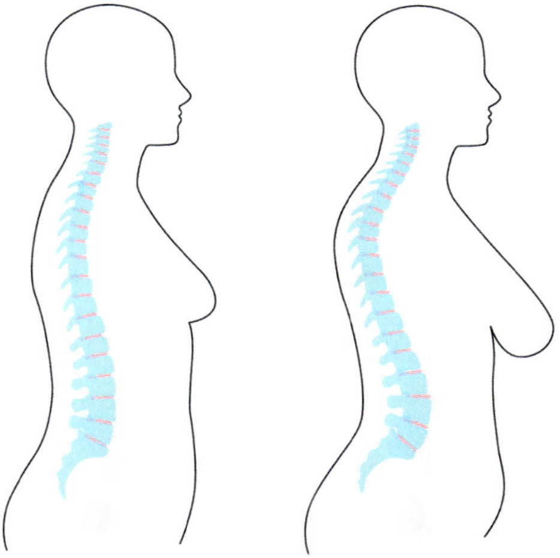

Abbildung 83: Eine große Oberweite kann die Wirbelsäule stark belasten.

Körpergefühl und steigern Lebensqualität und sexuelle Zufriedenheit.[599]

Gesichtsoperationen wie Lidstraffungen, Facelifts oder Nasenkorrekturen erzielen einen sichtbaren Unterschied und steigern die wahrgenommene Attraktivität.[600] Frauen wirken danach nicht nur attraktiver, sondern auch offener, sympathischer und weiblicher.[601] Schlupflidkorrekturen verleihen Menschen ein weniger müdes und trauriges Aussehen. Das wirkt sich positiv auf Stimmung und Gleichgewicht aus. Symptome von Depressionen gehen zurück. Das Selbstwertgefühl steigt deutlich.[602] Patienten fühlen sich jünger, frischer, selbstbewusster und attraktiver. Auch nach Nasenkorrekturen berichten viele von mehr Lebensqualität.[603]

Minimal invasive Behandlungen von Stirnfalten – mit Botox zum Beispiel – führen zu einer Patientenzufriedenheit von fast 95 Prozent, wobei die Mehrheit der Patienten die ästhetischen Ergebnisse als natürlich und vorteilhaft empfindet und die Behandlung als sicher und gut verträglich.[604]

Botox wird oft zur Faltenglättung eingesetzt. Eine Studie mit 200 Teilnehmenden verglich das Mittel mit einem Scheinmedikament. Am Ende fühlte sich die Botox-Gruppe besser als die Gruppe mit dem Nicht-Botox-Medikament. Sie berichtete von höherer Lebensqualität, besserer Laune und mehr Selbstbewusstsein.[605] Die Verbesserung der Lebensqualität und des Selbstwertgefühls ist bis zu sechs Monate nachweisbar, so lange halten die Effekte an.[606]

»Zornesfalten« entstehen, wenn sich bestimmte Gesichtsmuskeln zusammenziehen. Das passiert oft, wenn wir die Augen bei Sonnenlicht zusammenkneifen oder uns stark konzentrieren. Auch bei Ärger oder Besorgnis sind diese Muskeln aktiv. Menschen mit Depressionen zeigen hier eine Besonderheit. Ihre Stirnmuskeln sind häufiger und stärker angespannt.[607]

Wenn sie sich entspannen, fällt es schwerer, Ärger oder Besorgnis zu zeigen. Es wird vermutet, dass die Entspannung dieser Muskeln mit Botox den Informationsfluss vom Gesicht zum Gehirn blockiert. Das könnte dazu führen, dass man bei Depressionen weniger negative Gefühle entwickelt.[608]

Behandlungen, die seelisches Wohlbefinden und Lebensqualität steigern

Unser Gesicht zeigt, wie wir uns fühlen. Doch das funktioniert auch andersherum: Wer lächelt, sendet positive Signale an das Gehirn und fühlt sich dadurch glücklicher. Umgekehrt sorgt ein Stirnrunzeln eher für schlechte Stimmung. Botox entspannt genau diese angespannten Muskeln und sendet dadurch Entspannungssignale ans Gehirn. So ist mit hoher Gewissheit die Wirksamkeit von Botox-Unterspritzungen zur Behandlung von Depressionen belegt.[609] Botox-Unterspritzungen scheinen herkömmliche Psychopharmaka zu übertreffen, da sie wirksamer und nebenwirkungsärmer sind und nur alle drei bis vier Monate angewendet werden müssen.[610]

Viele fundierte Studien bestätigen: Schönheitsoperationen wirken sich positiv aus. Sie verbessern das Wohlbefinden in körperlicher und psychischer Hinsicht.[611] Forschungsergebnisse deuten darauf hin, dass Personen sich nach ästhetischen Operationen gesünder und zufriedener mit ihrem Aussehen fühlen und an Lebensqualität hinzugewinnen.[612]

Die Liste an Forschungsergebnissen, die den Nutzen von Schönheitsoperationen gut belegen, könnte noch fortgeführt werden. Wenn der Nutzen doch eindeutig ist, warum sprechen dann nur Schönheitschirurgen darüber? Wären die Ergebnisse auch so positiv, wenn unbeteiligte Forscher sie durchgeführt hätten?

Auch unabhängige Forscher, wie Psychologen der Ruhr-Universität Bochum und der Universität Basel, haben den Nutzen von Schönheitsoperationen untersucht und kommen zu vergleichbaren Ergebnissen. Ihre Studien zeigen, dass ästhetische Operationen soziale Ängste, Depressionen und Körperbildprobleme mindern und die Lebensqualität verbessern. Zudem steigern Schönheitsoperation die geistige und körperliche Gesundheit, das allgemeine Wohlbefinden, das Selbstvertrauen und das Selbstwertgefühl.[613]

In dieser Studie wurden zwei Gruppen miteinander verglichen. Die erste Gruppe, mit 544 Patienten, führte eine Schönheitsoperation durch. Die zweite bestand aus 264 Personen, die zwar eine Schönheitsoperation in Erwägung zogen, sich aber dagegen entschieden. Die Patienten wurden drei, sechs und zwölf Monate nach der Operation befragt. Zusammenfassend stellten die Psychologen fest, dass Schönheitschirurgie in vielen Bereichen Gutes bewirkt.

Es gibt auch keinen Grund anzunehmen, dass die Erhöhung der allgemeinen Zufriedenheit mit dem äußeren Erscheinungsbild nur vorübergehend ist. Untersuchungen deuten darauf hin, dass auch fünf Jahre nach einer ästhetischen Operation Patienten zufriedener mit ihrem Erscheinungsbild sind und ein höheres Selbstvertrauen aufweisen.[614]

Nicht nur führen Schönheitsoperationen zu einer signifikanten und langfristigen Verbesserung des Körperbildes der Patienten, sie verbessern ebenfalls das Selbstwertgefühl und lindern Ängste sowie Depressionen.[615] Zusammenfassend lässt sich sagen, dass die Vorteile von ästhetischen Operationen in sehr vielen hochwertigen Studien wissenschaftlich gut belegt sind. Sie sind allerdings nur in den Fällen zu erwarten, in denen die Behandlung gerechtfertigt ist und von einem Facharzt für Plastische und Ästhetische Chirurgie fachkundig durchgeführt wird.

Der Nutzen von Schönheitschirurgie über die Steigerung der Attraktivität hinweg, wie gesteigertes Selbstwertgefühl und reduzierte soziale Ängste, ist nicht wegzudiskutieren, eine ausgewogene faktenbasierte Diskussionsgrundlage vorausgesetzt.

Patienten müssen umfassend über die potenziellen Vorteile informiert werden, um fundierte Entscheidungen treffen zu können. Ärzte auf der anderen Seite haben die ethische Pflicht, ihren Patienten wichtige Informationen nicht vorzuenthalten und sowohl die Risiken als auch die positiven Effekte ästhetischer Eingriffe darzustellen.

Lassen Sie uns also die Risiken von Schönheitsoperationen im Licht wissenschaftlicher Forschungsergebnisse betrachten und sicherstellen, dass Patienten stets Zugang zu verlässlichen und umfassenden Informationen haben. Nur so können sie die Vor- und Nachteile eines Eingriffs sorgfältig abwägen und eine fundierte Entscheidung treffen.

4.3 Die Risiken der Schönheitschirurgie

Vor jeder Behandlung steht dieselbe Frage: Überwiegt der Nutzen oder das Risiko? Nachdem in ausführlichen Gesprächen und einer Untersuchung der Nutzen der Behandlung genau abgewogen wurde, bleibt die Aufgabe, das Risiko sorgfältig zu beurteilen, um eine informierte Entscheidung zu treffen.

Die Risiken von Komplikationen sind von verschiedenen Faktoren abhängig. Es gibt drei Dinge, die besonders beeinflussen, ob es nach einer Operation zu Problemen kommt: wie aufwendig der Eingriff, wie alt der Patient und wie gesund er ist. Außerdem spielen die Lebensgewohnheiten eine Rolle sowie die Erfahrung des Chirurgen als auch des gesamten medizinischen Teams.

Viele glauben, dass die Risiken von Schönheitsoperationen oft unterschätzt werden. Laien betonen häufig besonders drastisch die möglichen Gefahren.[616] Kritische Mediziner ziehen teils drastische Vergleiche. Manche stellen das Risiko einer Fettabsaugung dem einer Nierenentfernung gleich.[617]

Selbst das Bundessozialgericht ist der Ansicht, dass »durch medizinisch nicht notwendige ästhetische Operationen [...] oft gravierende Gesundheitsstörungen«[618] entstünden. Was genau bedeutet dabei ›oft‹? Gerichte ziehen Vergleiche mit der »gelegentlichen« Lockerung eines künstlichen Kniegelenks in etwa neun Prozent der Fälle.[619] Wie oft kommt es bei fachgerechten Schönheitsoperationen wirklich zu schweren Komplikationen?

Weniger Risiko für mehr Lebensqualität

Ein Vorteil der Schönheitschirurgie ist die gute Planbarkeit. Die gründliche Vorbereitung einer Operation und der sich anschließenden Erholungsphase ist entscheidend. Anders als in anderen chirurgischen Eingriffen, zum Beispiel bei akuten Verletzungen oder Erkrankungen, bleibt bei Schönheitsoperationen immer genügend Zeit für die Planung. Das reduziert das Risiko des Eingriffs merklich.

Schönheitschirurgen begleiten ihre Patienten in der Regel persönlich durch die Heilungsphase. In anderen chirurgischen Fachbereichen bleibt der Operateur oft anonym, der Patient lernt ihn erst am Tag der Operation kennen und sieht ihn danach selten wieder. Die in der Regel engmaschige Betreuung in der Schönheitschirurgie schafft ein Vertrauensverhältnis, das die Genesung fördert. Eventuelle Komplikationen werden hierbei frühzeitig erkannt.

Bestimmte Verhaltensweisen nach dem Eingriff senken das Risiko für Komplikationen. Wer sich an die ärztlichen Empfehlungen hält, unterstützt den Heilungsprozess. Diese können je nach Art der Operation variieren. Auch gute Hygiene spielt eine wichtige Rolle. Besonders in der Schönheitschirurgie zeigen sich viele Patienten sehr motiviert. Sie wollen ein möglichst perfektes Ergebnis. Diese Haltung fördert eine schnelle und komplikationsarme Heilung.[620]

Viele ästhetische Eingriffe kommen ohne Vollnarkose aus. Sie lassen sich im Dämmerschlaf mit gezielter Betäubung der Nerven durchführen. Das ist sanfter für den Körper und bringt weniger Risiken mit sich. Schönheitschirurgen setzen dafür spezielle Techniken ein, die sich in anderen Bereichen so nicht anwenden lassen.[621] Diese schonende Vorgehensweise verkürzt die Erholungszeit und macht den Eingriff insgesamt angenehmer.[622]

In der Schönheitschirurgie geht es nicht ums Überleben, sondern um ein besseres Leben. Das Ziel ist, die Lebensqualität zu steigern und ein attraktiveres Aussehen zu erreichen. Da es sich nicht um lebensrettende Maßnahmen handelt, gelten höchste Sicherheitsstandards. Liegen gesundheitliche Probleme vor, die das Wagnis erhöhen, wird der Eingriff lieber verschoben. Bei Operationen, die das Überleben sichern, wie am Herzen oder bei Krebs, werden höhere Risiken in Kauf genommen.

Die echten Operationsrisiken

Die Definition eines Operationsrisikos ist nicht immer eindeutig und auch nicht trivial. Die meisten Patienten erleben nach einer Operation eine gewisse Schwellung. Auch blaue Flecken sind unvermeidbare Nebenwirkungen. Diese Reaktionen sind zwar unerwünscht, aber meist harmlos. Nach ein paar Tagen verschwinden sie von selbst. In der Medizin gelten sie deshalb nicht als echte Komplikationen. Ähnlich verhält es sich mit der Gewichtszunahme während einer Schwangerschaft. Sie ist nicht angenehm, aber ganz normal, und vor allem kein Grund zur Sorge.

…plikation ist eine unerwünschte und oft unerwartete
F… Sie kann leicht und vorüber-
g… ıd bleibt bestehen.
I… dass während oder
… ınerwartete Neben-
… e Nebenwirkung bei
… als normaler, wenn-
… riffs angesehen und

… Studien, die mehr als
… Risiken der Fettabsau-
… ɔen dabei Komplikatio-
… ıeinen. Doch nicht alle
… utergüsse treten bei 0,15
… bei 0,1 Prozent.[625] Rund
… Konturunregelmäßigkei-
… können.[626]
… ff können schwere Kom-
… ıten Fall lebensbedrohlich
… ase-Szenario heran, um die
Risiken … Fettabsaugung als eines der
häufigsten und sichersten Verfah… der Chirurgie. Es ist wich-

tig, sich der Risiken bewusst zu sein und sie im Verhältnis zur allgemeinen Sicherheit des Eingriffs zu betrachten.

Eine Untersuchung von nahezu 5000 Patienten, die sich einer Oberlidstraffung unterzogen, zeigte, dass in 0,4 Prozent der Fälle Komplikationen wie Nachblutungen oder Wundheilungsstörungen auftraten.[628] Bei der Untersuchung von fast 5000 Nasenkorrekturen wurde ein Operationsrisiko von weniger als ein Prozent festgestellt.[629] In einer Auswertung von über 70 000 Brustoperationen, darunter Straffungen, Vergrößerungen und Verkleinerungen, lagen die Risiken für Blutergüsse, Entzündungen oder Thrombosen unter zwei Prozent.[630] Bei fast 2500 Operationen zur Korrektur von Männerbrüsten wurde eine Komplikationsrate von weniger als drei Prozent beobachtet.[631] Eine weitere Studie mit fast 8 000 Gesichtsstraffungen ergab ein Operationsrisiko von etwa vier Prozent.[632] Bei der Zusammenfassung von fast 3500 Ohrenkorrekturen traten in 2,5 Prozent der Fälle Nachblutungen, in 0,8 Prozent Entzündungen und in drei Prozent Wundheilungsprobleme auf.[633]

Bei rund 25 000 Bauchdeckenstraffungen wurden Komplikationen in durchschnittlich vier Prozent der Fälle verzeichnet.[634] Das Risiko einer Hautschädigung bei Behandlungen mit Hyaluronsäure liegt zwischen 0,05 und 0,001 Prozent.[635] Bei minimal-invasiven kosmetischen Eingriffen wie Botox-Spritzen oder Mikroneedling sind ernsthafte Komplikationen extrem ungewöhnlich, wenn sie von erfahrenen Fachkräften durchgeführt werden.

Bevor Sie sich für einen Eingriff entscheiden, prüfen Chirurgen in der Plastischen Chirurgie immer genau Nutzen und Risiko. Das Sterberisiko bei kosmetischen Eingriffen beträgt etwa 0,002 Prozent, ist damit minimal.[636]

Um Risiken besser einzuordnen, hilft der Vergleich mit alltäglichen Risiken: Die Sterblichkeit von Frauen während Schwangerschaft und Geburt beträgt etwa 0,004 Prozent.[637] Das Risiko, innerhalb eines Jahres bei einem Verkehrsunfall ums Leben zu kommen, liegt bei 0,003 Prozent.[638] Trotz dieser geringen Werte bleibt jede Operation mit echten Gefahren verbunden.

Doch Zahlen sind nicht alles – wie wir sie interpretieren, beeinflusst unsere Entscheidungen. Menschen nehmen Risiken ganz unterschiedlich wahr. Manche sehen Schönheitsoperationen als reines Risiko ohne jeden Nutzen. In anderen Fällen hingegen werden echte Gefahren ignoriert – obwohl gar kein Nutzen besteht.

Ein Beispiel für vermeidbare Risiken ist das Rauchen. Es verdreifacht das Sterberisiko und kostet im Schnitt zehn Lebensjahre.[639] Starker Alkoholkonsum erhöht die Sterblichkeit um bis zu 35 Prozent und verkürzt das Leben um bis zu fünf Jahre.[640] Schweres Übergewicht steigert das Sterberisiko um etwa 18 Prozent und kann bis zu 20 Lebensjahre kosten.[641] Prozentangaben zeigen nur, wie viel öfter man stirbt, nicht aber wann oder wie lange – deshalb lassen sie sich nicht direkt in Lebensjahre umrechnen.

Diese Zahlen machen deutlich: Jedes vermeidbare Risiko, das keinen Nutzen bringt, ist eines zu viel. Deshalb lohnt es sich, alles dafür zu tun, unnötige Risiken zu vermeiden.

Die Erwartungen an Schönheitschirurgen

Jede Behandlung birgt das Risiko, dass die Erwartungen des Patienten nicht erfüllt werden. Selbst wenn es keine medizinischen Probleme gibt, kann das Ergebnis anders ausfallen als erhofft. Deshalb ist es entscheidend, dass vor der Behandlung in einem ausführlichen Gespräch die Ziele genau festgelegt werden. Für den Erfolg ist es wesentlich, dass der behandelnde Chirurg die Erwartungen des Patienten genau kennt und der Patient versteht, was machbar ist.

Unzufriedenheit entsteht oft, wenn Wünsche und Möglichkeiten nicht zusammenpassen. In der Plastischen Chirurgie raten Experten von Eingriffen ab, wenn die Erwartungen unrealistisch sind. Heikel wird es, wenn hinter dem Wunsch nach Veränderung private Krisen stehen. Auch ein gestörtes Verhältnis zum eigenen Körper ist ein Warnzeichen.

Die Erwartungen an Schönheitschirurgen sind oft höher als in anderen medizinischen Fachgebieten. Dies liegt daran, dass Patienten nicht nur technische Präzision, sondern auch ästhetisch perfekte Ergebnisse erwarten. Das eigentliche Risiko liegt dabei weniger in der Technik selbst. Entscheidend ist, ob der Eingriff die Ziele des Patienten erfüllen kann.

Ein Beispiel verdeutlicht das. Manche glauben, dass eine Fettabsaugung am Bauch automatisch die Haut strafft. Zwar entfernt sie überschüssiges Fett, doch bei schlaffer Haut kann sich das Problem sogar verstärken. Wer das nicht bedenkt, ist nachher enttäuscht, auch wenn medizinisch alles gut verläuft. In solchen Fällen wäre eine Bauchdeckenstraffung sinnvoller.

Selbst der beste Chirurg kann durch eine Fettabsaugung nicht das Ergebnis einer Bauchdeckenstraffung erzielen. Das Risiko von Unzufriedenheit sinkt deutlich, wenn frühzeitig klar ist, was ein Eingriff leisten kann und was nicht. Vorher-Nachher-Bilder helfen, realistische Erwartungen zu fördern und Missverständnisse zu vermeiden.

Die verkannten Risiken: wenig qualifizierte Anbieter

Es klingt selbstverständlich. Risiken bei medizinischen Eingriffen sollen vermieden werden. Ebenso logisch erscheint die Annahme, dass eine gute Ausbildung zu besseren Behandlungsergebnissen führt. Doch was reguliert der Staat strenger: das Führen eines Autos oder das Unterspritzen von Hyaluronsäure?

Tatsächlich dürfen Personen, die lediglich die Heilpraktikerprüfung bestanden haben, ästhetische Behandlungen durchführen. Die einzige Voraussetzung für diese Prüfung ist ein Hauptschulabschluss. Im Gegensatz zur Führerscheinprüfung gibt es weder verpflichtenden Unterricht noch praktische Anleitungen. Eine strukturierte Ausbildung bleibt völlig freiwillig.

Das nötige Fachwissen für eine ausführliche Patientenberatung und die Aufklärung über mögliche Alternativen kann aber unmöglich in wenigen Stunden vermittelt werden. Für eine sichere

Behandlung sind fundierte Kenntnisse der individuellen Gesundheitsrisiken und vorbeugender Maßnahmen unerlässlich. Dazu gehören genaue Kenntnisse der menschlichen Anatomie, der Zellfunktionen, der Gewebeprozesse und des Stoffwechsels. Komplikationen erfordern umfassende medizinische Kompetenz sowie sofort verfügbare Notfallmedikamente wie Hylase und einen ärztlichen Notfallkoffer.

Die heutige Situation erinnert fast an vergangene Zeiten, als Barbiere chirurgische Eingriffe vornahmen. Obwohl die Chirurgie in den letzten 700 Jahren enorme Fortschritte gemacht hat, bewertet der Gesetzgeber die Bedeutung einer fundierten chirurgischen Ausbildung noch immer als zweitrangig. Die Beliebtheit von ästhetischen Behandlungen darf nicht darüber hinwegtäuschen, dass fachliche Kompetenz für optimale Ergebnisse und zur Minimierung von Risiken entscheidend ist.

Die Sorge um die Patientensicherheit ist berechtigt. Doch bisher gefährdet der politische Verzicht auf eine notwendige akademische Ausbildung und eine entsprechende Facharztausbildung die Qualität der Behandlungen. Die Unterschiede zwischen qualifizierten Ärzten und weniger ausgebildeten Anbietern sind gravierend. Politische Maßnahmen dagegen waren bislang unzureichend.

Diese Missstände bestehen schon so lange, dass es wahrscheinlicher ist, dass Fortbildungspunkte für Heilpraktiker eingeführt werden, bevor eine umfassende, sechsjährige universitäre Ausbildung zum Standard in der ästhetischen Chirurgie wird. Am Ende liegt es am Patienten, die Kompetenz und das Fachwissen seines Schönheitschirurgen einzuschätzen und einen gut ausgebildeten und qualifizierten Arzt zu finden.

In Deutschland darf sich nämlich jeder Arzt, ungeachtet seiner Spezialisierung, Schönheitschirurg nennen und ästhetische Operationen anbieten. Nicht die Operationsrisiken sind das größte Problem, sondern dass das Bundesverfassungsgericht die sogenannte Berufsausübungsfreiheit höher gewichtet als die Sicherheit der Patienten. Politiker und besonders Gesundheitsminister neigen dazu, unpopuläre Themen zu meiden. Dass Schönheitschirurgie von ihnen als unangenehmes Thema betrachtet wird, hat seinen Grund. Ihr haftet ein anrüchiges Stigma an. Warum das so ist, sehen wir uns im nächsten Kapitel an.

4.4 Was Schönheitschirurgie und Pornografie verbindet

In Gesprächen betonen die meisten Menschen, dass das äußere Erscheinungsbild für sie nebensächlich sei. Wenn die Rede auf meinen Beruf als Schönheitschirurg kommt, versichern viele, keine Schönheitsoperationen zu benötigen. Wenn wir unter uns sind, wird manchmal heimlich gefragt, ob nicht doch eine kleine Verbesserung möglich wäre.

Schönheitsoperationen bei Prominenten werden ähnlich wie Liebesaffären in den Medien gern als Skandal dargestellt. Sowohl Schönheitschirurgie als auch Pornografie und Sexualität sind tabuisierte und skandalträchtige Themen, die trotz öffentlicher Missbilligung eine geheime Faszination besitzen und eine gesellschaftliche Doppelmoral offenbaren.

Ein gesunder Lebensstil umfasst oft Praktiken, die nicht immer von der Gesellschaft goutiert werden. Besonders die Sexualität ist ein heikles Thema, obwohl wissenschaftliche Studien zeigen, dass gesunde Sexualität das physische und psychische Wohlbefinden verbessert.[642]

Schönheitsrituale und Sexualität sind umstrittene Themen, die das persönliche und soziale Leben unterschiedlich beeinflussen können. Genau wie regelmäßige sexuelle Betätigung die Gesundheit fördert, können maßvoll eingesetzte Schönheitsrituale das Wohlbefinden steigern. Beide Themen sind oft mit gesellschaftlichen Vorurteilen behaftet, obwohl sie bei angemessenem Umgang positive Effekte auf das Wohlbefinden haben können.

Schönheitsrituale sind ein fester Bestandteil unseres täglichen Lebens, ob wir uns dessen bewusst sind oder nicht. Sie beginnen morgens mit der Rasur für die Herren oder dem Schminken für die Damen. Zu den täglichen Schönheitsroutinen zählen zudem das

Pflegen der Haare, das Trimmen der Augenbrauen, das Rasieren von Achseln, Beinen und Armen sowie die Intimpflege.

Make-up, das Färben der Haare, das Lackieren der Fingernägel und andere Kosmetikprodukte spielen eine Rolle, ebenso wie die Wahl der Kleidung, die Körperhygiene sowie sportliche Betätigung oder das Einhalten einer Diät. Darüber hinaus greifen viele auf Vitamine für schöne Nägel, schöne Haut oder schöne Haare zurück. Viele von uns betrachten diese alltäglichen Handlungen nicht explizit als Schönheitsrituale, sondern vielmehr als selbstverständlichen Teil unseres Tagesablaufs.[643]

Die Normalität der Attraktivitätssteigerung

Umfrageergebnisse von fast 100 000 Teilnehmern aus 93 Ländern zeigen, dass Bemühungen zur Steigerung der eigenen körperlichen Attraktivität weltweit verbreitet sind. Nur 0,003 Prozent der Frauen und Männer unternehmen nichts, um ihr Erscheinungsbild zu verbessern. Nur ein Prozent der Befragten, darunter etwa die Hälfte Männer, berichtet, weniger als zehn Minuten pro Tag damit zu verbringen, die eigene Schönheit zu steigern.

Im Gegensatz dazu geben 99 Prozent der Menschen an, mehr als zehn Minuten täglich mit der Verschönerung ihres äußeren Erscheinungsbildes zu verbringen. Durchschnittlich investieren die Menschen etwa vier Stunden pro Tag in ihre Verschönerung.[644] Ein weiteres Beispiel für diese Bemühungen ist die Verwendung von Haarfärbemitteln, die von 70 Prozent der Frauen in den USA genutzt werden.[645]

In einigen Diskursen wird behauptet, dass Männer im Kontrast zu Frauen sich vergleichsweise wenige Gedanken über die Steigerung ihrer Anziehungskraft machen. Doch Untersuchungen zeigen, dass sowohl Frauen als auch Männer ähnlich viel Zeit damit verbringen, ihr Aussehen zu optimieren. Das tun Frauen mehr mit der Verwendung von Kosmetik und Make-up, während Männer intensiver durch körperliche Übungen an ihrer äußeren Erscheinung arbeiten.[646]

Weltweit nutzen die meisten Menschen täglich einen erheblichen Teil ihrer Zeit zur Verschönerung ihres Aussehens. Sexualität und Schönheitspflege teilen die Eigenschaft, im Alltag der Menschen eine selbstverständliche, allgegenwärtige und regelmäßige Rolle zu spielen. Beide Aspekte sind tief in den täglichen Routinen verankert und werden weltweit von den meisten Menschen selbstverständlich praktiziert.

Viele argumentieren, dass sich Schönheitsrituale und -operationen nicht vergleichen lassen. Das Auftragen von Kokosöl gegen Schwangerschaftsstreifen ist nicht dasselbe wie eine Bauchdeckenstraffung. Schon der Begriff Bauchdeckenstraffung ist eine starke Vereinfachung, da er verschiedene Techniken umfasst. Kokosöl soll Dehnungsstreifen und schrumpeliger Haut vorbeugen. Die Bauchdeckenstraffung behandelt überschüssige Haut. Beide Maßnahmen bezwecken, die Attraktivität zu erhalten oder wiederherzustellen.

Ein Push-up-BH oder eine Bruststraffung zielen darauf ab, die Attraktivität zu erhöhen, da eine hängende Brust allgemein als unattraktiv gilt. Vitamine gegen Haarausfall und eine Haartransplantation haben ebenfalls das primäre Ziel, die Attraktivität zu steigern, da schütteres Haar als wenig anziehend empfunden wird.

Trotz der Unterschiede in Wirksamkeit, Dauerhaftigkeit, Kosten und Risiken verfolgen alle Maßnahmen das gleiche Ziel: die Steigerung der Attraktivität. Die gesellschaftliche Akzeptanz des Ziels, die Attraktivität zu steigern, hängt von der angewandten Maßnahme ab. Während das Haare-Färben als ganz normal wahrgenommen wird, werden Frauen, die sich einer Schönheitsoperation unterziehen, als eitel und moralisch fragwürdig wahrgenommen.

Untersuchungen zeigen, dass Menschen, von denen angenommen wird, dass sie sich einer Schönheitsoperation unterziehen möchten, hinsichtlich moralischer und menschlicher Eigenschaften schlechter bewertet werden.[647] Die Gesellschaft hat oft strenge moralische Vorstellungen darüber, was als »gute« oder »schlechte« Weiblichkeit gilt.

Frauen, die sich für Schönheitsoperationen entscheiden, so die Mehrheitsmeinung, verletzen diese moralischen Grenzen und gehören somit in die Kategorie der »schlechten« Frauen eingeordnet, zu denen auch Pornostars gehören könnten.[648] Dabei braucht sich niemand dafür zu schämen, dass sie oder er nach mehr Attraktivität strebt, denn 99,997 Prozent der Menschen unternehmen täglich etwas, um attraktiver zu wirken.

Die Empörungselite

Lust und Sexualität werden in puritanisch-konservativen Kreisen moralisch abgelehnt und oft mit Pornografie in Verbindung gebracht. Die Steigerung der Attraktivität führt zu einer größeren sexuellen Anziehung. Aus verschiedenen Gründen, die im Folgenden noch beleuchtet werden, sehen Kritiker Schönheitschirurgie als unmoralisch. Dies mag erklären, warum sie mit Pornografie assoziiert wird.

Der Erfolg von Pornodarstellerinnen hängt natürlich mit Attraktivitätsmerkmalen zusammen.[649] Die Gleichsetzung von Attraktivität mit sexueller Anziehungskraft ist jedoch eine einseitige, stereotype Vereinfachung.

Attraktive Menschen haben es, wie wir festgestellt haben, leichter, einen Lebenspartner zu finden, und leben öfter in Beziehungen. Personen, die sich selbst als attraktiver einschätzen, neigen dazu, mehr Sexualpartner zu haben und zeigen eine höhere Promiskuität.[650] Doch Promiskuität und Untreue hängen von vielen weiteren Faktoren ab, wie etwa der Integrität oder Religiosität.

Es gibt keine Hinweise darauf, dass attraktive Menschen weniger integer oder religiös sind. Studien legen vielmehr nahe, dass attraktive Menschen in höherem Maß so wahrgenommen werden.[651] Außerdem gibt es Unterschiede zwischen der Selbstwahrnehmung und Fremdwahrnehmung der Attraktivität. Die Verbindung von

Schönheitschirurgie und Pornografie ist demnach eine grobe Verzerrung, die sich mit den wissenschaftlichen Grundlagen der Ästhetischen Chirurgie nicht in Einklang bringen lässt.

Ein schöner Aspekt des Berufs eines Schönheitschirurgen ist, dass man mit vielen unterschiedlichen Berufsgruppen zu tun hat. Es gibt kaum eine Berufsgruppe, die mir nicht schon einmal in einem Beratungsgespräch begegnet wäre. Da sind sowohl ärztliche Kollegen, Psychologen, Rechtsanwälte, Geschäftsführer als auch Bäcker, Einzelhandelskaufleute oder Profisportler. Auch Schauspieler und Musiker lassen sich beraten, um Alterserscheinungen abzumildern oder störende Körperkonturen zu korrigieren. Viele sind an Schönheitseingriffen interessiert, dennoch wird die Schönheitschirurgie stark stigmatisiert.

Wissenschaftliche und sachliche Diskussionen über das Thema Schönheitschirurgie helfen, Tabus zu durchbrechen, und schaffen Raum für eine aufgeklärte und respektvolle Auseinandersetzung mit den individuellen Entscheidungen der Betroffenen.

Gegner dieser Offenheit warnen jedoch davor, dass eine solche Transparenz die Nachfrage nach Schönheitsoperationen stark ansteigen lassen könnte, vor allem unter jungen Menschen, die sich besonders stark von gesellschaftlichen Schönheitsidealen beeinflussen lassen würden. Sie fürchten, dass dies zu einer unkontrollierten Zunahme an Eingriffen führen könnte, da die Hemmschwelle sinkt und ästhetische Operationen als normal oder sogar notwendig angesehen werden. Doch erleben wir nicht bereits eine solche explosionsartige Zunahme in der Schönheitschirurgie?

4.5 Selbstoptimierung boomt

Die Schönheitschirurgie ist immer für eine aufgeregte Berichterstattung mit anschließender Empörungswelle gut: »Mehr als 20 000 Brustvergrößerungen und 55 000 Botox-Behandlungen bei Minderjährigen im Jahr 2022 – eine ganze Generation im Schönheitswahn«. So oder ähnlich mag die Überschrift eines Reporters gelautet haben, der mich im Sommer 2023 zu einem Telefoninterview einlud. Er suchte offensichtlich eine weitere Bestätigung für seine These, dass der Trend zur Selbstoptimierung sich wie ein Virus ausbreite, erst recht zu Pandemiezeiten. Dabei glaubte er, die Bestätigung in der Statistik der Fachgesellschaft gefunden zu haben.

Zwar sind die genannten Zahlen für 2022 richtig, aber die kontextlose Veröffentlichung führt zwangsläufig zur Bestätigung von Stereotypen. Wer sich richtig informiert, erfährt, dass nur ein Prozent der Frauen, bei denen Brustvergrößerungen durchgeführt werden, jünger als 18 Jahre ist. Die drei häufigsten Gründe für eine Brustvergrößerung bei Minderjährigen sind angeborene schlauchartige Verformungen der Brüste, schwere Asymmetrien und eine genetisch bedingte Unterentwicklung der Brust.

0,6 Prozent der Botox-Behandlungen werden bei Minderjährigen durchgeführt. Die Botox-Unterspritzung wird auch zur Behandlung von Zähneknirschen, unwillkürlichen Muskelkontraktionen im Gesicht, Migräne oder übermäßigem Schwitzen durchgeführt. Der Grund der Unterspritzung ist der Statistik der Internationalen Gesellschaft für Ästhetisch-Plastische Chirurgie (ISAPS) jedoch nicht zu entnehmen.

Anstieg der chirurgischen Eingriffe

Die Zahlen dieser Fachgesellschaft stammen aus einer weltweiten Umfrage zu ästhetischen Eingriffen. Auch ich bekomme regelmäßig Einladungen, daran teilzunehmen. Im Jahr 2022 haben sich rund vier Prozent der 25 000 angeschriebenen Plastischen Chirurgen daran beteiligt. Das entspricht etwa 1000 Ärzten.[652]

Wir wissen nicht, warum 96 Prozent der Angeschriebenen nicht geantwortet haben. Deshalb lässt sich nicht sicher sagen, ob die Ergebnisse ein umfassendes oder repräsentatives Bild liefern. Die Umfrage richtet sich an Ärzte und bittet sie, rückblickend ihre Behandlungen aus dem vergangenen Jahr zu schildern. Sie sollen angeben, welche ästhetischen Verfahren sie bei Männern und Frauen durchgeführt haben.

Eine Rückschau auf ein ganzes Jahr ist oft ungenau. Zum Vergleich: Viele Menschen können sich ohne Aufzeichnungen kaum daran erinnern, wie oft sie im letzten Jahr Sport gemacht haben.

Die internationale Fachgesellschaft meldet, dass die Zahl der chirurgischen Eingriffe zwischen 2021 und 2022 weltweit um 17 Prozent gestiegen ist. Bei nichtchirurgischen Eingriffen lag das Plus bei sieben Prozent. Etwa 86 Prozent dieser Verfahren werden von Frauen in Anspruch genommen. Die fünf häufigsten nichtoperativen Behandlungen sind Botulinumtoxin, Hyaluronsäure, Laserhaarentfernung, chemisches Peeling und nichtchirurgische Fettreduktion.

Zu den fünf am häufigsten durchgeführten Operationen bei Frauen zählen Brustvergrößerungen, Bauchdeckenstraffungen und Bruststraffungen. Bei Männern stehen Korrekturen der Männerbrust und Nasenkorrekturen im Vordergrund. Auch die Fettabsaugung ist eine gängige Technik und kommt bei vielen Eingriffen zum Einsatz. Sie ist zum Beispiel Teil der Bauchdeckenstraffung und der Korrektur der männlichen Brust.

Es geht nicht nur um Ästhetik

Einige Kritiker bemühen manchmal eigenwillige Statistiken. So bemängelt die Soziologin Maasen etwa das Wachstum der Schönheitschirurgie: Nach dem Zweiten Weltkrieg gab es in den USA nur etwa 100 Plastische Chirurgen. Heute sind es rund 5000.[653] Das ist zweifelsohne eine beeindruckende Statistik. Aber was sagt sie über die Schönheitschirurgie aus?

Wer solche Zahlen unkritisch interpretiert, übersieht mehrere entscheidende Punkte. Plastische Chirurgen führen nicht nur Schönheitsoperationen durch. Sie behandeln auch Handverletzungen, Verbrennungen und führen komplexe mikrochirurgische Eingriffe aus. Seit 1950 hat sich die Bevölkerung verdoppelt. Zugleich sind die Anforderungen an Qualität und Sicherheit heute wesentlich höher als damals. Ohne zusätzliche Fachkräfte könnten moderne Standards in Bereichen wie Gesundheit oder Bildung gar nicht erreicht werden. Wie sinnvoll wäre beispielsweise der reine Vergleich von Hochschulprofessoren in Deutschland von etwa 2000 im Jahr 1953 mit rund 50 000 im Jahr 2020?[654]

Der Berichterstattung fehlt es häufig an Anerkennung der Leistungen der Schönheitschirurgie. Dabei gehört die Ausbildung zum Plastischen Chirurgen zu den anspruchsvollsten und längsten in der Medizin. Fachgesellschaften legen weltweit höchsten Wert auf patientenorientierte ethische Standards. Sicherheit und Wohlbefinden der Patienten stehen dabei immer im Mittelpunkt.

Dass heute mehr Schönheitsbehandlungen stattfinden als vor 70 Jahren, liegt nicht an der gestiegenen Zahl der Chirurgen. Vielmehr haben technische Innovationen und medizinischer Fortschritt neue Möglichkeiten geschaffen. Frühere Behandlungsmethoden sind zudem sicherer, effektiver und erschwinglicher geworden. Auch gesellschaftliche Veränderungen spielen eine wesentliche Rolle.

Themen wie Gleichberechtigung, Diversität, mentale Gesundheit, Work-Life-Balance und bewusste Ernährung sind wichtiger geworden. Dazu gehört auch, dem eigenen Aussehen größere Aufmerksamkeit zu schenken. Unverändert ist, dass attraktive und gesunde Menschen erfolgreicher sind und zufriedener wirken, damals wie heute. Die Ursachen für diese wachsende Aufmerksamkeit für Attraktivität und mentale Gesundheit liegen in der Entwicklung der Gesellschaft seit der Industrialisierung.

In unserer mobilen Gesellschaft bietet das Internet unzählige, vielfältige Chancen, interessante Menschen kennenzulernen. Gerade jüngere Menschen schätzen das. Viele glauben, dass eine größere Auswahl potenzieller Partner die Chancen erhöht, den Traumpartner zu treffen. Dating-Apps vernetzen uns weltweit und eröffnen ungeahnte Horizonte. Doch ist es wirklich immer von Vorteil, so viele Optionen zu haben?

Wie zufrieden sind wir tatsächlich, wenn uns unzählige Optionen offenstehen? Studien zeigen, dass Menschen oft unterschätzen, wie schnell eine breite Palette an Wahlmöglichkeiten zur Belastung wird.[655] Zu viele Wahlmöglichkeiten können überwältigen und zu Stress und Unzufriedenheit führen. Die Entscheidungsfindung belastet und das Glücksempfinden wird gemindert.

Wenn Entscheidungen schwierig werden, suchen Menschen oft nach einfachen Lösungen. Dann geht es schnell um Verbote oder bewussten Verzicht. Die Reduzierung der Vielfalt unserer modernen Welt ist also nicht zielführend und bewältigt nicht die zugrunde liegenden Herausforderungen. Wir müssen anerkennen, dass bei einem großen Spektrum potenzieller Partner objektive Attraktivitätsmerkmale eine entscheidende Rolle spielen. Diese Vorlieben verstärken oft den Konkurrenzdruck bei der Partnersuche. Gleichzeitig ist es nicht leicht, solche tief verankerten Präferenzen allein durch bewusste Entscheidungen zu verändern. Deshalb braucht es andere Strategien.

Ein möglicher Weg führt über den Fokus auf echte Begegnungen. Unsere soziale Kapazität ist begrenzt. Wir können nicht unbegrenzt viele Kontakte aufrechterhalten. Studien zeigen, dass unser Gehirn nur eine bestimmte Anzahl an Beziehungen gut verarbeitet. Auch Zeit und Nähe spielen eine Rolle. Dadurch wird die Auswahl automatisch kleiner. Wenn weniger zählt, was wir auf Profilbildern sehen, gewinnen andere Dinge an Bedeutung. Gemeinsame Werte. Ähnliche Interessen. Passende Persönlichkeiten. Das kann helfen, Entscheidungen zu erleichtern und sich zufriedener zu fühlen.

Vergleichen im Überfluss

Die größere Bevölkerungsdichte und die Digitalisierung führen notwendigerweise dazu, dass der Mensch von heute sich mehr mit anderen vergleicht. Wir vergleichen uns unablässig auf der Suche nach dem schönsten Hotel, den günstigsten Flug, dem besten Schnäppchen, dem besten Restaurant, dem besten Arbeitgeber, der das beste Gehalt oder den meisten Urlaub bietet. Menschen suchen nach dem Lebenspartner, der ihren Vorstellungen und Erwartungen am besten entspricht.

Im digitalen Zeitalter sind wir viel mehr Bildern ausgesetzt als jemals zuvor. Es liegt in der Natur des Menschen, sich mit anderen zu vergleichen, sei es in Bezug auf körperliche Merkmale, Fähigkeiten, Erfolge oder andere Aspekte des Lebens. Durch den Vergleich mit anderen definieren Menschen oft, wer sie sind und wo sie in der Gesellschaft stehen. Generell wird Attraktivität im Verhältnis zu anderen potenziellen Partnern bewertet. Die Attraktivität des Umfeldes kann bei der Partnersuche einen Konkurrenzdruck hervorrufen.

In einer perfekten Welt würden wir uns wahrscheinlich alle einen Partner wünschen, der in sämtlichen Bereichen glänzt – ob Intelligenz, Kreativität, Humor oder Attraktivität. Doch in der Realität spielt der sogenannte Paarungswert eine entscheidende Rolle. Dieser Begriff beschreibt unseren »Marktwert« auf dem Beziehungsmarkt und beeinflusst maßgeblich, welche Erwartungen und Vorlieben wir bei der Partnerwahl entwickeln.

Menschen mit einem hohen Paarungswert können es sich erlauben, wählerischer zu sein, wenn es um potenzielle Partner geht. Vereinfacht gesagt: Je attraktiver wir sind, desto höher setzen wir die Messlatte für unseren Wunschpartner. Gleichzeitig gilt, dass diejenigen, die sich einen Partner leisten können, der in allen Eigenschaften herausragend ist, oft selbst mit ähnlichen Qualitäten ausgestattet sind.

Allerdings gibt es hierbei auch eine Kehrseite: Wer einen besonders begehrten Partner wählt, geht automatisch gewisse Risiken ein. Je attraktiver ein Partner ist, desto höher ist auch sein eigener »Marktwert« – und desto größer ist oft die Konkurrenz. Partnerschaften, in denen einer der beiden Partner als deutlich attraktiver wahrgenommen wird, sind deshalb anfälliger für Probleme wie Untreue und können schneller auseinanderbrechen.

Alltägliches Vergleichen und Konkurrenzdruck

Wie stark Konkurrenzdruck das Leben prägt, ist am Stellenwert von Mode in großen Metropolen wie Berlin, Paris oder London zu erkennen. Die Menschen in ländlichen Gebieten gehen mit solchen Dingen ganz anders um. Dies liegt an der dichten Bevölkerung, dem intensiven Wettbewerb und dem reichhaltigen Angebot.

In städtischen Gebieten gibt es mehr potenzielle Partner als auf dem Land, was den Konkurrenzdruck erhöht. Studien zeigen, dass in Städten die Bedeutung der physischen Attraktivität durch den stärkeren Wettbewerb zunimmt. Dies wirkt sich stärker auf das Wohlbefinden von Frauen in Städten aus als in ländlichen Regionen, wo der Wettbewerb geringer ist.[656]

Medien und soziale Netzwerke spielen ebenfalls eine größere Rolle. Der Konkurrenzdruck wächst durch Urbanisierung, Bevölkerungszunahme und Globalisierung in allen Bereichen des Lebens, auch bei der Partnersuche. In Ländern mit einem Männerüberschuss ist der Wettbewerb noch intensiver.

4.6 Schönheitsideal und Wirklichkeit

Maßnahmen zur Verbesserung des äußeren Erscheinungsbilds werden in den Medien häufig mit seltenen und höchst außergewöhnlichen chirurgischen Eingriffen gleichgesetzt. Beispiele hierfür sind die Amerikanerin Cindy Jackson, die sich einer Vielzahl von ästhetischen Behandlungen und Operationen unterzog, oder das deutsche Fotomodell Angela Vollrath, die sich selbst zur »Miss Barbie« erklärte und bis heute versucht, sich durch zahlreiche Schönheitsoperationen ihrem Vorbild anzunähern. Dazu wird gerne berichtet, dass Menschen sich bei einem Plastischen Chirurgen vorstellen mit dem Bild eines Influencers oder Fotomodels in der Hand und sagen: »Bitte schön, so will ich aussehen.«

Solche Vorfälle sind Ausnahmen, doch die Kolportage bekommt umso mehr Aufmerksamkeit. Der unvorbereitete Beobachter wird dabei manchmal auf den abwegigen Gedanken gebracht, Plastische Chirurgen würden ein Schönheitsideal nach einer standardisierten Vorlage schaffen. Andere Beispiele sind Patienten wie Jenke von Wilmsdorff geschuldet, der sich zunächst nur eine Gesichtshälfte straffen ließ, oder Mary Magdalene mit ihren maßlos großen Silikonbrüsten. Letztere will vermutlich um jeden Preis in der bunten Presse Aufsehen erregen und damit ihren Lebensunterhalt bestreiten.[657]

Der Voyeurismus des Boulevards

In derlei Berichten sehen Kritiker ihre Auffassung bestätigt, dass jegliches Streben nach gesteigerter Attraktivität und Akzeptanz durch andere ein Anzeichen psychischer Störungen ist. Unglücklicherweise finden sich immer Chirurgen, um solche Eingriffe durchzuführen, im verzweifelten Versuch, etwas von dem fragwürdigen Ruhm und Aufsehen abzubekommen. Doch diese grotesken Beispiele färben ab – und zwar auf alle anderen Patienten, die nach-

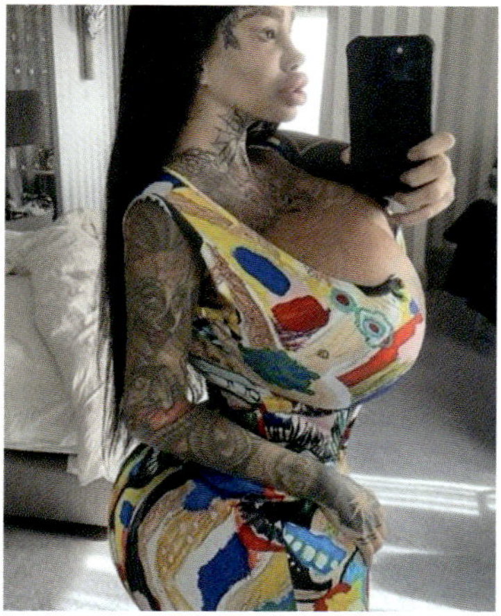
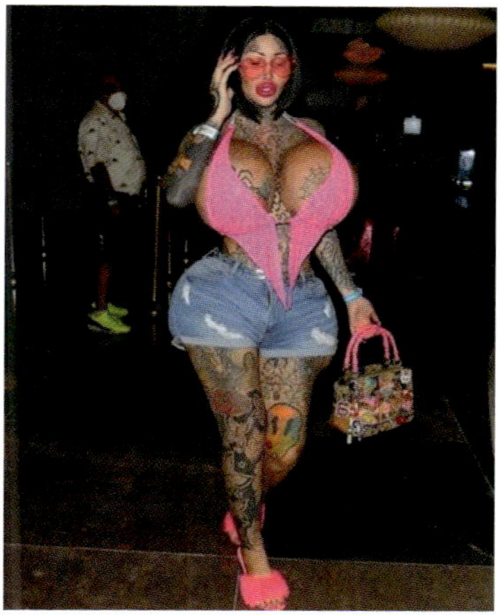

Abbildung 84 und 85: Mary Magdalene, die bisher 100 000 Dollar für Schönheitsoperationen ausgab.

vollziehbare Beweggründe haben, sowie Chirurgen, die bei jedem Patienten eine gewissenhafte Risikoabwägung durchführen.

Die sensationslüsterne Fokussierung auf diese Beispiele lenkt davon ab, dass die Ziele der allermeisten Patienten eines Plastischen Chirurgen ganz anders gelagert sind. Jene streben nicht nach körperlicher Vollkommenheit oder einem Schönheitsideal. Ihr Wunsch ist kein makellos schöner und perfekter Modelkörper. Die meisten möchten ihr Aussehen durch die Korrektur eines bestimmten Makels verbessern. Die weit überwiegende Mehrheit der Patienten hat nachvollziehbare Erwartungen und realistische Ziele.

Ja, es gibt sie, die Patienten, die ihr Aussehen mit dem von Modemodellen, Hollywood-Prominenten oder Superstar-Athleten vergleichen. Doch skurrile Fallberichte haben die Tendenz, sich in den Medien schnell zu verbreiten, weil sie eine gewisse Sensationslust befriedigen. Dabei kommen kuriose Anekdoten auch in meinem Arbeitsleben vor: So bekam ich etwa eine Anfrage von einem männlichen Patienten, ihm mit einem Silikonkissen zu einem Schwangerschaftsbauch zu verhelfen. Bei anderen merkwürdigen

Anfragen ging es beispielsweise um die Entfernung der Schlüsselbeine oder des Bauchnabels.

Die Reduzierung der Plastischen Chirurgie auf solche Anekdoten befriedigt zwar die Sensationslust, führt aber zu einer oberflächlichen Wahrnehmung dieser komplexen medizinischen Fachrichtung und ihrer Patienten. Anekdoten sind Einzelfälle und spiegeln naturgemäß nicht die überwiegende Arbeit für die Mehrheit der Patienten wider.

»Unauffälligkeitsideal« statt Schönheitsideal

Auch bei kieferorthopädischen Behandlungen geht es nicht um ein unerreichbares Schönheitsideal. Bei der Mehrheit der kieferorthopädischen Behandlungen stehen ein schönes Lächeln und die Steigerung der Attraktivität an erster Stelle.[658] Menschen entscheiden sich für die Entfernung störender Warzen oder großer behaarter Muttermale im Gesicht, um ein ästhetisch ansprechenderes Erscheinungsbild zu erlangen.

In beiden Fällen geht es darum, einen Makel zu beheben und natürliche Schönheit zu betonen, und nicht um Selbstoptimierung. Gesichter ohne Warzen oder Gebisse ohne Zahnlücken entsprechen einem durchschnittlichen Aussehen. Die Verbindung zwischen »Natürlichkeit« und »Durchschnittlichkeit« besteht darin, dass in beiden Fällen ein gewisses Maß an Unauffälligkeit angestrebt wird.

Viele Menschen erleben Veränderungen ihres Körpers, die sichtlich ihre Attraktivität beeinträchtigen und nicht auf genetische und verletzungsbedingte Veränderungen zurückzuführen sind. Einschränkungen der Attraktivität können durch die Veränderung der Lebensumstände verursacht werden.

Ob beruflich oder privat, Stress kann dazu führen, dass Menschen weniger Zeit finden, Sport zu treiben und Glücksgefühle stattdessen durch vermehrte Nahrungsaufnahme suchen. Wem es gelingt, sich mit Willenskraft aus diesem Teufelskreis zu befreien, findet zu einem gesunden Lebensgefühl und Körpergewicht zurück. Menschen die 30 bis 50 Prozent ihres Körpergewichts verloren haben, leiden unter hängender Haut. Diese Veränderungen sind nicht mit einer Schwankung des Körpergewichts um vier oder fünf Kilogramm zu vergleichen.

Ausgeprägte Hautüberschüsse wirken sich negativ auf das soziale Leben, das Selbstbewusstsein und das Sexualleben aus.[659] Der Bauch, die Innenseiten der Oberschenkel, die Brüste und die Oberarme gehören zu den häufigsten Regionen körperlicher Beschwerden nach starkem Gewichtsverlust.[660]

Auch nach einer Schwangerschaft durchleben viele Frauen erhebliche Veränderungen an ihrem Bauch. Für Menschen, die nie schwanger waren oder bei denen sich die Veränderungen in jungen Jahren zurückgebildet haben, sind diese Veränderungen oft unbekannt. Frauen, die Mehrlingsschwangerschaften hatten oder mehrfach schwanger waren und ein schwaches Bindegewebe haben, können unter Schwangerschaftsstreifen und stark schlaffer Haut leiden.

Solche Unterschiede zum natürlichen Durchschnittsbild können den Wunsch nach einer Behandlung wecken. Auch hier spielen Schönheitsideale keine Rolle. Die positiven Auswirkungen, die Bauchdeckenstraffungen bei den Betroffenen erzielen, sind gut belegt und wurden in diesem Kapitel bereits erläutert.

Die Rolle der Attraktivität im Alter

Die Attraktivität verändert sich auch mit dem Alter. Viele sind der Ansicht, dass der Wunsch nach einem jüngeren Aussehen rechtfertigungspflichtig sei oder dass Attraktivität im Alter keine Bedeutung mehr habe. Dabei ist ein Friseurbesuch, Make-up oder das Tragen von Parfum ist für viele Menschen fortgeschrittenen Alters alles andere als belanglos. Im Gegenteil, diese scheinbar kleinen Gesten der Pflege und des persönlichen Wohlbefindens können eine erhebliche Bedeutung haben. Sie fördern die Selbstachtung und tragen dazu bei, dass sich die Patientinnen und Patienten wohler fühlen.

Eine halbe Stunde pro Tag: So viel mehr Zeit investierten 60-jährige Frauen im Vergleich zu Frauen Mitte 40, um ihr äußeres Erscheinungsbild zu verschönern. Zum Vergleich: Junge Frauen im Alter von 18 Jahren investierten im Durchschnitt täglich eine Stunde mehr in die Verschönerung ihres Äußeren als Frauen Mitte 40.[661]

Menschen jeden Alters streben danach, attraktiv auszusehen. Studien zeigen, dass Frauen ab etwa 40 Jahren jünger wirken, wenn sie Make-up tragen. Im direkten Vergleich erscheinen sie jugendlicher als gleichaltrige Frauen, die darauf verzichten.[662] Unterdessen belegen Forschungsergebnisse, dass Menschen, die sich selbst für attraktiv halten, meist von einer besseren Gesundheit berichten.[663] Menschen zwischen dem 50. und 60. Lebensjahr, die sich gesünder fühlen, bleiben es auch länger.[664]

Das gefühlte Alter eines Menschen entspricht oft nicht seinem Geburtsdatum. Wer sich jünger fühlt, ist tatsächlich körperlich und geistig häufig in besserer Form. Diese Personen berichten von größerer Zufriedenheit, weniger Stress und haben sogar nachweislich ein geringeres Sterblichkeitsrisiko.[665]

Forschungen weisen darauf hin, dass der Alterungsprozess um das 44. und das 60. Lebensjahr beschleunigt ist im Vergleich zur restlichen Lebensspanne.[666] Gerade in dieser Phase kann es vorkommen, dass unser gefühltes Alter nicht mit unserem biologischen Alter übereinstimmt. Darüber hinaus können Gesundheit, Lebensstil und unser Umfeld dazu beitragen, dass Menschen sich nicht so alt fühlen, wie sie tatsächlich sind.

Insgesamt fühlen sich Menschen mittleren und höheren Alters meist deutlich jünger, als sie tatsächlich sind. Eine umfangreiche Analyse von 294 Studien bestätigt diese Tendenz weltweit.[667] Es spricht vieles dafür, dass Maßnahmen, die das Aussehen verjüngen, dazu beitragen, dass Menschen gesund altern und ihre Lebensqualität bis ins hohe Alter bewahren.[668]

Die letzten Jahrzehnte waren geprägt von großen Fortschritten in der Medizin. Dadurch sehen wir jünger aus und sind leistungsfähiger, als unsere Eltern es im gleichen Lebensalter waren. Untersuchungen zeigen, dass jüngere Generationen in Deutschland sich jünger fühlen als ältere Generationen im gleichen Lebensalter.[669]

Die Skepsis gegenüber der Verbesserung der »Oberfläche«

Die Stammzellforschung macht rasante Fortschritte und weckt große Hoffnungen. Besonders ältere Menschen könnten davon profitieren. Forscher arbeiten bereits daran, Funktionen von Blut, Darm, Gelenken und Haut zu verbessern oder sogar wiederherzustellen.[670] Das wird allgemein begrüßt, doch betrachtet man den Aspekt der Verjüngung der Haut oft kritisch. Bei Gelenken sieht das ganz anders aus. Ihre Verjüngung gilt als sinnvoll, selbst wenn sie nicht schmerzen, sondern nur normale Altersspuren zeigen. Aber ist es wirklich so einfach, zwischen lebensnotwendigen und rein ästhetischen Maßnahmen zu unterscheiden?

Viele Menschen leiden stark unter ihrem äußeren Erscheinungsbild. Ursachen dafür sind oft Verletzungen, Krankheiten, angeborene Besonderheiten oder auch sichtbare Alterung. Wer diese Erfahrungen nicht macht, unterschätzt häufig, wie belastend sie sein können. Ähnlich ist es beim Thema Gesundheit. Gesunde Menschen nehmen ihren Zustand meist als selbstverständlich wahr und merken erst bei Krankheit, wie wertvoll Gesundheit eigentlich ist.

Diese unterschiedlichen Erfahrungen erschweren oft das gegenseitige Verständnis. Wie kann das Körperempfinden eines 50-Jährigen einem 30-Jährigen verständlich gemacht werden? Wie kann das Körpergefühl eines jungen Mannes nachempfunden werden, der 40 oder 60 Kilogramm abgenommen hat? Kann eine Frau mit von Natur aus vollen und symmetrischen Brüsten oder gar ein Mann wirklich nachempfinden, wie sich eine junge Frau mit sogenannten Schlauchbrüsten fühlt?

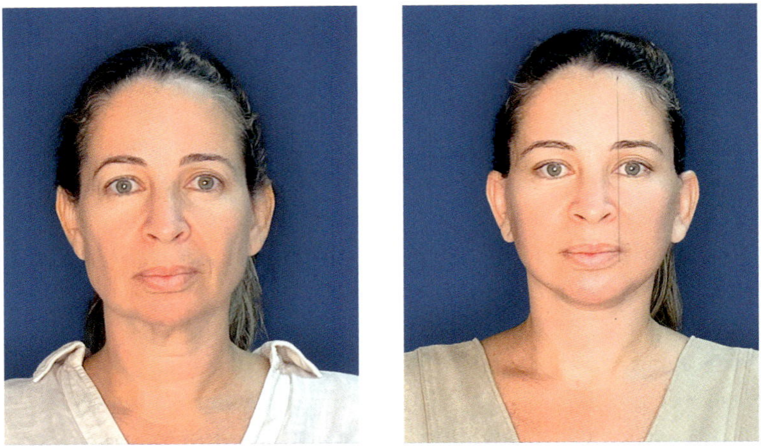

Abbildung 86 und 87: Links vor und rechts nach einer Straffung des Gesichts. Die Anhebung der Brauen und die Glättung des Obergesichts bewirken einen wacheren Blick. Zudem wirkt die Linie von Kinn und Kiefer klarer, und der Übergang vom Gesicht zum Hals erscheint schlanker – Effekte, die in der Attraktivitätsforschung häufig mit jugendlicherer und weiblicherer Ausstrahlung sowie höheren Bewertungen verbunden sind.

Einige Kritiker verlieren sich in realitätsfremden Ansichten und setzen dabei auf Halbwahrheiten und Polemik: »Was ist das für eine Vorstellung vom Menschen, wenn man davon ausgeht, dass man nur mit dieser oder jener Erscheinung ein lebenswertes Leben führen kann? Was ist das für ein Menschenbild, wenn man die persönliche Anerkennung von der Form einer Hüfte oder von der Brustgröße abhängig macht?«[671]

Bis hier haben wir den Stellenwert von Attraktivität, die Bedeutung ihres Verlusts, die Möglichkeiten einer Verbesserung der Attraktivität sowie die Ziele, Vorteile und Risiken von Schönheitschirurgie erforscht. Dennoch brauchen wir ein noch besseres Verständnis für einen wichtigen Zusammenhang, um nachzuvollziehen, wer schön sein möchte und wer nicht. Ist Attraktivität denn für jeden Menschen von Bedeutung und erstrebenswert?

4.7 Attraktivität und Leidensdruck

Körperliches und seelisches Wohlbefinden hängen enger zusammen, als wir oft glauben. Während körperliche Leiden meist ernst genommen und medizinisch behandelt werden, bleiben seelische Beschwerden oft unterschätzt.[672] Besonders häufig passiert dies, wenn der Zusammenhang zwischen Körper und Psyche noch nicht ausreichend erforscht ist. Krankheiten wie Endometriose, ADHS oder Burnout galten lange Zeit als nebensächlich. Ähnlich geht es der Bedeutung von Attraktivität für unser seelisches Wohlbefinden. Auch diese wird oft als oberflächlich oder belanglos abgetan – zu Unrecht, wie wir noch sehen werden.

Dass weniger attraktive Menschen oft stärker psychisch belastet sind, wird häufig übersehen. Dabei ist ein gewisses Maß an Attraktivität wichtig, um sich im eigenen Körper wohlzufühlen. Wer attraktiver ist, fühlt sich oft glücklicher und ausgeglichener. Doch welche Rolle spielt Schönheit tatsächlich für die Psyche? Und wie attraktiv muss jemand sein, um sich wohlzufühlen?

Wie stark jemand unter seinem Aussehen leidet, hängt von vielen Faktoren ab. Wie bereits erläutert ist Attraktivität wichtig und vermessbar – und damit objektivierbar. Häufig wird angenommen, dass Menschen umso mehr leiden, je unattraktiver sie sind. Die Wahrheit ist etwas komplizierter. Bereits 1970 wurde beobachtet, dass milde bis mäßige Gesichtsfehlbildungen bei Patienten größere seelische Belastungen verursachen als schwerwiegende Gesichtsfehlbildungen.[673]

Neuere Studien bestätigen diesen erstaunlichen Befund. Eine aktuelle Befragung von 400 Menschen zeigt, dass moderate Unattraktivität häufig zu mehr seelischem Leid führt als geringe oder starke Unattraktivität.[674] Die Befragten hatten sich chirurgischen Eingriffen unterzogen, um ihr Aussehen zu verbessern. Die Gründe dafür waren vielfältig. Dazu gehörten Lippen-Kiefer-Gaumenspalten, Narben durch Verletzungen oder Verbrennungen, Hautkrebs oder Akne, aber auch unattraktive Nasen oder abstehende Ohren. Attraktivität und Wohlbefinden hängen also deutlich enger zusammen, als es auf den ersten Blick scheinen mag.

Das Leiden von Menschen mit Entstellungen

Warum leiden Menschen mit starken körperlichen Veränderungen weniger als solche mit mäßigen Entstellungen? Eine mögliche Erklärung könnte sein, dass Menschen mit starken Entstellungen möglicherweise auch körperliche Einschränkungen oder Schmerzen haben. Dadurch meiden Betroffene möglicherweise die Öffentlichkeit und sind weniger konfrontiert mit neugierigen Blicken oder Kommentaren. Vielleicht rechnen sie ohnehin schon fest mit negativen Reaktionen. Diese sind dann leichter vorhersehbar und somit besser zu ertragen.[675] Die Annahme, dass man umso mehr leidet, je stärker man äußerlich von der Norm abweicht, trifft also nur bedingt zu.

Leider gibt es bisher wenige Untersuchungen dazu, wie sich Menschen mit auffälligen Körpermerkmalen tatsächlich fühlen. Der Leidensdruck hängt vermutlich von zahlreichen Faktoren ab. Dazu gehören die betroffene Körperstelle, das Ausmaß der Veränderung, aber auch Geschlecht und Alter der Person. Ein gutes Beispiel, um sich den Leidensdruck besser vorzustellen, sind Menschen mit angeborenen Fehlbildungen der Oberlippe (Lippen-Kiefer-Gaumenspalten).

Die Betroffenen weisen eine asymmetrische Verformung der Oberlippe und der Nase auf, sowie eine mehr oder minder sichtbare Narbe in diesem Bereich. Wenn wir ein neutrales Gesicht betrachten, richten wir den Blick typischerweise zunächst auf Augen, Nase und Mund. Bei Menschen mit Lippen-Kiefer-Gaumenspalten verhält es sich anders. Augenbewegungsstudien zeigen, dass wir automatisch auf die auffällige Stelle starren. Dies wiederum führt dazu, dass wir Betroffenen seltener in die Augen schauen. Zusätzlich bewerten wir ihre Gesichter insgesamt negativer.[676]

Augenkontakt zählt!

Ein reduzierter Augenkontakt kann die zwischenmenschliche Kommunikation beeinträchtigen. Die Auswirkungen sind größer, als es zunächst scheinen mag. Stellen Sie sich vor, wie Sie nach Feierabend nach Hause kommen und Ihrem Partner ein fröhliches »Hallo« entgegenrufen. Obwohl Ihr Partner so nah ist, dass er Sie sehen und hören kann, bleibt eine Reaktion aus. Weder ein Blick noch eine Antwort kommt zurück. Ihr Partner behandelt Sie wie Luft. Im Allgemeinen sind Ausgrenzung und insbesondere Ignoriert-Werden die schärfsten Verurteilungen, die ein Mensch erleben kann.

Soziale Bindungen zu nahen Vertrauten und uns umgebenden Menschen sind ein grundlegendes menschliches Bedürfnis. Der Verlust sozialer Bindungen und selbst die bloße Vorstellung, nicht mehr dazuzugehören, können Ängste und Depressionen hervorrufen.[677] Nicht nur abweichendes Verhalten, sondern auch abweichendes Aussehen führt zur Ausgrenzung. Menschen, die ein besonders unattraktives Gesichtsmerkmal aufweisen, haben weniger Augen- und Blickkontakt. Sie erfahren ein Meidungsverhalten, das häufig unbewusst von den Menschen ausgeht, mit denen sie interagieren. Kinder mit Lippen-Kiefer-Gaumenspalte sind oft Hänseleien, Ablehnung und sozialer Isolation ausgesetzt, mitunter sogar innerhalb der eigenen Familie.[678]

Was jeder Betroffene längst erahnt, hat eine Untersuchung unter Beteiligung der Harvard Medical School nun belegt. Menschen mit Akne werden als unattraktiver empfunden und daher sozial ausgrenzt.[679] Angesichts dieser Belastungen scheint es nachvollziehbar, dass Betroffene eine operative Korrektur in Erwägung ziehen, um ihre auffälligen Merkmale zu mildern.

Besonders attraktiv = besonderes Wohlbefinden?

Außergewöhnlich attraktiv zu sein, bedeutet nicht automatisch, glücklicher durchs Leben zu gehen. Extrem gut aussehende Menschen erleben oft, dass ihr Umfeld extrem hohe Erwartungen an sie stellt. Das erzeugt Druck und kann das Selbstbewusstsein beeinträchtigen.[680] Laufstegmodels beispielsweise haben nicht selten das Gefühl, niemals gut genug zu sein. So bedeutet äußerliche Schönheit eben nicht zwangsläufig mehr Selbstwertgefühl.[681]

Der vermeintliche Widerspruch lässt sich möglicherweise so erklären, dass es auf das Ausmaß der Attraktivität ankommt. Eine durchschnittliche oder leicht überdurchschnittliche Attraktivität wirkt sich meist positiv auf das Wohlbefinden aus. Wer aber außerordentlich attraktiv ist, muss häufiger mit unrealistisch hohen Erwartungen und negativen Vorurteilen zurechtkommen.

Viele Menschen können sich nicht vorstellen, dass ein hohes Maß an Schönheit belastend sein kann. Das Foto von Cameron Russell vermittelt jedoch einen guten Eindruck davon, wie viel Arbeit es kostet, die Erwartungen vieler Menschen an die eigene Attraktivität zu erfüllen. Fotomodelle wie Cameron Russell machen sehr viel mehr, als vor der Kamera zu lächeln. Sie benötigen die Unterstützung eines professionellen Teams, um ihre Attraktivität so zu inszenieren, dass Auftraggeber und Zielgruppe zufrieden sind.

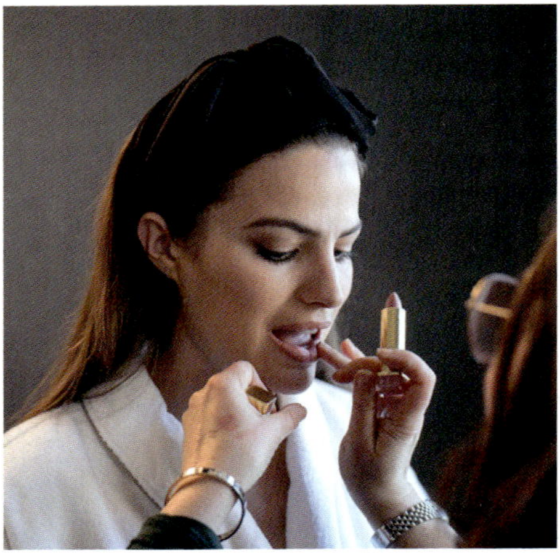

Abbildung 88: US-amerikanisches Fotomodell Cameron Russell.

Die Verbindung zwischen Attraktivität und Selbstbewusstsein ist keineswegs konstant. Sowohl extrem attraktive Menschen als auch jene, deren Aussehen als besonders unattraktiv wahrgenommen wird, leiden öfter unter geringerem Selbstvertrauen. Dagegen profitieren durchschnittlich attraktive Menschen von einem stärkeren Selbstwertgefühl.

Interessanterweise haben Studien gezeigt, dass außergewöhnlich attraktive Menschen Lob oft herunterspielen, besonders wenn es von Personen des anderen Geschlechts kommt. Weniger attraktive Menschen hingegen nehmen Komplimente meist gern an. Sie sehen Lob als Bestätigung ihrer eigenen Kompetenz.[682]

Wenn äußerst attraktive Menschen nicht glücklicher und weniger attraktive nicht automatisch unglücklicher sind – besteht dann überhaupt eine Verbindung zwischen Aussehen und Wohlbefinden? Eine umfangreiche Untersuchung mit über 8400 Teilnehmern liefert eine klare Antwort. Die Studie, die fast 50 Jahre lang Männer und Frauen beobachtete, zeigt, dass das Wohlbefinden ungleich verteilt ist.

Das größte Wohlbefinden erleben jene Personen, die bei ähnlicher Bildung, gleicher Lebenssituation, gleichem Gesundheitszustand und vergleichbarem Einkommen am attraktivsten wirken und einen normalen BMI aufweisen.[683] Zahlreiche weitere Studien bestätigen diese Verbindung von Attraktivität und Wohlbefinden.[684] Eine zusammenfassende Analyse von 30 Studien weist darauf hin, dass körperliche Attraktivität mit mehr Wohlbefinden und weniger Depressionen einhergeht.[685] Attraktive Menschen lächeln mehr und wirken freundlicher.[686]

Zusammenfassend lässt sich sagen, dass die Aussage »Je attraktiver, desto glücklicher« nicht universell und bedingungslos richtig ist. Das Wohlbefinden außergewöhnlich attraktiver Menschen kann durch die Erwartungshaltung des Umfeldes eingeschränkt sein. Auch können äußerst attraktive Personen sich womöglich einsam fühlen, weil es nur wenige ähnlich attraktive Menschen gibt.

Sehr unattraktive Menschen beschränken ihr Umfeld vermutlich auf einen so kleinen Kreis, dass das Aussehen eine untergeordnete Rolle spielt. Wer etwas attraktiver als der Durchschnitt ist, hat es leichter im Leben. Das deutet darauf hin, dass die Beziehung zwischen Attraktivität und Wohlbefinden nicht gleichförmig, sondern eher wellenförmig ist.

Jacques Joseph beschrieb diese Zusammenhänge bereits vor 100 Jahren: »Es ist also nicht Eitelkeit das treibende Motiv, sondern [...]

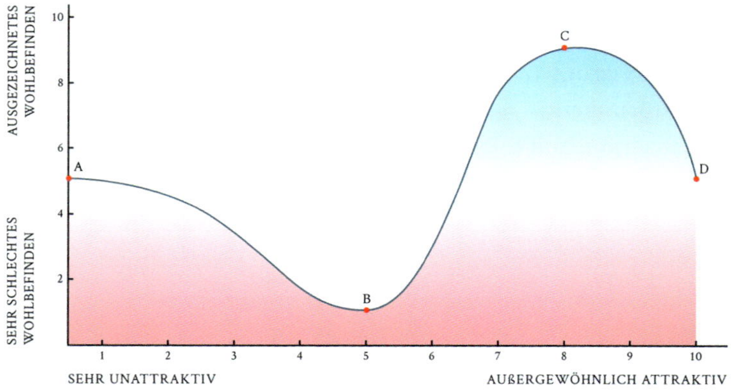

Abbildung 89: Verhältnis des Leidensdruckes zur Attraktivität: Die X-Achse beschreibt die wahrgenommene Attraktivität von 0 bis 10 und die Y-Achse das Wohlbefinden der gleichen Person. Die durchschnittliche Attraktivität ist höher als der mittlere Wert zwischen 0 und 10. Das liegt daran, dass die meisten Menschen als leicht überdurchschnittlich attraktiv eingeschätzt werden, weil Befragte oft als wohlwollend wahrgenommen werden möchten und daher zu höheren Bewertungen neigen. Das größte Wohlbefinden ist bei Menschen zu erwarten, die etwas attraktiver als der Durchschnitt sind (C). Äußerst attraktive Personen (D) leiden hingegen unter den Erwartungen ihres Umfeldes. Wie Forschungsergebnisse nahelegen, scheinen Menschen mit mäßig entstellenden Merkmalen (B) stärker zu leiden als Personen mit starken Entstellungen (A).

das Gefühl, entstellt zu sein resp. der Widerwille gegen Entstellung und ihre seelischen und materiellen Folgen.«[687] Frauen, die durch einen Unfall oder Krankheit in ihrem Aussehen verändert wurden, zum Beispiel durch Brustkrebs, können im Allgemeinen mit mitleidsvoller Teilnahme, mindestens aber gleichgültigem Verhalten ihrer Mitmenschen rechnen. Frauen die in der Pubertät ungleich große Brüste entwickelt haben, werden oft die Zielscheibe ausgesprochenen oder durch Gesten angedeuteten Spottes.

Würden wir jemandem, der stottert und deswegen gemobbt wird, empfehlen, zu seiner Redeflussstörung zu stehen, statt eine logopädische Behandlung in Anspruch zu nehmen? Kann die »logopädische Industrie« für die Stigmatisierung von Menschen mit Sprachstörungen verantwortlich gemacht werden?

Die zahlreichen unterschiedlichen Blickwinkel auf die Bedeutung von Attraktivität sowie auf die Vor- und Nachteile der Schönheitschirurgie führen uns zu den historischen Wurzeln unserer Werte.

4.8 Das Christentum und die Schönheit

»Primum non nocere« bedeutet »in erster Linie nicht schaden«. Es ist ein ethisches Versprechen, das Ärzte traditionell bei ihrem Berufsstart ablegen. Dieser Grundsatz wird von allen Ärzten, ob Schönheitschirurg, Amtsarzt oder Militärarzt vorbehaltlos unterstützt. In Debatten über Schönheitsoperationen entsteht jedoch oft der Eindruck, die sorgfältige Nutzen-Risiko-Abwägung komme beim Plastischen Chirurgen zu kurz. Hinter solchen Vorwürfen stehen oft feste moralische Vorstellungen.

Unter den weit über 1000 recherchierten Quellen, die zur Erstellung dieses Buches herangezogen wurden, sticht ein Beitrag der Schweizer Journalistin Birgit Schmid für die Süddeutsche Zeitung heraus: »Obwohl im Detail oder großumfänglich jede und jeder Hand an sich legt, um sich zu verschönern: Spätestens beim Wie und Wieviel wissen alle, was richtig und falsch ist. Man verurteilt es – wenn nicht offen, dann insgeheim –, sollte jemand größeren ästhetischen Aufwand betreiben. Es gibt eine moralisch-ethische Grenze, die schnell so empfindlich berührt ist wie ein freigelegter Zahnhals: Nicht von Schönheitsstreben, sondern von »Schönheitswahn« und Körperkult ist dann die Rede, von denen die postmodernen Gesellschaften befallen seien. Nun mag es kranke Fälle geben wie die Schönheitschirurgie-Junkies, die sich wieder und wieder unters Messer legen. Sie sind selten – und müssen trotzdem herhalten als typische Beispiele für den ›grassierenden‹ Schönheitswahn. Was ist denn unter ästhetischen Gesichtspunkten ›normal‹? Ist es normaler, sich eine Warze entfernen zu lassen und abstehende Ohren zu korrigieren als Fett absaugen und sich ein chemisches Gesichtspeeling verpassen zu lassen? Ist dies wiederum unnormaler, als sich die Haare an den Beinen zu rasieren? Hinter der Kritik steht eine kulturkonservative Ideologie. Sie schreibt das Wahre, Gute und Schöne nicht dem Körper zu, sondern dem Geist oder der Seele, also: dem Innern.«[688]

Dem Aussehen wird in nordeuropäischen, protestantisch geprägten Kulturkreisen gesellschaftlich wenig Bedeutung beigemessen. Menschen, die Wert auf ihr Aussehen legen, werden als eitel angesehen. Sie gelten als oberflächlich, egozentrisch und selbstzentriert. In leisen Untertönen klingt hier eine moralische Debatte an, die das Gewicht des Körpers gegenüber der Vernunft und dem Geist abwägt. Körperliche Aktivität und die Pflege des eigenen Körpers werden abgewertet, während intellektuelle oder künstlerische Aktivitäten als moralisch überlegen angesehen werden.[689]

Diese Haltung wurzelt tief in der Idee der Erbsünde, die unser europäisches Denken seit Jahrhunderten prägt. Im Mittelalter galten Bescheidenheit und Askese als hohe Tugenden. Wer dagegen auffällig auf Schönheit und äußeres Erscheinungsbild setzte, zog rasch die Kritik der Kirche auf sich. Die römisch-katholische Glaubenslehre verbindet körperliche Attraktivität, ob in kurzfristigen oder langfristigen Beziehungen, mit einer gewissen moralischen Missbilligung. Im christlichen Denken entsteht daraus eine bewusste Distanzierung von äußeren Schönheitspraktiken, ob Frisur, Schmuck oder Kleidung. Das Ideal liegt stattdessen bei inneren Werten.[690] Liebe und körperliche Anziehung wurden auf diese Weise in der christlichen Tradition streng voneinander getrennt.

Von göttlicher Strafe zu feministischer Debatte

Im 16. Jahrhundert glaubten viele Theologen fest daran, dass Syphilis, eine sexuell übertragbare Krankheit, eine Strafe Gottes sei. Diese Strafe sollte Menschen treffen, die ein nach kirchlichen Maßstäben sündiges Leben führten. Die katholische Kirche lehnte daher jede chirurgische Behandlung dieser als göttliche Strafe angesehenen Verstümmelungen ab.[691] Die weiterhin bestehende Trennung von Sinnlichkeit und Liebe führt auch heute noch bei vielen Menschen zu Unbehagen und Schuldgefühlen.

Im England des 16. und 17. Jahrhunderts entwickelte sich aus dem Protestantismus der Puritanismus, eine religiöse Minderheit, die für ihre strenge und asketische Lebensweise bekannt war. »Angelsächsischer Puritanismus« ist auch heute noch präsent. Er umfasst die Betonung strikter moralischer Prinzipien und Verhaltensnormen, oft mit einer kritischen Haltung gegenüber Vergnügen, Luxus und Sinnlichkeit.

Attraktivität wird auch im Rahmen mancher feministischer Theorien problematisiert. Während darin Intelligenz, Bildung oder berufliche Erfahrung geschätzt werden, wird die Anerkennung von Attraktivität, Anmut und Charme als Anzeichen von Unterdrückung betrachtet. Galanterie wird als frauenfeindlich empfunden. Schönheitsbehandlungen seien Instrumente zur Unterdrückung von Frauen. Die Unterscheidung zwischen »attraktiv« und »unattraktiv« sei ein Mittel zur Durchsetzung patriarchaler Kontrolle.[692]

Es ist bemerkenswert, dass feministische Standpunkte manchmal so stark von patriarchalen Einflüssen geprägt sind, dass sie die Gleichsetzung von Attraktivität und Wohlbefinden nicht zulassen.[693] Die Polemisierung geht so weit, dass suggeriert wird, Attraktivität von Frauen hänge für Männer ausschließlich von ästhetischen Operationen ab. Infolgedessen müssten Feminismus und Schönheitschirurgie zwangsläufig »unveränderlich gegensätzlich« sein.[694]

Schönheit zwischen Protest und Prinzipien

Die Ablehnung eines betont attraktiven Erscheinungsbildes findet sich in manchen identitätspolitischen Subkulturen. Dort gilt Schönheit häufig als Zeichen von Anpassung und Kommerz. Wer schön wirken will, riskiert, dem Mainstream zugeordnet zu werden – für einige ein Widerspruch zu ihren Idealen. Als sichtbare Abgrenzung wählen manche radikale äußere Zeichen: auffällige Tätowierungen im Gesicht, Piercings oder andere Körpermodifikationen. Diese Praktiken sollen Protest markieren – gegen gängige Schönheitsnormen, sozialen Druck und eine als konformistisch empfundene Kultur.

Diese Ablehnung klassischer Schönheitsideale wird so Teil einer kollektiven Identität. Sichtbare Zeichen der Abgrenzung stärken das Zusammengehörigkeitsgefühl und festigen die Bindung an die Gruppe. Normen und Werte innerhalb dieser und ähnlicher Subkulturen bestimmen, welche Überzeugungen akzeptiert und weitergetragen werden. In diesem Umfeld entsteht eine deutliche Haltung gegen alles, was als konventionell schön gilt.

Doch wissenschaftliche Studien zeigen, dass unsere Wahrnehmung von Attraktivität nicht allein auf sozialen oder kulturellen Prägungen beruht. Attraktivität folgt universellen biologischen und evolutionären Faktoren, die individuelle und kulturelle Unterschiede übersteigen. Der Wunsch nach Abgrenzung ändert wenig an dem, was unser Gehirn unbewusst als anziehend bewertet.

Die Debatte über den Wunsch nach Attraktivität und den Einsatz von Schönheitschirurgie ist in bestimmten kulturellen und philosophischen Gruppierungen weit verbreitet und emotional aufgeladen. Besonders in Deutschland, dem Land der Dichter und Denker, gibt es starke Meinungen, die Schönheitschirurgie als unethisch ablehnen. Diese Positionen sind oft von tief verwurzelten moralischen und philosophischen Überzeugungen geprägt.

Die Auseinandersetzungen zu diesem Thema in den Bereichen Theologie, Philosophie und Ethik können komplex erscheinen. Sie berühren verschiedene Dimensionen des menschlichen Lebens, von der Selbstwahrnehmung und Identität bis hin zu gesellschaftlichen Werten und Normen. Doch bei näherer Betrachtung wird klar, dass viele Argumente auf grundlegenden Prinzipien beruhen, die im nächsten Kapitel erläutert werden.

4.9 Wissenschaft versus Romantik

Menschen mit festen Überzeugungen tendieren dazu, unbewusst jenen Informationen mehr Bedeutung zuzumessen, die ihre Ansichten unterstützen, während sie gegenteilige Hinweise übersehen oder abwerten. Dies nennt man Bestätigungsfehler.

Eines meiner wichtigsten Anliegen ist es, allen eine Orientierung zu geben, die sich für ästhetische Operationen interessieren. Indem ich verschiedene Perspektiven und kritische Meinungen einbeziehe, verringere ich das Risiko, nur diejenigen Informationen zu beachten, welche meine eigenen Ansichten bestätigen.

Wer lediglich solche Fälle schildert, die die eigene Sichtweise unterstützen, und dabei viele gegenteilige, hochwertige Beweise ignoriert, macht sich des Rosinenpickens schuldig. Um diesem Fehler entgegenzuwirken, habe ich eine umfangreiche Sammlung wissenschaftlicher Erkenntnisse aus verschiedenen Fachbereichen herangezogen.

Die Romantisierung der Natur

Wissenschaftliche Erkenntnisse widerlegen viele stereotype Ansichten über Attraktivität und Schönheitschirurgie, und dennoch finden falsche Schlussfolgerungen oft Anklang. In Zeiten, in denen wissenschaftliche Erkenntnisse geleugnet und alternative Fakten verbreitet werden, ist es entscheidend, die sprachlichen Mechanismen zu verstehen, die die öffentliche Meinung beeinflussen. Wir alle sollten uns darin üben, solche rhetorischen Mittel frühzeitig zu erkennen, um fundierte Meinungen zu bilden und vernünftige Entscheidungen zu treffen. Mein Buch soll hierfür eine Stütze sein.

Für manche gilt das unveränderte Aussehen eines Menschen als etwas Reines und Richtiges. So sieht es auch der Theologe Schmidt, der in der natürlichen Hülle so etwas wie ein moralisches Ideal erkennt.[695] Die Behauptung, dass Moral auf der Natur basiert, wird als naturalistischer Fehlschluss gesehen. Im Volksmund wird der wahre Männerduft mit dem unverfälschten Geruch von Achselschweiß gleichgesetzt, während Deos als unnatürlich und überflüssig betrachtet werden. Der Widerstand gegen so unterschiedliche Phänomene wie Homosexualität, genetische Manipulationen, In-vitro-Fertilisation und künstliche Intelligenz beruht häufig auf der Idee, das eherne Naturgesetz werde verletzt. Auffällig ist, dass solche Argumente häufig von Personen vorgebracht werden, die sich als besonders moralisch und aufgeklärt darstellen.

Dahinter steht eine idealisierte, romantisierte Auffassung von Natur. Doch Natur ist weder gut noch schlecht. Ihrem geschönten Bild blindlings nachzueifern, hieße, die wissenschaftlich-technischen Fortschritte der letzten Jahrhunderte über Bord zu werfen. Kein Wunder, dass auch die Plastische Chirurgie, also die gezielte Veränderung des Körpers durch medizinische Eingriffe zur Verschönerung, von Naturromantikern als moralisch fragwürdig betrachtet wird.[696] Deren moralische Ablehnung wird häufig mittels Begriffen wie »Technologisierung des Körpers« oder »Kult von styling und shaping« begründet.

Aus der Sicht mancher Autoren sind plastische Operationen »verwerflich im besten Fall und sündhaft im schlimmsten Fall«.[697] Naturbelassene, mehr oder weniger schiefe Zähne werden von ihnen als ein Ideal, Zahnspangen als eine Abkehr von der natürlichen göttlichen Schöpfung betrachtet.[698] Die Abneigung wird damit begründet, dass es vor einigen Generationen ganz normal gewesen sei, mehr oder weniger schiefe Zähne zu haben. Dann folgen historische Vergleiche, um die moralische Rechtmäßigkeit von Zahnkorrekturen infrage zu stellen. Ja, es mag eine Zeit gegeben haben, in der es gereicht hat, einmal im Monat zu duschen. Auch hat es eine Zeit gegeben, in der die Lebenserwartung eines Menschen kaum mehr als 30 Jahre betrug. Solche historischen Maßstäbe lassen sich nicht sinnvoll auf die Gegenwart übertragen. Auch wenn schiefe Zähne vor 100 Jahren weniger störend gewesen sein mögen, wünschenswert waren sie damals auch nicht.[699]

Das (Schein-)Argument des Unmoralischen

Viele sehen in der Attraktivität etwas Unmoralisches, weil sie nicht zufällig verteilt ist und nicht von persönlichen Verdiensten abhängt.[700] Diese Argumentation weist mehrere Schwächen auf. Moral ist nicht notwendigerweise an Verdienst oder zufällige Verteilung gebunden. Moralische Prinzipien können sich auf Respekt und Mitgefühl beziehen, unabhängig davon, ob eine Eigenschaft verdient oder zufällig verteilt ist.

Viele Eigenschaften, die nicht gleichmäßig verteilt sind und nicht durch persönliche Anstrengung erworben werden können, werden nicht als unmoralisch angesehen, wie Intelligenz, Talent und Gesundheit. Diskussion darüber, ob diese über- oder unterbewertet werden, sollten nicht zu einer moralischen Verurteilung von Menschen führen, die die Eigenschaften besitzen oder nicht besitzen. Stattdessen sollte der Fokus auf gegenseitigem Respekt und Mitgefühl liegen.

Schwarz-Weiß: falsche Dichotomien

Wenn ein komplexer Sachverhalt auf zwei Optionen reduziert wird, spricht man von Schwarz-Weiß-Malerei oder falscher Dichotomie. Die vielfältigen Unterschiede im Erscheinungsbild von Menschen lassen sich nicht auf die simplen Kategorien »normal« und »entstellt« reduzieren. Eine Auswahl an Beispielen für äußere Besonderheiten zeigt, wie vielschichtig die Realität ist:

◊ Gesichtsverletzung eines Kindes durch einen Hundebiss,
◊ Verletzung nach einer Säureattacke auf das Gesicht einer Frau,
◊ Lippen-Kiefer-Gaumenspalte,
◊ Brustamputation wegen Krebs,
◊ das Leiden einer Frau unter dem Gewicht ihrer Brüste,
◊ das Fehlen einer Brust von Geburt an,
◊ abstehende Ohren bei einem Kind,

- ◊ Schlupflider bei einem Mann,
- ◊ Männerbrust bei einem Jugendlichen und
- ◊ schmale Lippen bei einer jungen Frau, die mit Hyaluronsäure behandelt werden.

Das Leid einer Frau mit schmalen Lippen ist nicht genauso schlimm wie das des Kindes, das von einem Hund gebissen wurde. Doch ab wann ist das Leid so groß, dass ein chirurgischer Eingriff als gerechtfertigt erscheint? Wer vermag das von außen zu beurteilen? Ist die Brustrekonstruktionen nach Brustkrebs statthaft, während die Korrektur angeborener Brustfehlbildungen als rein kosmetisch und folglich entbehrlich gilt?[701]

Schwarz-Weiß-Malerei wird auch in Bezug auf die Handlungen betrieben, mit denen die eigene Attraktivität gesteigert wird, beispielsweise:

- ◊ tägliche Körperpflege,
- ◊ Haarstyling,
- ◊ Rasur,
- ◊ stilvolle Kleidung,
- ◊ Push-up-BH,
- ◊ Make-up,
- ◊ Parfum,
- ◊ Nahrungsergänzungsmittel für Haare und Nägel,
- ◊ Ernährungsumstellung für eine attraktivere Körperfigur,
- ◊ Sport für eine attraktivere Körperfigur,
- ◊ Kontaktlinsen,
- ◊ Zahnspange,
- ◊ Haarfärbung,
- ◊ Hautpeeling,
- ◊ Entfernen eines Muttermals oder einer Warze,
- ◊ dauerhafte Haarentfernung mit dem Laser,
- ◊ Augenlaseroperationen, um die Sehhilfen zu ersetzen,
- ◊ nichtinvasive Hautbehandlungen wie Mikroneedling,

- ◊ Botox-Behandlung,
- ◊ Brustverkleinerung,
- ◊ Fettabsaugung,
- ◊ Brustvergrößerung,
- ◊ Lippenunterspritzung,
- ◊ Brazilian-Butt-Lift und
- ◊ Schamlippenverkleinerung.

Schönheitskorrekturen sind in Deutschland umstritten, die Meinungen darüber gehen deutlich auseinander. Dezente Hilfen wie Make-up, Kontaktlinsen oder Zahnspangen gelten allgemein als normal. Auch das Entfernen störender Muttermale oder Warzen wird meist medizinisch akzeptiert. Weitaus kritischer bewerten viele Menschen Lid-, Bruststraffungen oder Fettabsaugungen, weil sie primär der Optik dienen. Kritiker trennen hier streng zwischen medizinischer Notwendigkeit und reiner Ästhetik, doch diese Grenze bleibt beweglich: Wer sich nach einem Sturz die Nase bricht und sichtbar schief behält, betrachtet eine ästhetische Begradigung plötzlich als völlig selbstverständlich.

Schwarz-Weiß-Malerei ist eine weit verbreitete Methode, um gegen die Schönheitschirurgie zu argumentieren. Viele Menschen glauben, man sei entweder gesund oder krank – und Letzteres sei man nur, wenn dringender Behandlungsbedarf besteht.[702] Anerkannte Krankheiten werden systematisch in dem international anerkannten Katalog »Internationale statistische Klassifikation der Krankheiten und verwandter Gesundheitsprobleme«, dem sogenannten ICD, erfasst und klassifiziert. Dieses System zur Einteilung von Krankheiten wurde bisher elfmal aktualisiert. Die ersten fünf Versionen des ICD-Katalogs erfassten nur Krankheiten, die als Todesursachen in Betracht kamen. Gesundheit kann indes nicht nur auf das Fehlen einer im ICD-Katalog gelisteten Krankheit reduziert werden.

Es gibt mehrere Gründe, warum es wohl noch Jahrzehnte dauern wird, bis die Diagnosen, die Schönheitsoperationen begründen, im ICD-Katalog aufgenommen werden. Erstens gibt es kaum ein Bewusstsein für das Leiden von Menschen, deren Aussehen stark vom Durschnitt abweicht. Zweitens ist die interdisziplinäre Forschung zu diesem Thema noch sehr jung. Drittens haben die Instanzen, für die der ICD-Katalog entwickelt wurde, nämlich Gesundheitsbehörden und Versicherungen, kein Interesse an solchen Ergänzungen.

Es ist ein normales und menschliches Bedürfnis, attraktiv zu sein. Die Herausforderungen von Menschen mit Männerbrust, Akne oder einer unzureichend entwickelten Frauenbrust werden nicht durch die Ignoranz oder Pathologisierung ihrer Sorgen bewältigt. Es ist entscheidend, einen einfühlsamen Ansatz zu verfolgen, der auf Verständnis und Akzeptanz basiert, um eine unterstützende Umgebung zu schaffen.

Ein weiteres Beispiel für Schwarz-Weiß-Malerei ist die Einteilung in Operationen, die zwingend notwendig und in solche, die nicht notwendig sind. Vereinfachungen dieser Art werden der Komplexität medizinischer Entscheidungen nicht gerecht, wie folgende Beispiele zeigen: Bei Krebsleiden kommt es vor, dass Patienten und ihre Familien trotz hoher Risiken und geringer Erfolgsaussichten auf einer Operation bestehen, selbst wenn Ärzte davon abraten.[703] In emotionalen Situationen fällt es schwer, rational abzuwägen. Der Chirurg steht dann vor dem Dilemma, eine möglicherweise nützliche Operation zu verweigern oder eine »unnötige« durchzuführen. Dies kann dazu führen, dass Eingriffe vorgenommen werden, um den familiären Frieden zu wahren, obwohl sie weder die Lebensdauer noch die Lebensqualität verbessern.

Eine Brustkorrektur bei Frauen, die unter einer Fehlbildung leiden, ist in den Augen des Bundessozialgerichts medizinisch nicht notwendig.[704] Dies widerspricht den wissenschaftlichen Erkenntnissen. Eine Operation würde ihnen mehr Lebensqualität und ein besseres Sexualleben ermöglichen. Darüber hinaus gibt es keine Belege dafür, dass andere Therapien für diese Frauen besser sind. Psychologische Betreuung oder der Einsatz von Prothesen können zwar in bestimmten Fällen unterstützen, stellen aber für betroffene Frauen keine vollwertige Alternative zur Operation dar.

Streit um die »Designer-Vagina«

Anekdoten, moralische Bewertung, vereinfachte Schuldzuweisung oder das Schüren von Unsicherheiten sind Beispiele von Argumentationsmustern, mit denen etwa die Pflege der Schambehaarung auf den Konsum von Medien und Pornografie zurückgeführt wird. Alternative Erklärungen, wie die seit Jahrhunderten in vielen Kulturen übliche Haarentfernung, und Studien, die den Einfluss von Pornografie auf das Rasieren der Schamhaare widerlegen, werden oft ignoriert.[705]

Im antiken Griechenland beispielsweise formten und reduzierten athenische Frauen ihre Schamhaare, um ihre sexuelle Attraktivität zu erhöhen.[706] Im Nahen Osten ist die Entfernung weiblicher Schamhaare, die in einer langjährigen Hygienetradition verwurzelt ist, ein integraler Bestandteil kultureller Praktiken. Sie wird seit vielen Jahrhunderten vom Islam empfohlen.[707] Sowohl Männer als auch Frauen entfernen sich die Schamhaare aus ähnlichen Gründen wie einem Gefühl von Sauberkeit und zur Steigerung der Attraktivität.[708] Sowohl Frauen als auch Männer neigen dazu, rasierte Achseln und Beine bei Frauen sexuell attraktiver zu finden.[709] Zudem bevorzugen Frauen glatt rasierte Männer.[710]

Wenn wichtige Hintergründe fehlen, entfalten Schlagwörter ihre volle Wirkung. »Fehlende Kontextualisierung« bezeichnet dabei die bewusste Auslassung zentraler Informationen, um Debatten zuzuspitzen und Emotionen zu wecken. In der feministischen Debatte greift man deshalb gern zu kraftvollen und einprägsamen Schlagwörtern.

Die »Designer-Vagina« steht für die Vorstellung, der weibliche Körper werde nach wechselnden Schönheitsmoden geformt. »Selbstverstümmelung« wiederum fasst die kritische These zusammen, dass Frauen unter gesellschaftlichem Druck ihrem Körper bewusst schaden. Wer diese Begriffe hört, ohne medizinische Fakten oder persönliche Beweggründe zu kennen, läuft Gefahr, sich ein allzu einseitiges Bild zu machen.

Wann innere Schamlippen als »übergroß« gelten, wurde lange Zeit willkürlich festgelegt. Bei manchen Ärzten lag die Grenze bei 15 Millimeter, bei anderen bei 50 Millimeter Breite.[711] Die Vermessung von fast 700 Frauen unterschiedlichen Alters durch Gynäkologen schafft eine objektive Grundlage für normal große und übergroße innere Schamlippen. Demnach haben 95 Prozent der Frauen innere Schamlippen, die kleiner sind als 30 Millimeter.[712] Die Behauptung, es gebe keine »normale« oder durchschnittliche Größe, ist schlicht unwissenschaftlich.[713]

Wer nicht selbst betroffen ist, kann oft nur schwer nachvollziehen, wie innere Schamlippen mit etwa 30 Millimeter Länge tatsächlich empfunden werden. Daraus erwächst die überwiegend emotional geführte Kritik eines Zwangs zur Normalisierung und eines Verkennens der Einzigartigkeit jedes Menschen.[714]

Ein Beispiel soll zeigen, wann ein Merkmal so selten ist, dass es bei 95 Prozent der Menschen nicht vorkommt. 95 Prozent der Frauen in den USA wiegen bei durchschnittlicher Körpergröße zwischen 52 und 112 Kilogramm.[715] Wer nur 40 Kilogramm auf die Waage bringt, liegt klar außerhalb dieses Bereichs. Das bringt oft gesundheitliche Risiken mit sich. Ähnlich kann es Frauen ergehen, die sehr ausgeprägte innere Schamlippen haben. Eine Breite von 50 Millimetern ist ungewöhnlich und kann großes Leid bedeuten. Einfache Verweise auf die Vielfalt der Natur ignorieren dieses Leid und missachten die Prinzipien einer selbstbestimmten Entscheidung.

Diskussionen über die »Designer-Vagina« blenden in der Regel auch folgende Informationen aus, was dazu führt, dass es zu Missverständnissen und Fehlschlüssen kommt: Über 90 Prozent der Patientinnen denken weit mehr als ein Jahr über eine chirurgische Beratung nach, bevor sie sich dazu entschließen. Hinter diesen Überlegungen steckt oft eine Geschichte voller seelischer Schmerzen und sexueller Probleme.[716] Große Schamlippen können beim Sex oder Sport stören und mit funktionellen Beschwerden einhergehen.

Bei 20 bis 40 Prozent der Patientinnen wird eine Intim-Operation durchgeführt, um Schmerzen beim Geschlechtsverkehr zu lindern.[717] Fast 80 Prozent der Frauen berichten von Unbehagen beim Tragen enger Jeans.[718] Die Erfahrung zeigt, dass Männer an dem Entscheidungsprozess in der Regel nicht beteiligt sind.

Ich habe die Erfahrung gemacht, dass Patientinnen sich keinesfalls für eine Intim-OP entscheiden, weil sie nach dem »perfekten Körper« streben. Auch gibt es keinen Grund, den Eingriff zu verteufeln. Untersuchungen zeigen, dass eine Schamlippenkorrektur ein sicheres Verfahren ist, das zu einer erheblichen Verbesserung der Lebensqualität führt.[719] Frauen sind nach dem Eingriff zufriedener mit ihrem Aussehen im Intimbereich, haben mehr sexuelle Lust und fühlen sich besser.[720]

Doch kommt diese durch Studien belegte Realität in der Öffentlichkeit an? Es sieht nicht so aus: Jamie McCartneys Kunstwerk »The Great Wall of Vulva« zeigt Gipsabdrücke unterschiedlichster weiblicher Genitalien. Über 400 Frauen haben freiwillig bei dem Projekt mitgewirkt, das den Betrachtern zeigt, wie kontrovers der nackte Körper nach wie vor ist.

Dieses eine künstlerische Ziel hat McCartney durchaus erreicht. Doch er prägt die Diskussion auf eine einseitige Weise, indem er der Schönheitschirurgie unterstellt: »Was ursprünglich als Operation zur Unterstützung von Frauen begann, deren große Schamlippen Unbehagen oder Infektionen verursachten, hat sich in eine Wahloperation verwandelt, um im Tanga glatt auszusehen. Einige skrupellose Chirurgen schürten die Ängste der Frauen, um Profit daraus zu schlagen.«[721]

Es ist befremdlich, wenn Schamlippenverkleinerungen automatisch als Vernichtung der körperlichen Vielfalt und unnatürliche Glättung betrachtet werden. Dies baut Druck auf und hemmt viele Betroffene, sinnvolle Eingriffe in Erwägung zu ziehen. Schamlippen in der Größe von Hoden sorgen für physische und seelische Probleme. Sensibilität für Einzelfälle ist gefragt.

Es ist schade, dass solche Kunstwerke sich gegen die Schönheitschirurgie stellen, denn die körperliche Vielfalt, die das Werk anpreist, ist meiner Zunft nur zu sehr vertraut. An diesem Punkt hätten Kunst und Chirurgie sich die Hand reichen können. Doch wir Plastischen Chirurgen machen unsere Klientinnen nicht einfach nur glatt oder bikinitauglich, sondern klären sie über sinnvolle, natürliche Proportionen auf, wie ich an anderer Stelle dargelegt habe.

Verzerrte Selbstwahrnehmung

In der modernen Gesellschaft wird eine Verkleinerung der Brust bei Frauen inzwischen häufig akzeptiert, wohingegen die Verkleinerung der inneren Schamlippen als eine Form der Verstümmelung

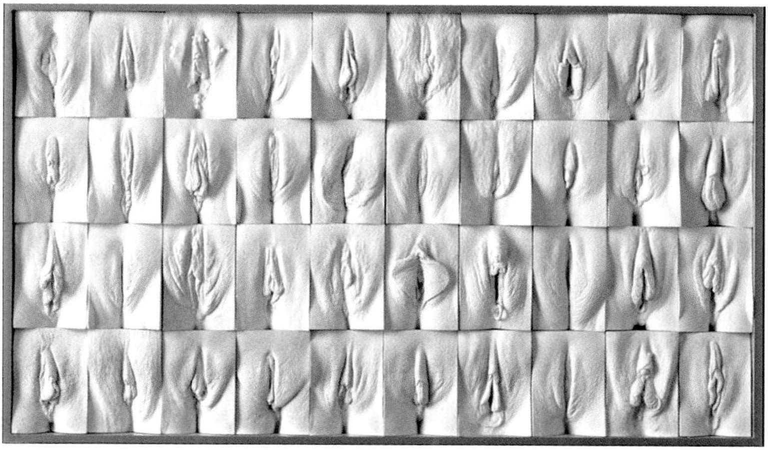

Abbildung 90: Teil des Kunstwerks »The Great Wall of Vulva« von Jamie McCartney (2008). Das dritte Bild oben links dokumentiert Feigwarzen, eine durch humane Papillomaviren ausgelöste Geschlechtskrankheit. Der Künstler verzichtet bewusst darauf, zwischen »normal« und »abweichend« zu unterscheiden – im Gegensatz zum ärztlichen Auftrag, solche Unterschiede zu erkennen und zu behandeln.

betrachtet wird. In den stark emotionalen und paternalistisch grundierten Diskussionen gibt es stets Menschen, die glauben, aufgrund ihrer höheren moralischen, religiösen und politischen Werte für andere entscheiden zu müssen.

Ehrliche Selbstakzeptanz will den eigenen Körper mit all seinen Facetten realistisch anerkennen. Die missionarisch-moralische Verordnung von »body positivity« oder »body love« fördert hingegen eine verzerrte Selbstwahrnehmung und führt oft zu einem falschen Körperbild. Dieses falsche Körperbild ist wenig heilsam, weil es echte Bedürfnisse und Probleme überdeckt und Betroffenen den Zugang zu hilfreichen Maßnahmen erschwert. Selbstakzeptanz und die Erkenntnis, dass Schönheit nicht nur äußerlich definiert wird, bieten die Chance, ein realistisches Selbstbild zu pflegen. So besinnen wir uns auf unsere Stärken – und finden, wenn nötig, auch den Mut, Hilfe zu holen.

Gleichfalls ist es nicht hilfreich, der Attraktivität und insbesondere der Unattraktivität die Wirkungen abzustreiten, die durch wissenschaftliche Forschungen untermauert wurden. Diskussionen um »body positivity« sind ohne einen differenzierten und maßvollen Bezug zu den unterschiedlichen Ausprägungen körperlicher Erscheinungsformen nur unvollständig.

Ohne eine gründliche Untersuchung und ausführliche Anamnese sollte niemand leichtfertig über die Berechtigung oder den Grund des Leidensdrucks anderer urteilen. Es sollte eine konsistente und respektvolle Haltung gegenüber den Entscheidungen über den eigenen Körper gefördert werden. Im Mittelpunkt muss die Anerkennung der individuellen Beweggründe und der informierten Einwilligung der betroffenen Frauen stehen.

Die Rhetorik der Angst und Panikmache wird häufig verwendet, um starke emotionale Reaktionen zu erzeugen und Menschen zu beeinflussen. Hierbei wird deren Furcht vor potenziellen Gefahren oder negativen Konsequenzen verstärkt. Durch das Hervorheben seltener und extremer Nebenwirkungen von Schönheitschirurgie wird Angst geschürt. So wird dafür gesorgt, dass die emotionale

Reaktion der Menschen die rationale Überlegung überlagert. Die unsachliche Kritik der Plastischen Chirurgie, welche in »der Regel schmerzhaft und riskant« sei, wird ergänzt mit falschen Angaben, nach denen fast jede zweite Frau schwerwiegende Nebeneffekte bei einer Brustvergrößerung erführe.[722]

Ähnlich wie bei Verschwörungstheorien säen manche Gegner der Plastischen Chirurgie Misstrauen und untergraben wissenschaftliche Erkenntnisse, indem sie suggestive und oft unbegründete Behauptungen aufstellen. Ein wiederkehrendes Argument ist, dass die Medienbranche und die »Beauty-Industrie« den Menschen eine Schönheitsnorm aufzwingen.

Die Bezeichnung »Lifestyle-OP« weckt fälschlicherweise den Eindruck, dass Eingriffe zur Verbesserung des äußeren Erscheinungsbilds lediglich einer vorübergehenden Mode folgen. Ironischerweise widersprechen sich diejenigen, die den »Schönheitswahn« kritisieren, während sie gleichzeitig bezweifeln, dass Schönheitsnormen existieren. Dieser Widerspruch ist paradox, denn der Begriff »Schönheitswahn« setzt voraus, dass Schönheitsnormen real und wirksam sind. Die Kritiker lehnen somit einerseits Schönheitsnormen ab, bestätigen jedoch andererseits deren Existenz implizit durch ihre Kritik am »Schönheitswahn«.[723]

Geht alles den Bach runter?

Die »Beauty-Industrie«, Schönheitsideale, Jugendkult, die sozialen Medien: moralischer Verfall, wo man auch hinsieht. Mit dem kulturpessimistischen Argument, dass früher alles besser war, werden einfache Lösungen für komplexe Probleme angeboten, die das Publikum bereitwillig annimmt. Umfragen zeigen, dass über 84 Prozent der Befragten der Ansicht sind, die Moral in der heutigen Gesellschaft befände sich auf dem Rückzug.

Viele glauben, dies beruhe auf der abnehmenden Moral des Einzelnen im Alter und auch der nachfolgenden Generationen.[724] Stimmt das? Gesellschaften hinterlassen recht gute Aufzeichnungen über extrem unmoralisches Verhalten wie Genozid und Kolonialismus, Sklaverei und Unterwerfung oder Mord und Vergewaltigung. Sorgfältige Analysen historischer Quellen deuten darauf hin, dass diese objektiven Hinweise für Unmoral in den letzten Jahrhunderten zurückgegangen sind.

Im Durchschnitt behandeln sich die modernen Menschen weitaus besser, als es ihre Vorfahren jemals taten – was nicht zu erwarten wäre, wenn Ehrlichkeit, Freundlichkeit und Güte seit Jahrtausenden abgenommen hätten. Der moralische Niedergang ist eine Illusion und beruht auf zwei bekannten psychologischen Phänomenen: verzerrte Informationsaufnahme und verzerrte Informationserinnerung.[725]

Die Wahrnehmung eines moralischen Verfalls der Gesellschaft ist weit verbreitet, dauerhaft, unbegründet und leicht zu erzeugen. Wer einen scheinbaren moralischen Verfall ausruft, bekommt von jeher viel Zulauf. Auch mit Blick auf die »Beauty-Industrie« ist Empörung unangebracht. Seit Menschengedenken streben Menschen nach Attraktivität. Bereits im alten Ägypten widmeten Frauen ihrem Streben nach Attraktivität viel Zeit und Aufwand.[726]

Wir verfügen über zahlreiche wissenschaftliche Erkenntnisse darüber, was Attraktivität ist, wie sie sich quantifizieren lässt, vermindert wird, steigern lässt und welche Wirkungen sie ausübt. Zahlreiche Erkenntnisse stützen die Theorie, dass Attraktivität tief in der evolutionären Geschichte des Menschen verwurzelt ist und nicht das Produkt eines Zeitgeistes oder einer Kultur ist.

Andere argumentieren, dass das Altern sowieso nicht aufgehalten werden könne. Daher sei es vollkommen überflüssig und nutzlos, etwas dagegen zu unternehmen. Dieser Fehlschluss basiert auf der Annahme, dass, weil das Altern unvermeidlich ist, jegliche Anstrengungen, es zu beeinflussen oder seine Auswirkungen zu mildern, sinnlos und überflüssig seien. Dabei wird übersehen, dass Maßnahmen ergriffen werden können, um mit den Auswirkungen dieses Prozesses umzugehen und sie zu gestalten, selbst wenn der Prozess selbst nicht gestoppt werden kann.

Schon ab dem 30. Lebensjahr setzt ein jährlicher Muskelabbau von etwa einem Prozent ein.[727] Daraus zu folgern, dass sportliche Betätigung ab dann sinnlos sei, ist weder logisch noch vernünftig. Schönheitschirurgie hat nicht zum Ziel, das Altern aufzuhalten, sondern kann in gewissen Fällen zu einem jugendlicheren Aussehen und so zu mehr Lebensqualität verhelfen.

Alles eine Frage der Perspektive?

Viele Kritiker der Schönheitschirurgie betonen, dass die Wahrnehmung von Schönheit subjektiv und von individuellen Vorlieben abhängig ist. Der Gedanke des Relativismus bringt zum Ausdruck, dass Konzepte wie Wahrheit und Schönheit nicht in Stein gemeißelt sind, sondern vielmehr von unterschiedlichen Blickwinkeln abhängig sind. Hierbei wird betont, dass das, was für eine Person als wahr oder schön empfunden wird, nicht notwendigerweise für eine andere Person dasselbe sein müsse.

Der Relativismus argumentiert, dass es keine universellen Standards gibt, sondern dass diese Konzepte in Abhängigkeit von individuellen Ansichten, kulturellen Unterschieden und anderen Einflüssen variieren können. Relativisten zweifeln an der Möglichkeit, objektive Wahrheiten zu bestimmen, und legen nahe, dass die Existenz solcher Wahrheiten von der jeweiligen Perspektive abhängt.

Diese Haltung kann dazu führen, dass Relativisten falsche Informationen akzeptieren, solange sie mit ihrer persönlichen Wahrnehmung übereinstimmen oder sich »richtig anfühlen«. Untersuchungen zeigen, dass Relativisten anfälliger für Falschaussagen sind.[728] Ich staune immer wieder darüber, dass die Bereitschaft, Falschaussagen zu akzeptieren, mit einer geringeren Neigung zu analytischem Denken einhergeht und gleichzeitig positiv mit konservativen Weltansichten verknüpft ist.[729]

Nicht selten werden die persönliche Integrität oder die Motive von Schönheitschirurgen infrage gestellt und diskreditiert. Eine sachliche Auseinandersetzung mit dem eigentlichen Thema findet dabei nicht statt. In den Augen der Kritiker könne ein Plastischer Chirurg nicht unterscheiden, wann eine Operation zweckmäßig ist und wann nicht.[730] Der Philosophie-Professor Kettner behauptet, dass »die ästhetische Urteilskraft innerhalb der ästhetisch-plastischen Profession [...] dürftig und schwach ist«.[731]

Es mangelt nicht an wissenschaftlichen Erkenntnissen, wohl aber an der Bereitschaft einiger Kritiker der Plastischen Chirurgie, die eigenen Überzeugungen offen und ehrlich zu hinterfragen. Die Wissenschaft ist sich einig: Neutrale Beobachter erkennen auf Vorher-Nachher-Bildern zuverlässig, dass ästhetische Eingriffe das Erscheinungsbild deutlich verbessern. Auf den Nachher-Fotografien werden die behandelten Personen sogar als vertrauenswürdiger, intelligenter, kompetenter, zufriedener, freundlicher, sympathischer, geselliger und sogar erfolgreicher wahrgenommen.[732]

Wer viel hat, hat auch Kritik verdient?

Die Kritik an Schönheitschirurgen aufgrund ihres Einkommens ist ein häufiges Phänomen. Das Argument, ein hohes Einkommen als Symptom des Kapitalismus zu brandmarken, wird oft als Moralkeule eingesetzt.[733] Es verhindert konstruktive Gespräche, schürt Ressentiments und richtet sich mitunter auch an Patienten: »Schönheit kann man kaufen, und sie erhöht den individuellen Marktwert [...] Der Körper wird zur Bioaktie.« sagt die Soziologin Villa Braslavsky.[734] Solche Argumente resultieren häufig aus dem Bedürfnis, komplexe Sachverhalte zu vereinfachen oder eine klar identifizierbare Ursache für Probleme zu finden.

Dieses Argument verschiebt die Debatte in Richtung Kapitalismuskritik, anstatt die Erkenntnisse der Attraktivitätsforschung und die unterschiedlichen Motive für Schönheitsoperationen zu beleuchten. Zudem erlaubt es, sich als Opfer äußerer Umstände darzustellen, statt als aktiver Teilnehmer in einem natürlichen, evolutionären Prozess aufzutreten.

Die Kapitalismus-Kritik

Ethische Grundlagen des ärztlichen Handelns sind Bestandteil der Facharztausbildung gemäß der Weiterbildungsordnung. Ein Arzt ist vor allem der Fürsprecher seiner Patienten. Es wird oft kritisiert, insbesondere bei privat praktizierenden Ärzten, dass sie ihren Lebensunterhalt mit der Behandlung von Patienten verdienen, da dies Anreize für unnötige Behandlungen schaffe – ein Widerspruch zum Grundsatz, stets das Patientenwohl zu priorisieren. Doch das Verdienen des Lebensunterhaltes ist die Definition eines Berufs und nichts Verwerfliches.

In einer Talkshow bewarb der Gesundheitsminister Deutschlands eine kostenlose Patientenberatung für Ästhetische Chirurgie, um seine Abneigung gegenüber Schönheitschirurgen zu verdeutlichen.[735] Was viele Patienten nicht wissen: Kostenlose ärztliche Dienstleistungen verstoßen gegen die Berufsordnung und das Gesetz. Dies hätte zumindest dem Gesundheitsminister bekannt sein sollen. Der Eindruck, dass Schönheitschirurgen vor allem auf Geld aus sind, wird leider durch ihre öffentliche Darstellung verstärkt.

Berichte über Schönheitsbehandlungen setzen mitunter einen explosiven Cocktail rhetorischer Mittel ein, um der Meinung des jeweiligen Autors mehr Gewicht zu verleihen. Emotionale Beispiele wie das der »Fünftklässlerin Charlotte, die sich zu Weihnachten eine Milchsäure-Peeling-Lösung, ein Beta-Hydroxysäure-Peeling, ein antioxidatives Reinigungsmittel und ein Vitamin-B5-Serum wünscht«, eröffnen solche Berichte häufig. Immer wieder tauchen Schlagwörter wie »Instaface, Standardaussehen, Normschönheit, willkürliche[] Vorstellungen erfundener Perfektion« und »Optimierung der Optik und Bodyshaming« auf. Auch kapitalismuskritische Begriffe sind häufig zu finden: Eine »geschäftstüchtige Kosmetikindustrie« treibe ihr Unwesen, die Schönheit sei das »lukrativere Geschäftsfeld«, man verfolge eine »kapitalistische Strategie«. Täter und Opfer sind in diesen reduzierten Denkmustern schnell ausfindig gemacht: »Eine patriarchal geprägte Industrie rund um das

Aussehen – dekorative und dermatologische Kosmetik – monetarisiert die ewig kultivierte Verunsicherung, insbesondere bei jungen Frauen.«[736]

Jede Generation von Patienten ist informierter als die vorherige. Schließlich sind Informationen heute leichter zugänglich. Doch die Unterscheidung zwischen vertrauenswürdigen Quellen und Fake News ist schwieriger geworden. Vor einigen Generationen ging es darum, Fakten auswendig zu lernen. Heute ist es wichtiger, Informationen kritisch zu hinterfragen. Dadurch verlieren Moralapostel an Einfluss, während informierte Menschen mehr Gehör finden. Dennoch, Information allein wird Moralprediger nicht bekehren.

Max Planck prägte den Satz: »Eine neue wissenschaftliche Wahrheit triumphiert nicht dadurch, dass ihre Gegner überzeugt werden und sich als erleuchtet erklären, sondern vielmehr dadurch, dass die Gegner allmählich aussterben und dass die heranwachsende Generation von vornherein mit der Wahrheit vertraut gemacht wird.«

Für viele Menschen ist die Wahrheit oft eng mit ihren Gefühlen und intuitiven Überzeugungen verknüpft. Es ist eine menschliche Neigung, Informationen zu bevorzugen, die unsere bestehenden Ansichten unterstützen. Ignorieren wir die umfangreichen wissenschaftlichen Erkenntnisse über Attraktivität, die in den letzten vier Jahrzehnten gesammelt wurden, berauben wir uns selbst wertvoller Einsichten. Mit täglichen Neuerungen im Forschungsbereich und fast 160 000 Veröffentlichungen, hauptsächlich naturwissenschaftlicher Natur, in wissenschaftlichen Datenbanken zum Thema körperliche Attraktivität, ist das Wissen um dessen Bedeutung tiefgreifend.

Attraktivität setzt sich, wie wir gesehen haben, aus zahlreichen Faktoren zusammen, die einen signifikanten und nicht zu unterschätzenden Einfluss auf uns haben. Die Belege hierfür sind zahlreich. Doch auch wenn ich noch weitere heranziehen könnte, wird es nun Zeit für eine klare wie positive Schlussbetrachtung.

Schlusswort: Mehr Schönheit und Ehrlichkeit wagen!

Die Debatten in der Öffentlichkeit über das Thema der Attraktivität haben bisweilen eines gemeinsam: mangelnde Ehrlichkeit und Selbstreflexion. Die gesellschaftliche Debatte tut sich schwer damit, die Wirkung von Attraktivität anzuerkennen, da sie als ungerecht und unmoralisch betrachtet wird.

So wird auch das Streben nach Attraktivität verurteilt. Beispielsweise wird das auch in »The Substance« Coralie Fargeat thematisiert. Der Film erzählt die Geschichte von Elisabeth Sparkle, einer alternden TV-Aerobic-Moderatorin, die an ihrem 50. Geburtstag erfährt, dass ihre Show abgesetzt wird. Nach einem mysteriösen Unfall injiziert sie sich ein Serum, das eine jüngere Version von ihr selbst erschafft. Dieses jüngere Selbst namens »Sue« beginnt jedoch zunehmend, Elisabeths Leben zu übernehmen, was zu einem zerstörerischen Kampf um Identität und Jugend führt. Der Film kritisiert auf plakative Weise den gesellschaftlichen »Jugend- und Schönheitswahn«.

Ironischerweise beruht der Erfolg des Films selbst auf der außergewöhnlichen Attraktivität seiner Hauptdarstellerinnen: Demi Moore und Margaret Qualley. Es ist fraglich, ob der Film ohne die außergewöhnliche Attraktivität dieser beiden Schauspielerinnen dieselbe Aufmerksamkeit erhalten hätte. Besonders Demi Moore, die bereits 62 Jahre alt ist, wirkt kaum älter als 50 – ein Ergebnis täglicher Hautpflege, des Einsatzes von Anti-Aging-Produkten, Faltenbehandlungen und vieler anderer Mittel, die hinter den Kulissen zum Einsatz kommen.

Wie Demi Moore im wahren Leben möchten auch die meisten Menschen in ihrem Alter lieber jünger als älter wahrgenommen werden. Doch genau hier sieht der Film ein bedeutendes Problem der heutigen Gesellschaft. Die Schuld für diesen Jugendkult wird der Gesellschaft, der Industrie oder den Medien zugeschrieben. Dabei wird selten in Betracht gezogen, dass die Wertschätzung von Attraktivität eine Erfindung der Natur ist. Diskriminierendes Verhalten entsteht jedoch nicht aus der Natur, sondern aus gesellschaftlich anerzogenen Verhaltensweisen.

Unehrlich wird die Debatte, wenn wir nicht anerkennen, dass eine Frau mit 30 objektiv attraktiver wahrgenommen wird als eine Frau mit 62. Die geringe Bereitschaft zur Selbstkritik wird dadurch offensichtlich, dass Medien und Gesellschaft dafür verantwortlich gemacht werden, anstatt einzugestehen, dass wir alle beim Anblick von Attraktivität Glückshormone ausschütten.

Selbstkritik bewahrt uns vor der Denkfalle, Informationen zu bevorzugen, die unsere bestehenden Überzeugungen bestätigen, während wir widersprüchliche Fakten ignorieren oder abwerten. Wir haben den Effekt des Bestätigungsfehlers kennen gelernt. Dieser beeinflusst unser Urteilsvermögen, weil wir unbewusst nach Belegen suchen, die unsere Meinungen stützen. Dabei übersehen wir oft widersprüchliche Beweise oder alternative Erklärungen.

Unsere Wahrnehmung der Welt ist oft durch persönliche Perspektiven geprägt, und im Gegensatz zur Quantenphysik ist Attraktivität ein alltägliches Erlebnis. Dies könnte erklären, warum viele ihre Ansichten zur Schönheitschirurgie leidenschaftlich verteidigen. Die Faszination für die Schönheitschirurgie ist hingegen riesig. Gleichzeitig gibt es in der öffentlichen Wahrnehmung der Schönheitschirurgie so etwas wie eine mystische Komponente und eine voyeuristische Neugier. Die Vorstellungen davon, wie ein Schönheitschirurg arbeitet, nähren drittklassige Doku-Soaps und reißerische Berichte der bunten Presse und der öffentlich-rechtlichen Sender.[737]

Die Geschichte der Plastischen und Ästhetischen Chirurgie reicht weit zurück. Schon vor 3500 Jahren wurden Narben kaschiert. Vor 2100 Jahren rekonstruierte man verstümmelte Nasen.

Und vor 1300 Jahren versuchten Chirurgen, männliche Brüste zu korrigieren, wenn sie weiblich wirkten.[738] Seit mehr als einem Jahrhundert erforscht man wissenschaftlich körperliche Attraktivität.[739]

Trotz dieser Belege bleiben scheinbar viele falsche Vorstellungen bestehen, die längst widerlegt sind. Das Zitat des Arztes Hughlings Jackson ist in dieser Hinsicht eher eine Untertreibung: »Es dauert 50 Jahre, um eine falsche Idee aus der Medizin zu entfernen, und 100 Jahre, um eine richtige einzuführen.«

Was machen wir nach unserer Erkenntnisreise? Jetzt, wo wir wissen, welche Bedeutung körperliche Schönheit in unserer Gesellschaft hat, können wir mit uns selbst und den Menschen um uns herum besser umgehen.

Wurden bisher immer nur die anderen befördert? Ist jetzt klarer, woran das liegen könnte? Warum fliegen manchen Menschen die Herzen anderer nur so zu? Haben wir nun eine bessere Erklärung dafür? Falls wir äußerlich nicht mit allem, was wünschenswert wäre, gesegnet sind, womit sind wir denn gesegnet? Nutzen wir wirklich alle Möglichkeiten, um nach außen hin mehr zu strahlen?

Egal wohin wir im Leben wollen, wenn wir verstehen, wie Attraktivität uns und unser Denken beeinflusst, können wir bewusstere Entscheidungen treffen. Wir übernehmen dann keine Klischees gegenüber außergewöhnlich attraktiven oder unattraktiven Menschen. Vielleicht reagieren wir auch sensibler, sollten wir bei uns oder bei anderen diskriminierende Verhaltensweisen erkennen.

Wenn wir uns in einer Welt der Vereinfachungen und Polarisierungen unseren klaren, differenzierten Blick erhalten, leben wir wahre Schönheit, mit allen Facetten, die dazugehören.

Abbildungen und Fotos

Abbildung 1 (Judith Rakers): Thorsten Jander/NDR, https://www.ruhr24.de/promi-tv/tagesschau-moderatorin-judith-rakers-19-jahre-letzte-sendung-sprecherin-bald-ard-sender-aus-ausstieg-92777929.html, zuletzt aufgerufen am 1.8.2024.
Abbildung 2 (Claudia Kleinert): Achim und Siggi (YouTube-Kanal), https://www.youtube.com/watch?v=W8H9MyP29n0, zuletzt aufgerufen am 1.8.2024.
Abbildung 3 (Friedrich Merz und Armin Laschet): Christoph Soeder/dpa, https://www.focus.de/politik/deutschland/angespitzt/angespitzt-kolumne-von-ulrich-reitz-als-cdu-chef-muss-man-masochist-sein-oder-bundeskanzler_id_24384505.html, zuletzt aufgerufen am 1.8.2024.
Abbildung 4, 5 und 6 (Abendkleid, Kaftan, Sari): Adobe Stock, ID: 257422306, ID: 124776455, ID: 253318634.
Abbildung 7 (Mursi-Frau): Photodune, ID: 52836725.
Abbildung 8 (Padaung-Frau): Photodune, ID: 52571086.
Abbildung 9 und 10 (Lippenstift): Dorothea Obwegeser et al. (2022), Using artificial intelligence to determine the influence of dental aesthetics on facial attractiveness in comparison to other facial modifications. European Journal ob Orthodontics, 44(4), 445-451.
Abbildung 11 (Sanna Mirella Marin): Heinz-Peter Bader/AP, https://www.svd.se/a/69goxW/finland-gav-vika-for-kollektiv-auktoritetstro, zuletzt aufgerufen am 1.8.2024.
Abbildung 12 (Angela Merkel): Lothar Schaack, https://www.hdg.de/lemo/bestand/objekt/foto-angela-merkel-jung.html, zuletzt aufgerufen am 1.8.2024.
Abbildung 13 und 14 (Nasenhöcker): Mit freundlicher Genehmigung der Patientin und der behandelnden Plastischen Chirurgin Dr. Munique Maia, Tysons, VA, USA.
Abbildung 15 (Pedro Sanchez): Bernat Armangue/AP, https://de.euronews.com/2023/05/29/spanien-pedro-sanchez-kundigt-vorgezogene-neuwahl-an, zuletzt aufgerufen am 1.8.2024.
Abbildung 16 (Helmut Kohl): dpa, https://taz.de/Altkanzler-Helmut-Kohl-ist-gestorben/!5421741/, zuletzt aufgerufen am 1.8.2024.
Abbildung 17 (Elektroenzephalogramm): Jacob Schröter/DPA, https://www.fr.de/wissen/das-eeg-entschluesselt-seit-100-jahren-unser-gehirn-zr-93169687.html, zuletzt aufgerufen am 1.8.2024.
Abbildung 18 (Scarlett Johansson): JCS, https://de.wikipedia.org/wiki/Datei:Goldene_Kamera_2012_-_Scarlett_Johansson_3.JPG, zuletzt aufgerufen am 1.8.2024.
Abbildung 19 (Taylor Swift): Cosmopolitan UK, https://upload.wikimedia.org/wikipedia/commons/d/d9/191125_Taylor_Swift_at_the_2019_American_Music_Awards.png, zuletzt aufgerufen am 1.8.2024.
Abbildung 20 (Chris Hemsworth): Gage Skidmore, https://de.wikipedia.org/wiki/Datei:Chris_Hemsworth_by_Gage_Skidmore_3.jpg, zuletzt aufgerufen am 1.8.2024.
Abbildung 21 (Chadwick Boseman): Georges Biard, https://de.wikipedia.org/wiki/Datei:Chadwick_Boseman_Deauville_2014.jpg, zuletzt aufgerufen am 1.8.2024.
Abbildung 22 (Luca Dotto): Getty, https://www.yahoo.com/style/10-hot-male-swimmers-look-122106501.html, zuletzt aufgerufen am 1.8.2024.
Abbildung 23 (Push-up-Badehose): Bodynow, https://bodynow.de/products/push-up-badeslip-pique-speedo-ads318, zuletzt aufgerufen am 1.8.2024.
Abbildung 24 (Der Jungbrunnen): Lucas Cranach, https://de.m.wikipedia.org/wiki/Datei:Lucas_Cranach_-_Der_Jungbrunnen_(Gem%C3%A4ldegalerie_Berlin).jpg, zuletzt aufgerufen am 1.8.2024.
Abbildung 25 und 26 (Christian Lindner): dpa, https://www.sueddeutsche.de/stil/christian-lindners-haartransplantation-mit-dickem-fell-an-die-spitze-1.1784670, zuletzt aufgerufen am 1.8.2024.
Abbildung 27 (Alterungsprozess): F Flament et al., (2018). Evaluating age-related changes of some facial signs among men of four different ethnic groups. International Journal of Cosmetic Science, 40(5), 502-515.
Abbildung 28 und 29 (Madonna): Kevin Winter (linkes Bild) und dpa, https://www.vip.de/cms/madonnas-masken-gesicht-diese-riesen-summe-sollen-die-eingriffe-verschlungen-haben-5029703.html, zuletzt aufgerufen am 1.8.2024.
Abbildung 30 (Glockenkurve): Nach einer Vorlage von Stéphane Stahl; grafische Umsetzung (Farbversion): u. a. Mona Jansen, baseplus® DIGITAL MEDIA GmbH. © 2025 Stéphane Stahl.

Abbildung 31 (Jessy Bunny): dpa (linkes Bild) und Instagram, https://www.rosenheim24.de/netzwelt/busen-model-jessy-bunny-kassiert-knallharte-abfuhr-von-bayerischem-fussballklub-92047495.html, zuletzt aufgerufen am 1.8.2024.

Abbildung 32 (Morphing, Durchschnittlichkeit): Karras, T., Laine, S., & Aila, T. (2019). A style-based generator architecture for generative adversarial networks. Proceedings of the IEEE/CVF conference on computer vision and pattern recognition (pp. 4401–4410).

Abbildung 33 und 34 (Morphing, Durchschnittlichkeit und Attraktivität): L M DeBruine et al. (2007). Dissociating averageness and attractiveness: attractive faces are not always average. Journal of Experimental Psychology: Human Perception and Performance, 33(6), 1420.

Abbildung 35 (Brustproportionen Durchschnitt): Eigene Darstellung auf Basis von Estler, A., Zanderigo, E., Wessling, D., Grözinger, G., Steinmacher, S., Daigeler, A., Stahl, S. (2023). Quantification of breast volume according to age and BMI: a three-dimensional MRI analysis of 400 women. Aesthetic Plastic Surgery, 47(5), 1713-1724. Grafische Umsetzung (Farbversion): u.a. Mona Jansen, baseplus® DIGITAL MEDIA GmbH. © 2025 Stéphane Stahl.

Abbildung 36 (Brustproportionen Verteilung): Eigene Darstellung.

Abbildung 37 (junger Mann, gesund und krank): KI-Darstellung mit Dall-E.

Abbildung 38 (symmetrisches Gesicht/Fotomontage): Original von S. Halytska (kiraliffe) / Envato Market (PhotoDune), Extended License, Item ID 27023557. Fotomontage durch Thomas Kania.

Abbildung 39 (Taille-Hüfte-Verhältnis): Krzysztof Kościński, https://link.springer.com/article/10.1007/s10508-013-0166-1/figures/3, zuletzt aufgerufen am 1.8.2024.

Abbildung 40 und 41 (junge Frau mit Normalgewicht und Adipositas): KI-Darstellung mit Dall-E.

Abbildung 42 (kurvige Barbies): idealo.de, https://www.idealo.de/preisvergleich/OffersOfProduct/5677165_-happy-hued-fashions-curvy-fjf69-barbie.html, zuletzt aufgerufen am 1.8.2024.

Abbildung 43 (Suzanne Noël): Suzanne Desbois, https://www.dailymail.co.uk/home/you/article-13284109/pioneering-surgeon-suzanne-noel-face-lifts.html, zuletzt aufgerufen am 1.8.2024.

Abbildung 44 (Delial-Werbung): Delial, https://de.pinterest.com/pin/421649583835961658/, zuletzt aufgerufen am 1.8.2024.

Abbildung 45 (asiatische Werbung): https://hotshopvips.top/ProductDetail.aspx?iid=780273837&pr=69.88, zuletzt aufgerufen am 1.8.2024.

Abbildung 46 (Genetischer Fingerabdruck): Darstellung auf Basis von Marnetto, D., Pankratov, V., Mondal, M., Montinaro, F., Pärna, K., Vallini, L., ... & Pagani, L. (2022). Ancestral genomic contributions to complex traits in contemporary Europeans. Current biology, 32(6), 1412-1419. Visual abstract for Marnetto et al. 2022 - Ancestral genomic contributions to complex traits in contemporary Europeans (image credits: Davide Marnetto) AUS Ju, D., & Mathieson, I. (2021). The evolution of skin pigmentation-associated variation in West Eurasia. Proceedings of the National Academy of Sciences, 118(1), e2009227118. Grafische Umsetzung (Farbversion): u. a. Mona Jansen, baseplus® DIGITAL MEDIA GmbH.

Abbildung 47 (ethnische Merkmale Frau): A C Little et al. (2012). Mixed-ethnicity face shape and attractiveness in humans. Perception, 41(12), 1486-1496.

Abbildung 48 (ethnische Merkmale asiatisch): G Rhodes et al. (2005). Attractiveness of own-race, other-race, and mixed-race faces. Perception, 34(3), 319-340.

Abbildung 49 und 50 (Legespiel): Nach einer Vorlage von Stéphane Stahl; grafische Umsetzung (Farbversion): u. a. Mona Jansen, baseplus® DIGITAL MEDIA GmbH. © 2025 Stéphane Stahl.

Abbildung 51 und 52 (Michael Jackson): hln.de, https://hotshopvips.top/ProductDetail.aspx?iid=780273837&pr=69.88, zuletzt aufgerufen am 1.8.2024.

Abbildung 53 (Venus von Milo/Zeichnung): Jacques Joseph, Nasenplastik und sonstige Gesichtsplastik. Nebst einem Anhang über Mammaplastik und einige weitere Operationen aus dem Gebiete der äußeren Körperplastik. Ein Atlas und Lehrbuch, Berlin 1931, 36.

Abbildung 54, 55, 56 und 57 (Patienten): Jacques Joseph, Nasenplastik und sonstige Gesichtsplastik. Nebst einem Anhang über Mammaplastik und einige weitere Operationen aus dem Gebiete der äußeren Körperplastik. Ein Atlas und Lehrbuch, Berlin 1931, 12.

Abbildung 58 (William Adolphe Bouguereau): Art Renewal Center, https://de.m.wikipedia.org/wiki/Datei:William-Adolphe_Bouguereau_The_Virgin_With_Angels.jpg, zuletzt aufgerufen am 1.8.2024.

Abbildung 59 (Giotto di Bondone): Geoffrey Wren, https://de.m.wikipedia.org/wiki/Datei:Giotto_-_Scroveg-

ni_-_-31-_-_Kiss_of_Judas.jpg, zuletzt aufgerufen am 1.8.2024.
Abbildung 60 und 61 (Madison Marsh): today.com, https://www.today.com/video/2nd-lt-madison-marsh-makes-history-as-winner-of-miss-america-202060357754, zuletzt aufgerufen am 1.8.2024.
Abbildung 62, 63 und 64 (Intelligenz): Kleisner, K., Chvátalová, V., & Flegr, J. (2014). Perceived intelligence is associated with measured intelligence in men but not women. PloS one, 9(3), e81237.
Abbildung 65 (Penny): reddit.com, https://www.reddit.com/r/bigbangtheory/comments/wbgyya/sarcasm/#lightbox, zuletzt aufgerufen am 1.8.2024.
Abbildung 66 (Britney Spears): pinterest.com, https://de.pinterest.com/pin/411375747216468917, zuletzt aufgerufen am 1.8.2024.
Abbildung 67 (Marilyn Monroe): Milton Greene, https://thecinamonroe.tumblr.com/post/641884877061537792/marilyn-monroe-in-the-tree-sitting-laurel, zuletzt aufgerufen am 1.8.2024.
Abbildung 68 (Snoke): schurken.fandom.com, https://schurken.fandom.com/de/wiki/Imperator_Palpatine?file=Snoke-sw-ep-8-portrait.png, zuletzt aufgerufen am 1.8.2024.
Abbildung 69 (Gothmog): modding-union.com, https://modding-union.com/index.php?topic=14782.180, zuletzt aufgerufen am 1.8.2024.
Abbildung 70 (Hades): Disney, https://www.srf.ch/radio-srf-3/die-besten-disney-boesewichte-scar-cruella-devil-oder-doch-die-boese-koenigin, zuletzt aufgerufen am 1.8.2024.
Abbildung 71 (Malefiz): Disney, https://www.bravo.de/neues-disney-projekt-alle-boesewichte-einer-serie-380803.html, zuletzt aufgerufen am 1.8.2024.
Abbildung 72 (Böse Königin/Hexe): Disney, https://schurken.fandom.com/de/wiki/B%C3%B6se_K%C3%B6nigin_(Disney), zuletzt aufgerufen am 1.8.2024.
Abbildung 73 (Ursula): Disney, https://www.onceuponawine.com/post/the-little-mermaid-sardinian-vermentino, zuletzt aufgerufen am 1.8.2024.
Abbildung 74 und 75 (Entstellung Wange, Vorher/Nachher): A Jamrozik et al. (2019). More than skin deep: Judgments of individuals with facial disfigurement. Psychology of Aesthetics, Creativity, and the Arts, 13(1), 117.
Abbildung 76 und 77 (Entstellungen im Gesicht, Vorher/Nachher): Eigenes Bildmaterial; Veröffentlichung mit schriftlicher Einwilligung der Patientin.
Abbildung 78 und 79 (Balkendiagramm Bücher und Balkendiagramm Einkommen): Darstellung nach Schneickert, C., Steckermeier, L. C., & Brand, L. M. (2020). Lonely, poor, and ugly? How cultural practices and forms of capital relate to physical unattractiveness. Cultural Sociology, 14(1), 80-105. Grafische Umsetzung (Farbversion): u. a. Mona Jansen, baseplus® DIGITAL MEDIA GmbH.
Abbildung 80 (Marionette): KI-Darstellung mit Dall-E.
Abbildung 81 und 82 (hängende Haut, körperformende Operation): Eigenes Bildmaterial; Veröffentlichung mit schriftlicher Einwilligung der Patientin.
Abbildung 83 (Wirbelsäulenstatik): Nach einer Vorlage von Stéphane Stahl; grafische Umsetzung (Farbversion): u. a. Mona Jansen, baseplus® DIGITAL MEDIA GmbH. © 2025 Stéphane Stahl.
Abbildung 84 und 85 (Mary Magdalene): Instagram/Mary M, https://www.klatsch-tratsch.de/beautyfashion/frau-mit-100-000-dollar-body-ist-jetzt-ein-mann-und-will-op-fuer-muskuloese-beine-1310072/, zuletzt aufgerufen am 1.8.2024.
Abbildung 86 und 87 (Gesichtsstraffung): Mit freundlicher Genehmigung der Patientin und des behandelnden Plastischen Chirurgen Dr. Glauco Almeida, Fortaleza.
Abbildung 88 (Cameron Russel): Image Credit @ MaxFactor, https://wendyrowe.com/style/max-factor-x-cameron-russell, zuletzt aufgerufen am 1.8.2024.
Abbildung 89 (Diagramm Wohlbefinden): Nach einer Vorlage von Stéphane Stahl; grafische Umsetzung (Farbversion): u. a. Mona Jansen, baseplus® DIGITAL MEDIA GmbH. © 2025 Stéphane Stahl.
Abbildung 90 (Jamie McCartney): 2025 Jamie McCartney, https://www.thegreatwallofvulva.com/image-galleries/, zuletzt aufgerufen am 1.8.2024.

Quellen und Anmerkungen

1 Einige Wahrheiten zur Schönheit

1 Gueguen N (2015): Women's hairstyle and men's behavior. Scand J Psychol 56(6):637–640. – Im Folgenden werden wissenschaftliche Studien aus praktischen Gründen in verkürzter Form auf-geführt.

2 Ebd. – Gueguen N (2012): Hair color and wages. J Socio Econ 41(4):370–372.

3 Burger P et al. (2019): Extraction of natural fragrance ingredients. Chem Biodivers 16(10).

4 Feng G et al. (2022): Effect of odor valence on facial attractiveness. Brain Sci 12(5):665.

5 Li W et al. (2007): Subliminal smells guide social preferences. Psychol Sci 18(12):1044–1049.

6 van der Wurff R et al. (2014): Civic and citizen demands of news media. Journalism Mass Commun Q 91(3):433–451.

7 Hong S (2019): Face cues, social media and spokesperson effectiveness. J Contingencies Crisis Manag 27(3):257–264.

8 Nitz M et al. (2007): Sexualization of TV news journalists. J Promotion Manag 13(1–2):13–33.

9 Markowitz Elfassi D et al. (2019): Beauty and tone of TV news. Journalism 20(10):1397–1414.

10 Renner A M et al. (2023): Attraktive Politiker im Nachrichtenfokus. In: Soziale Wirkung physischer Attraktivität. Springer, 241–266.

11 Schimmelpfennig C et al. (2020): Celebrity endorser research. Psychol Mark 37(3):488–505. – Kim DY et al. (2021): Influencer marketing on social media. J Bus Res 134:223–232.

12 Hassan SH et al. (2021): Credibility of beauty gurus. PLoS One 16(3):e0249286.

13 Colwell J et al. (2007): Sex differences in emphasis on attractiveness. Percept Mot Skills 105(1):326–338.

14 Baker MJ et al. (1977): Attractive models in advertising. J Mark Res 14(4):538–555.

15 Mutz M et al. (2016): Performance, attractiveness and interest in players. Int Rev Sociol Sport 51(5):567–580.

16 Kiefer S et al. (2018): Beauty vs performance in online media. Int J Sport Finance 13(2):156–182.

17 Dietl H et al. (2020): Facial attractiveness & tennis TV viewership. Sport Manag Rev 23(3):521–535.

18 Schunck R et al. (2016): Reich und schön? Kölner Z Soziol Sozialpsychol 68(1):113.

19 Hakim C (2010): Erotic capital. Eur Sociol Rev 26(5):499–518.

20 Meier HE et al. (2020): Attractiveness and occupational success. SAGE Open 10(1):2158244020903413.

21 Waterbury NW (o. J.): Justice isn't blind. J Law Courts: 12(2), 413–434.

22 Beaver KM et al. (2019): Attractiveness & criminal justice. Psychiatry Psychol Law 26(4):669–681. – Gunnell JJ (2010): Emotionality vs reason (juror bias). Behav Sci Law 28(6):850–877. – Johnson BD (2017): Facial profiling & punishment. Criminology 55(3):520–547.

23 Todorov A et al. (2005): Competence from faces predicts elections. Science 308(5728):1623–1626. - Budesheim TL (1994): Appearance, personality & candidate evals. Pers Soc Psychol Bull 20(4):339–348.

24 Little AC et al. (2007): Facial appearance affects voting. Evol Hum Behav 28(1):18–27.

25 McCann SJ (2001): Height, threat and victory margin. Psychol Rep 88(3):741–742.

26 Sugiyama LS (2015): Physical attractiveness (overview). In: Handbook of Evol Psychol, 292–343.

27 Little AC et al. (2012): Attractiveness/trustworthiness & voting. Q J Exp Psychol 65(10):2018–2032. – Surawski MK et al. (2006): Physical/vocal attractiveness & impressions. Curr Psychol 25:15–27.

28 Rosar U et al. (2012): Predicting electoral success from attractiveness. German Politics 21(4):372–391. – Milazzo C et al. (2016): Attractiveness & electoral success (UK). Br J Polit Int Relat 18(1):161–178. – Maurer M et al. (2010): Medialer Attraktivitätsbonus. Kölner Z Soziol Sozialpsychol 62(2):277–295. – Jäckle S et al. (2019): Aussehen und Wahlchancen 2017. Z Parlamentsfragen 50(3):523–544.

29 Gaßner A et al. (2019): Schöner wählen (BT Wahl 2017). In: Die Bundestagswahl 2017, 63–82.

30 Rosar U et al. (2008): Frog pond beauty contest. Eur J Polit Res 47(1):64–79.

31 Bono JE et al. (2006): Charisma & mood contagion. Leadersh Q 17(4):317–334.

32 Gordijn EH et al. (2008): Charismatic leaders under terror. Eur J Soc Psychol 38(3):389–411.

33 Halford JT et al. (2020): CEO attractiveness & firm value. Financ Rev 55(4):529–556.

34 Schreiber R et al. (2024): Women entrepreneurs' appearance & investors. J Manage (Online).
35 Shtudiner Z (2020): Attractiveness & employability. Manag Decis Econ 41(8):1613–1620. – Chiu RK et al. (2002): Facial attractiveness & gender in selection. Int J Hum Resour Manag 13(1):141–155.
36 Dilmaghani M (2020): Beauty perks. Econ Hum Biol 38:100889.
37 Liu YJ et al. (2022): Beauty & accounting career. J Account Audit Finance (Online).
38 Yeh WC et al. (2020): Attractiveness, competence & loyalty. Sustainability 12(10):3970.
39 Zebrowitz LA et al. (2002): Facial cues to intelligence. Pers Soc Psychol Bull 28(2):238–249.
40 Clifford MM et al. (1973): Attractiveness & teacher expectations. Sociol Educ 46:248–258.
41 Dunkake I et al. (2012): Good looks, good grades? Z Soziol 41(2):142–161.
42 Walster E et al. (1966): Attractiveness in dating behavior. J Pers Soc Psychol 4(5):508.
43 Hassebrauck M (1990): Wer sucht wen? (Buch).
44 Davis S (1990): Men as success objects. Sex Roles 23(1):43–50.
45 Greenlees IA et al. (1994): Preferences & tactics in ads. Ethol Sociobiol 15(2):59–72.
46 Finkel EJ et al. (2008): Speed dating (overview). Curr Dir Psychol Sci 17(3):193–197.
47 McClain E (2023): Online dating—key findings. Pew Research Center.
48 Edward DA (2015): Description of mate choice. Behav Ecol 26(2):301–310.
49 Nowak NT et al. (2014): Attractiveness, infidelity & sexual fulfillment. Hum Ethol Bull 29(1):18–38.
50 Takeuchi SA (2006): Matching in courtship. Marriage Fam Rev 40(1):25–51.
51 White GL (1980): Attractiveness & courtship progress. J Pers Soc Psychol 39(4):660.
52 Chiappa P et al. (2017): WHR dimorphism & divorce. Evol Behav Sci 11(3):221.
53 Meltzer AL et al. (2014): Men value attractiveness (rejoinder). (Fachz. wie Orig.) – Margolin L (1987): Physical attractiveness in marriage. J Marriage Fam:21–27.
54 Mark KP et al. (2011): Predictors of infidelity. Arch Sex Behav 40:971–982.
55 DeWall CN et al. (2011): Attractive alternatives & reactance. J Pers Soc Psychol 100(4):621.
56 Miller RS (1997): Commitment & attention to alternatives. J Pers Soc Psychol 73(4):758.
57 Walter KV et al. (2020): Sex differences in mate preferences. Psychol Sci 31(4):408–423. – Buss DM et al. (1989): Sex differences in mate preferences. Behav Brain Sci 12(1):1–14. – Fales MR et al. (2016): Mate preferences in US studies. Pers Individ Dif 88:78–87.
58 Walter KV et al. (2020): Sex differences in mate preferences. Psychol Sci 31(4):408–423.
59 Kaiser D et al. (2020): Time resolved cortical codes of attractiveness. Sci Rep 10(1):16852.
60 Ibanez Berganza M et al. (2019): Subjectivity of facial attractiveness. Sci Rep 9(1):8364.
61 Langlois JH et al. (1995): Infant attractiveness & maternal behavior. Dev Psychol 31(3):464.
62 Schein SS et al. (2015): Unattractive infant faces & affect. Infant Behav Dev 38:130–134.
63 Principe CP et al. (2013): Twin differences & self evaluations. Self Identity 12(2):186–200.
64 Veeramah KR et al. (2018): Elongated skulls & migration. PNAS 115(13):3494–3499.
65 Vorsatz M (2014): Von Lehmfrisuren und Tellerlippen. Stuttgarter Zeitung.
66 d'Errico F et al. (2009): Personal ornaments in Middle Paleolithic. PNAS 106(38):16051–16056. – Roebroeks W et al. (2012): Use of red ochre by Neandertals. PNAS 109(6):1889–1894. – Hoffmann DL et al. (2018): Symbolic shells & pigments (Iberia). Sci Adv 4(2):eaar5255.
67 Henshilwood CS et al. (2011): Ochre workshop (100 ka). Science 334(6053):219–222.
68 Spence C (2021): Scent of attraction & success. Cogn Res Princ Implic 6(1):46.
69 Lassek WD et al. (2019): Nubility & reproductive value. Evol Hum Behav 40(5):408–419.
70 Low BS et al. (1979): Sexual selection & ornamentation. In: Evolutionary Biology and Human Social Behavior.
71 Obwegeser D et al. (2022): Dental esthetics & attractiveness (AI). Eur J Orthod 44(4):445–451.
72 Richards MR et al. (2015): Malocclusion, attractiveness & smile (ET). Am J Orthod Dentofacial Orthop 147(4):472–482.
73 Frank K et al. (2022): Attractive lip proportions. Plast Reconstr Surg 150(2):301–308.
74 Arai T et al. (2022): Makeup enhances attractiveness. PLoS One 17(8):e0272923. – Russell R (2009): Sex difference in facial contrast. Perception 38(8):1211–1219.
75 Nash R et al. (2006): Cosmetics beyond Caucasian faces. J Appl Soc Psychol 36(2):493–504.
76 Gründl M et al. (2009): Quantifying female bodily attractiveness. Plast Reconstr Surg 123(3):1064–1071.
77 Jones D et al. (1993): Criteria of facial attractiveness. Hum Nat 4(3):271–296. – Kowner R et al. (1995): Rater traits

& beauty judgments. Percept Mot Skills 81(1):339–349. – Rhodes G et al. (2005): Own race/other race/mixed race faces. Perception 34(3):319–340.
78 Kaschel P et al. (2023): Can beauty be measured with photos? Int Rev Soc Psychol: 36(1).
79 Asaad M et al. (2020): Eye tracking in plastic surgery. Aesthet Surg J 40(9):1022–1034.
80 Johnston VS et al. (1997): Facial beauty & LPC. J Sex Res 34(2):188–198.
81 Hsu CH et al. (2021): MEG decoding of face perception. Sensors 21(18):6235.
82 Dimberg U et al. (1998): Rapid reactions to facial emotion. Scand J Psychol 39(1):39–45. – Liao HI et al. (2021): Pupil constriction & facial attraction. J Cogn Neurosci 33(2):315–340.
83 Ferrari C et al. (2015): PFC stimulation & attractiveness. Neuropsychologia 72:87–93. – Aharon I et al. (2001): Reward value of beautiful faces. Neuron 32(3):537–551.
84 Attractivenesstest (2024): Statistics of results. Attractivenesstest (Online).
85 Appel M et al. (2023): Beauty filters in Tinder profiles. Comput Hum Behav 148:107871.
86 Gunes H et al. (2006): Proportion analysis & ML for beauty. Int J Hum Comput Stud 64(12):1184–1199.
87 Goshtasbi K et al. (2024): AI vs focus group on attractiveness. Facial Plast Surg Aesthet Med 26:4, 371–376.
88 Sano T et al. (2023): Morphometrics & DL for attractiveness. Sci Rep 13(1):19797.
89 Meng T et al. (2020): 3D imaging & acromegaly detection. Front Endocrinol 11:492.
90 Atiyeh B et al. (2023): AI for aesthetic endpoints (review). Aesthet Plast Surg 47(6), 2862–2873.
91 Peck CJ et al. (2021): Commercial AI software in orthognathic cohort. Aesthet Plast Surg 46(2), 1013–1016.
92 Vegter F et al. (2000): Anthropometry/canons in history. Plast Reconstr Surg 106(5):1090–1096.
93 Walster E et al. (1966): Attractiveness in dating behavior. J Pers Soc Psychol 4(5):508. – Strauss A (1946): The ideal vs. chosen mate. Am J Sociol 52(3):204–208. – Kirkpatrick C et al. (1951): Attractiveness, age & marital adjustment. Am Sociol Rev 16(1):81–86. – Perrin FA (1921): Physical attractiveness & repulsiveness. J Exp Psychol 4(3):203.
94 Langlois JH et al. (2000): Maxims or myths of beauty? Psychol Bull 126(3):390–423.
95 Coetzee V et al. (2014): Cross cultural agreement in facial beauty. PLoS One 9(7):e99629. – Cunningham MR et al. (1995): Consistency/variability in beauty. J Pers Soc Psychol 68(2):261.
96 Roth TS et al. (2023): Attractiveness preferences modulate attention. Sci Rep 13(1):2147.
97 Zhao S et al. (2020): Reference change & perception. J Gen Psychol 147(4):398–413.
98 He D et al. (2021): Aging & facial attractiveness. Acta Psychol 219:103385.
99 Shiramizu V et al. (2020): Orientation & face shape preferences. PLoS One 15(11):e0242262. – Glassenberg AN et al. (2010): Sex dimorphic face preferences. Arch Sex Behav 39:1289–1296.
100 Marcus DK et al. (2003): Sex differences in attractiveness judgments. Pers Soc Psychol Bull 29(3):325–335.
101 Penton-Voak IS et al. (2000): Cyclical preference changes. Evol Hum Behav 21(1):39–48.
102 Gildersleeve K et al. (2014): Ovulatory cycle shifts (meta). Psychol Bull 140(5):1205–1259.
103 Stern J et al. (2020): Cycle shifts in behavior preferences. Psychol Sci 31(4):424–436.
104 Roth TS et al. (2023): Attractiveness preferences & attention. Sci Rep 13(1):2147.
105 Greitemeyer T et al. (2020): Unattractive people unaware. Scand J Psychol 61(4):471–483.
106 Montoya RM et al. (2008): Objective attractiveness & mate choice. Pers Soc Psychol Bull 34(10):1315–1331.
107 Bowdring MA et al. (2018): Alcohol & attractiveness (meta). Addiction 113(9):1585–1597.
108 Chen X et al. (2014): Alcohol & attractiveness ratings. Alcohol Alcohol 49(5):515–519.
109 Van Den Abbeele J et al. (2015): Attractiveness after moderate alcohol. Alcohol Alcohol 50(3):296–301.
110 Duan DN et al. (2020): Cortical folding variability in infants/twins. Hum Brain Mapp 41(8):1985–2003.
111 Kanai R et al. (2011): Structural basis of inter individual differences. Nat Rev Neurosci 12(4):231–242.
112 Goetz CD et al. (2014): Sexual exploitability cues & attractiveness. Arch Sex Behav 43:999–1008. – Franklin RG et al. (2009): Dual process account of female face preferences. J Exp Soc Psychol 45(5):1156–1159.
113 Pavlovič O et al. (2021): Environmental convergence in facial preferences. Sci Rep 11(1):550. – Henss R (1992): Spieglein, Spieglein... (Buch). Psychologie Verlag Union.
114 Liao H I et al. (2021): Pupil constriction & attraction. J Cogn Neurosci 33(2):315–340.
115 Hoehl S et al. (2017): Infants, spiders/snakes & fearful faces. Evol Hum Behav 38(3):404–413.
116 Alford JR et al. (2005): Are political orientations genetically transmitted? Am Polit Sci Rev 99(2):153–167.

117 Power RA et al. (2015): Big Five heritability (common variants). Transl Psychiatry 5:e604.
118 Zhang X et al. (2024): Social isolation, food cues & mental health. JAMA Netw Open 7(4):e244855.
119 Dunbar RIM (2018): The Anatomy of Friendship. Trends Cogn Sci 22(1):32–51. doi:10.1016/j.tics.2017.10.004. PubMed PMID: 29273112.
120 Quoidbach J et al. (2019): Happiness & social behavior. Psychol Sci 30(8):1111–1122.
121 Sui J et al. (2009): Can beauty be ignored? Psychon Bull Rev 16(2):276–281.
122 Kampe KK et al. (2001): Reward value of attractiveness & gaze. Nature 413:589.
123 Fisher H et al. (2005): Romantic love (fMRI). J Comp Neurol 493(1):58–62. – Ueda R (2022): Neural processing of attractiveness & love. Front Psychol 13:896514.
124 Bellucci G et al. (2019): Dopamine & resting state dynamics. J Psychopharmacol 33(8):955–964.
125 Agthe M et al. (2013): Attractiveness based biases in adolescence. Hum Nat 24:182–195.
126 Ma F et al. (2016): Children's trustworthiness judgments. Front Psychol 7:499.
127 Dion KK (1973): Children's stereotyping of attractiveness. Dev Psychol 9(2):183.
128 Rubenstein AJ et al. (1999): Infant preferences for attractive faces. Dev Psychol 35(3):848–855. – Samuels CA et al. (1985): Aesthetic perception of faces (infancy). Br J Dev Psychol 3(3):221–228. – Langlois JH et al. (1987): Infant preferences-stereotype rudiments? Dev Psychol 23(3):363.
129 Langlois JH et al. (1991): Facial diversity & infant preferences. Dev Psychol 27(1):79.
130 Slater A et al. (1998): Newborns prefer attractive faces. Infant Behav Dev 21(2):345–354.
131 Willis J et al. (2006): First impressions after 100 ms. Psychol Sci 17(7):592–598. – Kaiser D et al. (2020): Time resolved codes of attractiveness. Sci Rep 10(1):16852.
132 Navajas J et al. (2013): N170 single trial study. J Neurosci 33(4):1337–1343. – Olson IR et al. (2005): Attractiveness appraised in a glance. Emotion 5(4):498.
133 Carbon CC et al. (2018): First gender, then attractiveness (ERP). Neurosci Lett 686:186–192.
134 Willis J et al. (2016): First impressions after 100 ms. Psychol Sci 17:592–598.
135 Marzi T et al. (2010): Memory meets beauty (ERP). Biol Psychol 84(2):192–205.
136 Maner JK et al. (2003): Beauty captures the mind. J Pers Soc Psychol 85(6):1107.
137 Marzi T et al. (2010): Memory meets beauty (ERP). Biol Psychol 84(2):192–205.
138 Wiese H et al. (2014): Attractiveness effects on face memory. Neuropsychologia 56:26–36.
139 El Haj M et al. (2021): High destination memory for attractive faces. Scand J Psychol 62(1):1–6.
140 Dong P et al. (2014): Conversation & partner attractiveness. J Exp Soc Psychol 50:1–14.
141 Maner JK et al. (2007): Attentional adhesion to mates/rivals. J Pers Soc Psychol 93(3):389.
142 Nakamura K et al. (2014): Attractive faces modulate attention. Front Psychol 5:620. – Bale C et al. (2013): Attractiveness, desirability & self esteem. Evol Psychol 11(1):68-84. – Faust NT et al. (2019): Eye vs hand to facial attractiveness. J Exp Soc Psychol 85:103884.
143 Van Hooff JC et al. (2011): Attention bias to attractive faces (ERP). Soc Cogn Affect Neurosci 6(4):477–485.
144 Mayerowitz S (2010): Distracted drivers (ogling). ABC News (Online).
145 Maner JK et al. (2007): Attentional adhesion (dup.). J Pers Soc Psychol 93(3):389. – Stewart LH et al. (2012): Unconscious evaluation of faces. J Exp Psychol Gen 141(4):715–727.
146 Bzdok D et al. (2011): Trustworthiness & attractiveness (ALE). Brain Struct Funct 215(3–4):209–223. – Schiller D et al. (2009): Neural mecha-nism of first impressions. Nat Neurosci 12(4):508–514.
147 Barger N et al. (2014): Limbic specialization (evolutionary). Front Hum Neurosci 8:277.
148 Ebd. – Armstrong E (1991): Limbic system & culture. Hum Nat 2(2):117–136.
149 Kanai R et al. (2011): Online social network size & brain. PNAS Biological Sciences, 279(1732), 1327–1334.
150 Iaria G et al. (2008): Fusiform/STS in attractiveness. Neuroscience 155(2):409–422.
151 Pang CY et al. (2013): Looking at paintings (ERP) & expertise. Biol Psychol 93(1):246–254. – Kaiser D et al. (2022): Dynamic neural reps of scene attractiveness. J Cogn Neurosci 34(10):1988–1997. – Cela Conde CJ et al. (2004): Prefrontal activation in aesthetics. PNAS 101(16):6321–6325.
152 Zhang Y et al. (2020): Attractiveness related recognition bias. J Integr Neurosci 19(4):629–639.
153 Liu X et al. (2012): Extension of cortical synaptic development. Genome Res 22(4):611–622.
154 Robinson GE et al. (2017): Epigenetics & instincts. Science 356(6333):26–27.
155 Cheng LK et al. (2023): Musical training & white matter. Hum Brain Mapp 44(1):5–17.
156 Wei X et al. (2023): Language & structural connectome. Neuroimage 270:119955.
157 Johnson B et al. (2022): Drives/instincts-treatment overview. Front Psychol 13, 870415.

158 Young EA et al. (2023): Long lasting legacy of reproduction. Proc R Soc B 290(1998):20230287.

2 Attraktivität als Überlebensvorteil

159 Thornhill R et al. (1999): Facial attractiveness. Trends Cogn Sci 3(12):452–460.
160 Mehrabian A et al. (1967): Decoding inconsistent communications. J Pers Soc Psychol 6(1):109.
161 Zloteanu M et al. (2021): Expression authenticity. Front Psychol 11:611248.
162 McLellan T et al. (2010): Genuine vs posed emotion. Cogn Emot 24(8):1277–1292. – Sauter DA et al. (2018): Recognising emotions from spontaneous expressions? Cogn Emot 32(3):504–515.
163 Wang Y et al. (2018): DNNs detect sexual orientation. J Pers Soc Psychol 114(2):246.
164 Rule NO et al. (2010): Parties differentiated from faces. PLoS One 5(1):e8733.
165 Ventura M et al. (2023): Masks affect face memory & expression recognition. Cogn Process 24(1):43–57.
166 Tzschaschel E et al. (2022): Valence dominance model for bodies. R Soc Open Sci 9(9):220594. – Peelen MV et al. (2007): Neural basis of body perception. Nat Rev Neurosci 8(8):636–648. – DeBruine LM et al. (2005): Trustworthy but not lust worthy. Proc R Soc B 272(1566):919–922.
167 Seibt B et al. (2015): Facial mimicry in social setting. Front Psychol 6:1122.
168 Chartrand TL et al. (1999): Chameleon effect. J Pers Soc Psychol 76(6):893–910.
169 Lakin JL et al. (2003): Chameleon effect as social glue. J Nonverbal Behav 27:145–162.
170 Geary DC et al. (2005): Comment on Weeden & Sabini. Psychol Bull 131(5):654–657.
171 Bonchek LI (2016): Absence of evidence… J 11(3):65.
172 Irwin S et al. (2013): Parents' hopes/expectations for children. Sociol Rev 61(1):111–130.
173 Milot E et al. (2013): New playgrounds for selection. Curr Biol 23(10):R446–R448.
174 Fieder M et al. (2022): Contemporary selection pressures? Evol Hum Behav 43(1):16–25.
175 Migliano AB et al. (2012): Ecology & adult height. Curr Anthropol 53:S359–S368.
176 Courtiol A et al. (2010): Homogamy & stature. Evolution 64(8):2189–2203. – Brierley ME et al. (2016): Body composition & attractiveness. PLoS One 11(6):e0156722. – Feingold A (1982): Taller men & prettier girlfriends? Psychol Rep 50(3):810. – Gillis JS et al. (1980): Male taller norm. Pers Soc Psychol Bull 6(3):396–401. – Hensley WE (1994): Height & attraction. Adolescence 29(114). – Shepperd JA et al. (1989): Height & dating. Pers Soc Psychol Bull 15(4):617–627.
177 Stulp G et al. (2015): Selection for tall stature. Proc R Soc B 282(1806):20150211.
178 Nettle D et al. (2002): Height & reproductive success. Hum Nat 13(4):473.
179 Loosen SH et al. (2023): Height & T2D risk. J Clin Med 12(6):2199. – Krieg S et al. (2022): Height & cardiovascular disease. Eur J Med Res 27(1), 240.
180 Krams IA et al. (2014): Height & immune response (men). Sci Rep 4:6223.
181 Mueller U et al. (2001): Directional selection for male tallness. Behav Ecol Sociobiol 50:302–311.
182 Joshi PK et al. (2015): Dominance on stature & cognition. Nature 523(7561):459–462.
183 Gray JR et al. (2004): Neurobiology of intelligence. Nat Rev Neurosci 5(6):471–482.
184 Taylor ML et al. (2007): Heritability of attractiveness. Curr Biol 17(22):R959–R960. – Lee AJ et al. (2016): Averageness & genetic quality. Evol Hum Behav 37(1):61–66.
185 Hu B et al. (2019): GWAS of facial attractiveness. PLoS Genet 15(4):e1007973.
186 Ebd.
187 Hall JA (2017): Humor in relationships (meta). Pers Relatsh 24(2):306–322. – Li NP et al. (2009): Humor-sexual selection or signal? Pers Soc Psychol Bull 35(7):923–936.
188 Thomas AG et al. (2020): Mate preference priorities (East/West). J Pers 88(3):606–620.
189 Ebd.
190 d'Errico F et al. (2009): Ornaments in Middle Paleolithic. PNAS 106(38):16051–16056.
191 Argentieri MA et al. (2025): Aging & mortality-integrated architectures. Nature medicine, 1–10.
192 Arnocky S et al. (2024): Health & facial attractiveness. Front Psychol 15:1404387.
193 Talamas SN et al. (2016): Beauty bias & perceived performance. PLoS One 11(2):e0148284.
194 Hadjistavropoulos HD et al. (1990): Pain ratings & attractiveness. Soc Sci Med 31(1):69–72.
195 Frank E et al. (1993): CHD in women—diagnosis/treatment. Ann Behav Med 15(2–3):156–161.
196 Kanavakis G et al. (2021): Facial shape & self perceived attractiveness. PLoS One 16(2):e0245557.
197 Deschamps Braly JC (2018): Facial gender confirmation surgery. Clin Plast Surg 45(3):323–331.
198 Komori M et al. (2009): Averageness & dimorphism in attractiveness. Vision Res 49(8):862–869.

199 Chen K et al. (2020): AI confirms success of FFS. Plast Reconstr Surg 145(1):203–209.
200 Hu YY et al. (2018): Target sex, dimorphism & trust. Front Psychol 9:942.
201 Thornhill R et al. (1999): Body/face & quality signals. Evol Hum Behav 20(2):105–120. – Hönekopp J et al. (2007): Face/body as fitness indicators. Evol Hum Behav 28(2):106–111.
202 Shoup ML et al. (2008): Faces reflect bodies/behavior. Evol Psychol 6(3), 147470490800600311.
203 Fink B et al. (2010): Male faces & bodies—condition-dependent ornament of quality. Pers Individ Dif 49(5):436–440.
204 Crossley K et al. (2012): Attractive body via interactive 3D. PLoS One 7(11):e50601.
205 Hönekopp J et al. (2007): Face/body attractiveness as fitness (men). Evol Hum Behav 28(2):106–111. – Coy A et al. (2014): Why low waist-to-chest ratio is attractive. Body Image 11(3):282–289. – Durkee P et al. (2018): Formidability assessment-speed & automaticity. Evol Hum Behav 39(2):170–178.
206 Pazhoohi F et al. (2019): Sex diffs in pref for shoulder-to-hip ratio (ET). Evol Psychol Sci 5(–):405–415.
207 Garza R et al. (2021): STM orientation & self-rated attractiveness-men's WCR. Arch Sex Behav 50(2):543–551.
208 Hughes S et al. (2004): Voice attractiveness, sexual behavior & body config. Evol Hum Behav 25(5):295–304.
209 Sell A et al. (2009): Visual assessment of strength & fighting ability. Proc R Soc B 276(1656):575–584.
210 Fink B et al. (2007): Male facial appearance signals strength to women. Am J Hum Biol 19(1):82–87.
211 Archer J (2019): Psychological sex differences. Biol Rev 94(4):1381–1415.
212 Dixson BJ et al. (2011): WHR & breast size-perceptions. Arch Sex Behav 40(1):43–50.
213 Hewig J et al. (2008): Looking at men/women-body regions. J Nonverbal Behav 32(2):67–78. – Rupp HA et al. (2007): Sex differences viewing sexual stimuli. Horm Behav 51(4):524–533.
214 Gervais SJ et al. (2013): Objectifying gaze. Sex Roles 69:557–570.
215 Dixson BJ et al. (2015): Breast size & areolar pigmentation. Arch Sex Behav 44:1685–1695.
216 Prantl L et al. (2011): Preferred bust size-experimental study. Aesthetic Plast Surg 35:693–702.
217 Lipson SF et al. (1996): Salivary steroids in conception vs non conception cycles. Hum Reprod 11(10):2090–2096.
218 Jasienska G et al. (2004): Large breasts & narrow waists indicate high reproductive potential. Proc R Soc B 271(1545):1213–1217.
219 Manning JT et al. (1997): Breast asymmetry & phenotypic quality. Evol Hum Behav 18(4):223–236. – Groyecka A (2017): Breast ptosis, attractiveness & age. Am J Hum Biol 29(4):e22981.
220 Singh D (1995): Breast asymmetry, WHR & desirability. Ethol Sociobiol 16(6):465–481.
221 Turk KE et al. (2018): QoL & body image after mastectomy. Eur J Breast Health 14(4):205–210.
222 Wagstaff DL et al. (2015): Face vs body attention by mating context. Evol Mind Behav 13(1):1–17.
223 Rupp HA et al. (2007): Sex differences viewing sexual stimuli. Horm Behav 51(4):524–533.
224 Dixson BJ et al. (2007): Physique prefs in China. Am J Hum Biol 19(1):88–95.
225 Mautz BS et al. (2013): Penis size, body shape & attractiveness. PNAS 110(17):6925–6930.
226 Mydlova M et al. (2015): Facial dimorphism in ageing adults. Forensic Sci Int 257:519.e1–e9.
227 Hartshorne JK et al. (2015): Peaks of cognitive abilities. Psychol Sci 26:433–443. – Allen SV (2015): Peak performance of elite athletes. Sports Med 45:1431–1441.
228 Thompson JJ et al. (2014): Reaction time decline in gaming. PLoS One 9(4):e94215.
229 Seyedsalehi A et al. (2023): Education, brain reserve & AD. Brain 146(5):2059–2074.
230 Satz P (1993): Brain reserve capacity. Neuropsychology 7(3):273–295.
231 Turner KJ et al. (2019): Telomeres & human phenotype. Cells 8(1):73.
232 Cancer Research UK (2016–2018): All cancers-incidence & age. CRUK (www.cancerresearchuk.org).
233 Arslan RC et al. (2017): Older fathers' children & fitness. Proc R Soc B 284:20171562.
234 Buss DM (1989): Sex differences in mate preferences. Behav Brain Sci 12(1):1–14.
235 Antfolk J et al. (2015): Sexual preferences & partner age-evidence for female choice. Evol Hum Behav 36(1):73–79.
236 Buss DM (1989): Sex differences in mate preferences. Behav Brain Sci 12(1):1–14. – McLellan B et al. (1993): Age, gender & facial attractiveness. Can J Behav Sci 25(1):135. – Downs AC et al. (1981): Preschoolers' perceptions by age. J Psychol 109(1):119–122. – Korthase KM et al. (1982): Perceived age & attractiveness. Percept Mot Skills 54(3 Suppl):1251–1258. Mathes EW et al. (1985): Attractiveness as a function of age. J Soc Psychol 125(2):157–168. – Maestripieri D et al. (2014): Midlife decline in female attractiveness. Front Psychol 5:179.
237 Maestripieri D et al. (2014): Midlife decline in female attractiveness. Front Psychol 5:179.
238 Feng Y et al. (2022): Within marriage age gaps. Econ Lett 210:110190.

239 Wong QYA et al. (2021): Defining skin aging & risks (meta). Sci Rep 11:22075.
240 Robbins C et al. (2012): Hair amount perception with age. Br J Dermatol 167(2):324–332.
241 Severi G et al. (2003): Male AGA prevalence & risks. Br J Dermatol 149(6):1207–1213.
242 O'Tar T et al. (2001): Female pattern alopecia incidence. Dermatol Surg 27(1):53–54.
243 Passchier J et al. (1998): QoL in male pattern hair loss. Dermatology 197(3):217–218.
244 Elsaie LT et al. (2020): QoL in AGA patients. Dermatol Ther 33(4):e13799.
245 Lee HJ et al. (2002): Perception of AGA by others. Int J Dermatol 41(12):867–869.
246 Tabolli S et al. (2013): Coping & alexithymia in AGA. Am J Clin Dermatol 14:139–145.
247 Violetta S et al. (2013): Haartransplantation (Lindner). Süddeutsche Zeitung.
248 Bastiaens M et al. (2004): Solar lentigines & sun. Pigment Cell Res 17(3):225–229. – Nouveau-Richard S et al. (2005): Skin ageing China vs Europe. J Derma-tol Sci 40(3):187–193.
249 Duval C et al. (2024): Pro inflammatory milieu in lentigines. Sci Rep 14(1), 5256.
250 Fink B et al. (2008): Skin color distribution & age/health. J Eur Acad Dermatol Venereol, 22(4), 493–498.
251 Fink B et al. (2018): Hair & skin color shape age/health/attractiveness. Int J Cosmet Sci 40(3):303–312.
252 Flament F et al. (2021): Gender differences in facial aging. J Cosmet Dermatol 20(1):227–236.
253 Green A et al. (2011): Factors in premature photoaging. Dermatology 222(1):74–80.
254 Volpi N et al. (2009): Hyaluronan-role & applications. Curr Med Chem 16(14):1718–1745.
255 Longas MO et al. (1987): Dermatan sulfate & HA changes with aging. Carbohydr Res 159(1):127–136.
256 Samson N et al. (2010): Skin topography, age & attractiveness. J Cosmet Dermatol 9(2):79–88.
257 Fang RY et al. (2021): NLF wrinkle eval by 3D. J Cosmet Dermatol 20(1):338–345.
258 Hwang SW et al. (2011): Looking older than age & health. J Gen Intern Med 26:136–141. – Esquirol Y et al. (2018): Forehead wrinkles & mortality (VISAT). Eur Heart J 39(Suppl 1): ehy565-P1548.
259 Liao D et al. (2020): Eye tracking cues of age. Facial Plast Surg Aesthet Med 22(1):36–41.
260 Dayan SH et al. (2008): Botulinum toxin & first impression. Dermatol Surg 34(Suppl 2):40–47.
261 Dayan SH et al. (2010): HA fillers & first impressions. Dermatol Surg 36:1866–1873.
262 Estler A et al. (2023): 3D morphometrics of cheek fat. Plast Reconstr Surg 152(4):617e–627e.
263 Kim SJ et al. (2015): Age related changes in Asian facial skeleton. Yonsei Med J 56(5):1395–1402.
264 Penna V et al. (2009): Histology of the aging lip. Plast Reconstr Surg 124(2):624–628.
265 Cui Y et al. (2021): HA injections rejuvenate aged skin. Plast Reconstr Surg 147(1S 2):43–49.
266 Belmontesi M et al. (2018): NASHA as skin quality booster. J Drugs Dermatol 17(1):83–88.
267 Flament F et al. (2021): Facial aging in French men-perceived age. J Cosmet Dermatol 20(1):227–236. – Flament F et al. (2020): Age signs & perceived age in Chinese men. Int J Cosmet Sci 42(5):452–461.
268 Nguyen HT et al. (2009): Age & fatigue markers (eye tracking). Ophthalmology 116(2):355–360.
269 Prantl L et al. (2019): Female eye attractiveness. J Craniomaxillofac Surg 47(1):73–79.
270 Gründl M et al. (2012): Blue eyes stereotype. Aesthetic Plast Surg 36:234–240.
271 Russell R et al. (2014): Sclera color cues age/health/beauty. Psychol Aging 29(3):626–635.
272 Kantarcı FA et al. (2014): Eyebrow/eyelash whitening & age. Med Sci Monit 20:97–103.
273 Swanson E (2011): Apparent age after rejuvenation. JPRAS 64(9):1124–1131.
274 Avşar DK et al. (2010): Breast anthropometry (Turkish students). Aesthet Surg J 30(1):44–50.
275 Rinker B et al. (2010): Breast ptosis-causes & cure. Ann Plast Surg 64(5):579–584.
276 Estler A et al. (2023): Breast volume by age & BMI (MRI, 400). Aesthetic Plast Surg 47(5):1713–1724.
277 Groyecka A et al. (2017): Breast ptosis & age-Poland/Papua. Am J Hum Biol 29(4):e22981.
278 Roberts SC et al. (2005): MHC heterozygosity & facial attractiveness. Evol Hum Behav 26(3):213–226.
279 Shen X et al. (2024): Nonlinear multi omics in aging. Nat Aging: 4(11), 1619–1634.
280 Higgins JP (2002): Nonlinear systems in medicine. Yale J Biol Med 75(5–6):247–260.
281 Amaya J et al. (2023): Averageness & attractiveness (crowdsourced). Aesthet Surg J 43(1):NP1–NP11.
282 Gründl M et al. (2023): Jenseits des Durchschnitts. In: Soziale Wirkung physischer Attraktivität, 7–25.
283 WHO (2006): Child growth standards. WHO (Report).
284 Ebd.
285 Andersen SB et al. (2018): Weight cut off for AN in youth. Int J Eat Disord 51(12):1346–1351.

286 Stahl S et al. (2023): Breast size/asymmetry definitions (400). Aesthetic Plast Surg 47(6), 2242–2252.
287 Garza R et al. (2016): Eye movements & attractiveness (sex diff.). Evol Psychol 14(1), 1474704916631614. - Tantleff Dunn S (2002): Biggest isn't always best (breast size). J Appl Soc Psychol 32(11):2253–2265.
288 McGhee DE et al. (2011): Breast volume & bra size. Int J Cloth Sci Technol 23(5):351–360.
289 King NM et al. (2017): CT volume per cup size. Plast Reconstr Surg 139(5):1084–1089.
290 McGhee DE (2010): Optimising breast support via fit. J Sci Med Sport 13(6):568–572.
291 Potter T et al. (2007): MDS of face attractiveness & variability. Psychon Bull Rev 14:368–372.
292 Stahl S et al. (2023): Quantification of breast volume according to age and BMI. Aesthetic Plast Surg 47(5), 1713–1724. – Klang E (2018): Quantitative CT of gynecomastia. Acad Radiol 25(5):626–635.
293 Stahl S et al. (2023): Breast size/asymmetry definitions (400). Aesthetic Plast Surg 47(6), 2242–2252.
294 Morris R et al. (2002): Mathematical basis of sexual attraction. Med Hypotheses 59(4):475–481.
295 Mende Siedlecki P et al. (2013): Social eval of faces (meta fMRI). Soc Cogn Affect Neurosci 8(3):285–299.
296 Workman CI et al. (2021): »Anomalous is bad« stereotype. Ann N Y Acad Sci 1494(1):3–17.
297 Troisi A (2020): Fear of COVID 19 (evolutionary). Clin Neuropsychiatry 17(2):72–79.
298 Miller SL et al. (2011): Behavioral immune system activation. Psychol Sci 22(12):1467–1471.
299 Immel A et al. (2021): Medieval plague & immunity genes. Mol Biol Evol 38(10):4059–4076.
300 Tampa M et al. (2014): Brief history of syphilis. J Med Life 7(1):4–10.
301 CDC (2023): History of World TB Day. CDC (www.cdc.gov/tb/worldtbday/history.htm).
302 Geddes AM (2006): History of smallpox. Clin Dermatol 24(3):152–157.
303 Glatter KA et al. (2021): History of the plague. Am J Med 134(2):176–181.
304 NIAID (2023): Tuberculosis. Natl Inst Allergy Infect Dis. (www.niaid.nih.gov/diseases-conditions/tuberculosis). - WHO (2023): Global Tuberculosis Report 2023. World Health Organization. (www.who.int/teams/global-tuberculosis-programme/tb-reports).
305 Miller SL et al. (2011): Behavioral immune system (dup.). Psychol Sci 22(12):1467–1471.
306 Zebrowitz LA (2004): Origin of first impressions. J Cult Evol Psychol 2(1–2):93–108.
307 Nedelec JL et al. (2014): Attractiveness as health marker. Evol Hum Behav 35(6):456–463.
308 Żelaźniewicz A et al. (2020): Facial appearance & metabolic biomarkers. Sci Rep 10:13067.
309 Phalane KG et al. (2017): Facial appearance reveals immunity. Sci Rep 7:7443. – Rantala MJ et al. (2013): Adiposity vs masculinity & immunocompetence. Proc R Soc B 280:20122495.
310 Henderson JJA et al. (2003): Facial attractiveness predicts longevity. Evol Hum Behav 24(5):351–356.
311 Shackelford TK et al. (1999): Facial attractiveness & health. Evol Hum Behav 20(1):71–76.
312 Samson N et al. (2010): Skin topography & attractiveness. J Cosmet Dermatol 9(2):79–88.
313 Sakano Y et al. (2021): Skin reflection & brain activity. Sci Rep 11:3412.
314 Fink B et al. (2008): Attention to facial skin color variation. J Cosmet Dermatol 7(2):155–161. – Matts PJ et al. (2007): Color homogeneity & perceived age/health. J Am Acad Dermatol 57(6):977–984.
315 Stephen ID et al. (2011): Carotenoids/melanin & health perception. Evol Hum Behav 32(3):216–227.
316 Henderson AJ et al. (2016): Perception of health from facial cues. Phil Trans R Soc B 371(1693):20150380. – Fisher CI (2014): Adiposity shape cues & color info. Perception 43(6):499–508.
317 Sun YHP et al. (2022): Skin homogeneity & change detection. Front Psychol 13:935347.
318 Wang TT et al. (2017): Thresholds in facial asymmetry. Aesthet Surg J 37(4):375–385.
319 Stahl S et al. (2023): Breast size/asymmetry definitions (400). Aesthetic Plast Surg 47(6), 2242–2252.
320 Zhang Y et al. (2017): Eye movements in attractiveness judgments. Front Psychol 8:1909.
321 Cunningham MR (1986): Measuring physical in attractiveness. J Pers Soc Psychol 50(5):925–935.
322 Adam A et al. (2021): Eyelashes increase perceived health/attractiveness. Evol Behav Sci 15(4):356.
323 Pazhoohi F et al. (2022): Eyelash length & attractiveness. Evol Behav Sci 16(2):176.
324 Singh M et al. (2018): Eyelash length & dermatologic dx. Eur J Pediatr 177:955–960. – Kumar A et al. (2012): Madarosis: many maladies. Int J Trichology 4(1):3.
325 Gründl M et al. (2012): Blue eyes stereotype. Aesthetic Plast Surg 36:234–240.
326 Russell R et al. (2014): Sclera color & perceived age (dup.). Psychol Aging 29(3):626.
327 Horn S et al. (2021): Smile dimensions & self perceived attractiveness. Sci Rep 11:2779.

328 Montero J et al. (2014): Dental colour & attractiveness. J Oral Rehabil 41(10):768–782.
329 van der Geld P et al. (2007): Smile attractiveness & personality. Angle Orthod 77(5):759–765.
330 Sriphadungporn C et al. (2017): Smile esthetics by age groups. Prog Orthod 18(1):8.
331 Havens DC et al. (2010): Posed smile & overall esthetics. Angle Orthod 80(2):322–328.
332 Papio MA et al. (2019): Dental/background on facial attractiveness. Am J Orthod Dentofacial Orthop 156(4):464–470.
333 Shaw WC et al. (1985): Dentofacial appearance & social attractiveness. Am J Orthod 87(1):21–26.
334 Montero J et al. (2014): Dental colour & attractiveness. J Oral Rehabil 41(10):768–782.
335 Komaroff M (2016): Extra body-weight definitions (review). J Obes 2016(1), 2460285.
336 Spalding KL et al. (2008): Fat-cell turnover in humans. Nature 453:783–787.
337 Barber TM et al. (2021): Obesity & PCOS. Clin Endocrinol 95(4):531–541.
338 Mata J et al. (2018): Family transitions & BMI. Health Psychol 37(10):948–956.
339 Zhang X et al. (2024): Social isolation, food cues & mental health. JAMA Netw Open 7(4):e244855.
340 Musa S et al. (2022): Screen time & metabolic syndrome (youth). PLoS One 17(3):e0265560. - Nour TY (2023): COVID-19 & obesity risk factors (review). BMC Public Health 23:1018.
341 Hu X et al. (2023): PE/sport vs screen time (adolescents). Front Public Health 11:276. – Sonoda R et al. (2023): Point system predicting child obesity. Environ Health Prev Med 28:25.
342 Kinoshita K et al. (2023): Pandemic, sedentary behaviour & adiposity. Int J Obes 47(5):375–381.
343 Vourdoumpa A et al. (2023): Genetic basis of childhood obesity (review). Nutrients 15(6):1416. – Qasim A et al. (2018): Drivers of genetic obesity risk. Obes Rev 19(2):121–149. – Maes HH et al. (1997): Genetic/environmental factors in BMI. Behav Genet 27:325–351.
344 van Galen KA et al. (2023): Brain responses to nutrients impaired & not reversed by weight loss. Nat Metab 5(6), 1059–1072.
345 Ebd.
346 Thanarajah SE et al. (2023): Daily sweet-fat snack alters reward. Cell Metab 35(4):571–584.e6.
347 Yang J et al. (2015): Minimal missing heritability for height/BMI. Nat Genet 47(10):1114–1120.
348 WHO (2022): European obesity report. WHO (Report).
349 Schienkiewitz A et al. (2017): Overweight & obesity among adults in Germany. J Health Monit 2(2):20–27. – Schienkiewitz A et al. (2018): Under/overweight in German youth. J Health Monit 3(3):60–74.
350 Dobner J et al. (2018): BMI & infection risk. Clin Microbiol Infect 24(1):24–28.
351 Blech J (2023): BMI & health-commentary. Der SPIEGEL (Online).
352 Bartens W (2023): »Auf die paar Kilos ...« SZ (Online).
353 Visaria A et al. (2023): BMI & all-cause mortality (NHIS). PLoS One 18(7):e0287218.
354 Ebd.
355 Lauby-Secretan B et al. (2016): Body fatness & cancer (IARC view). N Engl J Med 375(8):794–798.
356 Aune D et al. (2016): BMI & mortality (230 cohorts). BMJ 353:i2156.
357 Di Renzo L et al. (2022): New BMI cut-offs in Italy. Nutrients 14(22):4848.
358 Darimont T et al. (2020): Weight, self-perception & depression. J Affect Disord 274:929–934.
359 Lazarevich I et al. (2016): Obesity, depression & emotional eating. Appetite 107:639–644.
360 Jokela M et al. (2023): Obesity as causal risk for depression. J Psychiatr Res 163, 86-92.
361 Barry D et al. (2008): BMI & mood/anxiety disorders. Ann Epidemiol 18(6):458–466.
362 Avila C et al. (2015): Obesity & mental health (overview). Curr Obes Rep 4:303–310.
363 Morgan KP (2011): Fat hatred & body aesthetics. IJFAB 4(1):188–220.
364 WHO (2008): Waist circumference & WHR. WHO (Expert Report).
365 Bovet J et al. (2016): Mapping female bodily features. Sci Rep 6:18551.
366 Del Zotto M et al. (2020): WHR modulates early brain responses. Eur J Neurosci 52(11):4490–4498.
367 Cloud JM et al. (2022): Low WHR »pops out« in search. Evol Behav Sci 17(3), 345.
368 Platek SM et al. (2010): Optimal WHR activates reward. PLoS One 5(2):e9042.
369 Dixson BJ et al. (2010): Eye-tracking of preferences (WHR). Hum Nat 21:355–370.
370 Dixson BJ et al. (2007): Physique prefs in China. Am J Hum Biol 19(1):88–95. – Singh D (2011): Feminine shape & significance. Sex Roles 64:723–731.
371 Henss R (2000): WHR-evidence & methods. Pers Individ Dif 28(3):501–513.
372 Furnham A et al. (1997): WHR-replication/extension. Pers Individ Dif 22(4):539–549.
373 Singh D et al. (1995): Body weight, WHR, breasts & desirability. Ethol Sociobiol 16(6):483–507.
374 Marlowe F et al. (2005): Profile WHR in two societies. Evol Hum Behav 26(6):458–468.
375 Dixson BJ et al. (2007): Physique prefs in Cameroon. Arch Sex Behav 36:369–375.

376 Dixson BJ et al. (2007): Physique prefs in China. Am J Hum Biol 19(1):88–95.
377 Pazhoohi F et al. (2024): Cross-cultural WHR/SHR prefs. Adapt Hum Behav Physiol 10(1):1–17.
378 Singh D et al. (2007): Surgeons & WHR attractiveness. Pers Individ Dif 43(2):329–340.
379 Bovet J et al. (2019): WHR preferences-systematic review. Front Psychol 10:434825.
380 Singh D (1993): WHR & female attractiveness. Hum Nat 4:297–321.
381 de Jager S et al. (2018): Facial adiposity-health/attractiveness (review). Front Psychol 9:2562.
382 Levine JA et al. (1998): Chubby cheeks & visceral fat. N Engl J Med 339(26):1946–1947. – Estler A (2023): Cheek fat compartments by sex/age/BMI. Plast Reconstr Surg 152(4), 617e–627.
383 Fisher CI et al. (2014): Shape cues of adiposity & colour. Perception 43(6):499–508.
384 Wang GL et al. (2015): Attractiveness vs body fatness. PeerJ 3:e1155.
385 Lipowska M et al. (2022): Kids' views: obesity & happiness. BMC Pediatr 22:339.
386 Fisher CI et al. (2013): Pathogen disgust & weight cues. Pers Individ Dif 55(7):860–863. – Tinlin RM et al. (2013): Women's facial adiposity & health. Br J Psychol 104(2):235–248. – Han C et al. (2016): Facial attractiveness relates to BMI. Am J Hum Biol 28(3):352–355.
387 Reither EN et al. (2009): Yearbook faces predict health. Demography 46(1):27–41.
388 Coetzee V et al. (2009): Facial adiposity-health cue. Perception 38(11):1700–1711.
389 Volk AA et al. (2005): Low-weight infant cues & adoption. Infant Ment Health J 26(5):459–469.
390 Boothroyd L et al. (2018): Adaptation-like effects in weight prefs. (Preprint/Conf.).
391 Coetzee V et al. (2009): Facial adiposity-health cue. Perception 38(11):1700–1711.
392 Singh D (1993): Adaptive significance of female attractiveness. J Pers Soc Psychol 65(2):293–307.

3 Vorurteile, Mythen und Vereinfachungen über Schönheit

393 Ebd.
394 Krause J (2014): Schönheitssoziologie (Übersicht). Analyse & Kritik 36(1):153–176.
395 Jin Z et al. (2020): Hunger & male perception of female adiposity. Int J Obes 44(2):418–427.
396 Bovet J et al. (2015): Women's WHR over 2,500 years. PLoS One 10(4):e0123284.
397 Agarwal SK et al. (2009): WC measurement methodology. Obesity 17(5):1056–1061.
398 Kościński K (2014): Assessment of waist-to-hip ratio attractiveness in women – an anthropometric analysis of digital silhouettes. Arch Sex Behav 43:989–997.
399 Swami V et al. (2006): Rubens nudes vs WHR hypothesis. Imag Cogn Pers 26(1):139–147.
400 Singh D (2006): Hourglass-evolutionary theory. Clin Plast Surg 33(3):359–370. – Singh D (2002): WHR-health, fecundity, attractiveness. Neuroendocrinol Lett 23(4):81–91.
401 Hudson MJ et al. (2007): WHR of Jomon figurines. Antiquity 81(314):961–971.
402 Katzmarzyk PT et al. (2001): Playboy centerfolds 1978–1998. Int J Obes 25(4):590–592. – Hergovich A et al. (2015): Cross-cultural invariance in centerfolds. Curr Psychol 34:666–671.
403 Roberts A et al. (2017): Playboy weights 2000–2014. Body Image 20:16–19.
404 Ebd.
405 Cunningham MR et al. (1995): Cross-cultural agreement on female attractiveness. J Pers Soc Psychol 68(2):261–269. – Todorov A et al. (2008): Social dimensions from faces. Trends Cogn Sci 12(12):455–460.
406 GBE Bund (2023): BMI distribution Germany (www.gbe-bund.de).
407 Langellier BA et al. (2015): Self-perceived overweight disparities. Public Health Nutr 18(12):2115–125.
408 Robinson E et al. (2014): Exposure to obesity shifts norms. Int J Obes 38(5):663–667.
409 Gruber M et al. (2018): »Barbie-Doll-Syndrom« (Fallbericht). Neuropsychiatrie 32:44–49.
410 Dittmar H et al. (2006): Barbie images & girls' body image. Dev Psychol 42(2):283–292.
411 Fryar CD et al. (2018): Child obesity trends US. NCHS (Series). – Fryar CD (2020): Underweight prevalence-adults. NCHS E-Stats. – Fryar CD et al. (2020): Underweight prevalence-youth. NCHS E-Stats.
412 Harriger JA et al. (2019): Curvy Barbie acceptance. Body Image 30:107–113.
413 Dittmar H et al. (2006): Does Barbie make girls want to be thin? Dev Psychol 42(2):283.
414 Keery H et al. (2006): Maternal influences & adolescent weight concerns. J Psychosom Res 61(1):105–111.
415 Rice K et al. (2016): Barbie exposure & thin-ideal. Body Image 19:142–149.
416 Worobey J (2009): Barbie at 50-maligned? Eat Weight Disord 14:e219–e224.
417 Wenz A (2023): »Die meisten Leute überschätzen ihr Wissen grotesk.« Süddeutsche Zeitung (21.08.2023).

418 Appelhans Y (2024): Wo der Schönheitsdruck am größten ist. Tagesschau (22.09.2024).
419 Boothroyd LG et al. (2016): TV exposure & body size ideals. Br J Psychol 107(4):752–767.
420 Befort CA et al. (2012): Rural–urban obesity in US. J Rural Health 28(4):392–397.
421 Wang G et al. (2018): Raters' BMI & opposite-sex ratings. Obesity 26(3):522–530. – Speakman JR (2007): Assortative mating for obesity. Am J Clin Nutr 86(2):316–323.
422 Wolf N (2013): The Beauty Myth (Buch). Random House.
423 Schoemaker C (2004): Appraisal of Wolf's anorexia stats. Eat Disord 12(2):97–102.
424 Jussim L (2009): Accuracy of stereotypes. In: Handbook of Prejudice ... 199–227.
425 Dunkake I et al. (2012): Good looks, good grades? Z Soziol 41(2):142–161.
426 Gottschall J et al. (2008): Beauty emphasis in folktales. Hum Nat 19(2):174–188.
427 Ebd.
428 Ebd. – Gottschall J et al. (2005): Heroines' characterization trends. Evol Psychol 3(1), 147470490500300108.
429 Arnocky S et al. (2016): Envy mediates comparison-enhancement. Evol Psychol Sci 2:71–83.
430 Smith CB et al. (2025): Strength, mating success & costs. Evol Hum Behav 46(1):106647.
431 Noël A (1926): La chirurgie esthétique (Buch). Masson.
432 Martin PJ (2016): Suzanne Noël (Buch). Routledge.
433 Passot R et al. (1919): La chirurgie esthétique des rides. Presse Méd 27:258. – Naidu NS et al. (2021): Women plastic surgeons-survey. Aesthetic Plast Surg 45(5), 2464-2472.
434 Heilman ME et al. (1985): Attractiveness & corporate success. J Appl Psychol 70(2):379–384.
435 Rodgers RF et al. (2019): Beauty ideals & social influence. Body Image 31:273–279.
436 Gugutzer R (2007): Körperkult-Essay. bpb (Online).
437 Rest T (2016): Dünne Models-Empörung. SZ (Online).
438 Stephen ID et al. (2011): Carotenoids/melanin & health perception. Evol Hum Behav 32(3):216–227.
439 Mittnik A et al. (2018): Baltic prehistory genomes. Nat Commun 9(1):442.
440 Ju D et al. (2021): West Eurasian pigmentation variation. PNAS 118(1):e2009227118.
441 Gupta V et al. (2019): Skin typing overview. Clin Dermatol 37(5):430–436.
442 Jablonski NG et al. (2000): Evolution of skin coloration. J Hum Evol 39(1):57–106.
443 Lasisi T et al. (2023): Scalp hair as thermoregulation. PNAS 120(24):e2301760120.
444 Rhodes G et al. (2001): Averageness/symmetry in non-Western. Perception 30(5):611–625.
445 Little AC et al. (2012): Mixed-ethnicity face shape & attractiveness. Perception 41(12):1486–1496.
446 Stepanova EV et al. (2018): Skin tone & features in categorization. J Gen Psychol 145(1):1–20.
447 Rhodes G et al. (2005): Own-race/other-race/mixed attractiveness. Perception 34(3):319–340.
448 Wang CC et al. (2019): Ancient Caucasus genomes. Nat Commun 10(1):590.
449 DeBruine LM et al. (2008): Social perception of resemblance. Arch Sex Behav 37(1):64–77.
450 Govindaraju DR et al. (2019): Heterosis elucidation. PLoS Biol 17(4):e3000215. – Thornhill R et al. (1993): Averageness, symmetry & parasites. Hum Nat 4(3):237–269. – Rhodes G et al. (2001): Do averageness/symmetry signal health? Evol Hum Behav 22(1):31–46.
451 Lewis MB (2010): Why mixed-race perceived more attractive? Perception 39(1):136–138.
452 Doherty PC et al. (1975): Heterozygosity & immune surveillance (mice). Nature 256:50–52.
453 Roberts SC et al. (2005): MHC heterozygosity & attractiveness. Evol Hum Behav 26(3):213–226.
454 Dimitrov D et al. (2023): Beauty perception-review. Clin Dermatol 41(1):33–40.
455 Gründl M et al. (2012): Blue eyes stereotype. Aesthetic Plast Surg 36:234–240.
456 Burke D et al. et al. (2013): Own-race preference in attractiveness? Evol Psychol 11(4).
457 Monk EP et al. (2021): Returns to attractiveness by race/gender. Am J Sociol 127(1):194–241.
458 Lewis MB (2011): Race, attractiveness & sexual dimorphism. Pers Individ Dif 50(2):159–162.
459 Lewis MB (2012): Interracial marriage & attractiveness account. PLoS One 7(2):e31703.
460 Schunck R et al. (2016): Reich und schön? KZfSS 68(1):113. (dup. tag earlier).
461 Alter AL et al. (2006): Processing fluency & stocks. Proc Natl Acad Sci USA 103(24):9369–9374.
462 Hill ME (2002): Skin color & attractiveness (AA). Soc Psychol Q 65(1):77–91. – Hunter ML (2002): Light skin as social capital. Gend Soc 16(2):175–193.
463 Gendron J-P et al. (2017): Bariatric & cosmetic surgery-shifting rationales. Palgrave Handb Hist Surg (London):503–524.
464 Kitazawa T et al. (2022): Single eyelid & visual field. Ann Plast Surg 88(4):375–380.

465 Hwang HS et al. (2014): Single vs double eyelids-attractiveness. Aesthet Surg J 34(3):374–382.
466 Cunningham MR et al. (1986): Measuring the physical in attractiveness. J Pers Soc Psychol 50(5):925.
467 Vernon RJW et al. (2014): Modeling first impressions. Proc Natl Acad Sci USA 111(32):E3353–E3361.
468 Patel AA et al. (2022): Eye measures of attractiveness (EA women). Plast Reconstr Surg 150(5):1006–1014.
469 Kitazawa T et al. (2022): Impact of single eyelid on superior visual field. Ann Plast Surg 88(4):375–380. – Chong Y (2023): Double-eyelid blepharoplasty & forehead lines. Aesthet Plast Surg 47(6), 2425-2431.
470 Villa P-I (2008): Manipulationen am Körper. (Buch) S. 282. – Fromm K (2010): Anfänge der Schönheitschirurgie. SPIEGEL 21.04.2010.
471 Joseph J (1928): Nasenplastik und sonstige Gesichtsplastik: Atlas und Lehrbuch. Springer.
472 Stadthaus S (2004): Nur ein kleiner Nosejob. Der Freitag 23.04.2004.
473 Broer PN et al. (2012): Nasal aesthetics-cross-cultural. Plast Reconstr Surg 130(6):843e–850e.
474 Villanueva NL et al. (2019): Ethnic variation in nasal analysis. Plast Reconstr Surg 143(6):1179e–1188e. – Heiman AJ (2022): Regional nasal anatomy-systematic review. J Plast Reconstr Aesthet Surg 75(8), 2784–2795.
475 Villanueva NL et al. (2019): Ethnic rhinoplasty-considerations. Plast Reconstr Surg 143(6):1179e–1188e.
476 Springer IN et al. (2008): Gender & nasal shape. Plast Reconstr Surg 121(2):629–637.
477 Ebd.
478 Joseph J (1928): Nasenplastik und sonstige Gesichtsplastik: Atlas und Lehrbuch. Springer. S. 85.
479 Levin DT (2000): Race as visual feature. J Exp Psychol Gen 129(4):559–574.
480 Chiao JY et al. (2010): Race & empathic neural responses. Curr Biol 20(11):R478–R480.
481 Sangrigoli S et al. (2005): Reversing other-race effect (childhood). Psychol Sci 16(6):440–444.
482 Man JP et al. (2004): Why some countries publish more. Eur J Epidemiol 19(8):811–817.
483 Fulani L et al. (2014): Psychopathology of everyday racism & sexism. (Buch).
484 Zuckert R et al. (2005): Kant-ideal of beauty. Inquiry 48(2):107–130.
485 Zhao N et al. (2015): Attractiveness & trust. Soc Behav Pers 43(5):855–866. – Wilson RK et al. (2006): Beauty & expectations (trust game). Polit Res Q 59(2):189–198.
486 Wilson RK et al. (2006): Beauty & expectations (trust game). Polit Res Q 59(2):189–198.
487 Kim DY et al. (2021): Influencer trust-nuanced view. J Bus Res 134(-):223–232.
488 Cui X et al. (2019): Attractiveness vs moral beauty/goodness. Sci Rep 9(1):12152.
489 Ivtzan I et al. (2008): Beauty & self-actualisation. Eur J Psychol 4(4):34. – Langlois JH et al. (2000): Maxims or myths of beauty? Psychol Bull 126(3):390–423.
490 Meier BP et al. (2010): Agreeableness/extraversion & attractiveness. J Res Pers 44(2):293–296.
491 Bleske-Rechek A et al. (2010): Rivalry in women's friendships. Hum Nat 21(1):82–97.
492 Agthe M et al. (2010): Anti-attractiveness bias at work. J Exp Soc Psychol 46(6):1151–1154.
493 Dermer M et al. (1975): When beauty may fail. J Pers Soc Psychol 31(6):1168–1176.
494 Greitemeyer T (2020): Unattractive unaware of (un)attractiveness. Scand J Psychol 61(4):471–483.
495 Weber S et al. (2021): Attractiveness of narcissists. Self Identity 20(2):235–267.
496 Ritts V et al. (1992): Attractive students-expectations. Rev Educ Res 62(4):413–426.
497 Kleisner K et al. (2014): Perceived vs measured intelligence (men). PLoS One 9(3):e81237.
498 Denny K et al. (2008): Beauty & intelligence-mixed. Intelligence 36(6):616–618. – Kanazawa S et al. (2004): Why beautiful people more intelligent. Intelligence 32(3):227–243. – Jackson LA et al. (1995): Attractiveness & intellectual competence (meta). Soc Psychol Q 58(2):108–122.
499 Bouchard TJ et al. (1990): Twins reared apart-differences. Science 250(4978):223–228.
500 Purkey A (2011): Heritability of facial attractiveness. Thesis.
501 Cornwell RE et al. (2008): Parents' facial traits & offspring. Anim Behav 76(6):1843–1853.
502 Strenze T (2015): Intelligence & success. Handb Intell (405–413). – Grosz MP et al. (2023): Personality, intelligence & physical size vs social status-meta-analysis. Psychol Bull 149(2):140–165.
503 Lynn R (2010): Italy IQ north–south & outcomes. Intelligence 38(1):93–100.
504 Strenze T (2007): IQ & socioeconomic success (meta). Intelligence 35(5):401–426. – Schmidt FL (2004): GMA-attainment & performance. J Pers Soc Psychol 86(1):162–173.
505 Kanazawa S (2004): Beauty & intelligence. Intelligence 32(3):227–243.
506 Keller MC et al. (2013): Genetic correlation height–IQ. PLoS Genet 9(4):e1003451.

507 Beer A et al. (2008): Zero-acquaintance judgments. J Pers Assess 90(3):250–260.
508 Borkenau P et al. (2004): Thin slices-personality/IQ. J Pers Soc Psychol 86(4):599–614.
509 Borkenau P et al. (1995): Observable attributes as cues. J Pers 63(1):1–25. – Reynolds DAJ et al. (2001): Sounds & sights of intelligence. Pers Soc Psychol Bull 27(2):187–200.
510 Kleisner K et al. (2014): Perceived intelligence vs measured intelligence in men but not women. PLoS One 9(3):e81237.
511 Borkenau P et al. (2009): Extraversion after 50 ms exposure. J Res Pers 43(4):703–706.
512 Naumann LP et al. (2009): Personality from appearance. Pers Soc Psychol Bull 35(12):1661–1671.
513 Todorov A et al. (2015): Social attributions from faces (review). Annu Rev Psychol 66(1):519–545.
514 Sell A et al. (2009): Assessing strength/fighting ability. Proc R Soc B 276(1656):575–584.
515 Talamas SN et al. (2016): Blinded by beauty (academics). PLoS One 11(2):e0148284.
516 Langlois JH et al. (2000): Maxims or myths of beauty? Psychol Bull 126(3):390–423.
517 Kanazawa S (2011): IQ & physical attractiveness. Intelligence 39(1):7–14.
518 Mitchem DG et al. (2015): No IQ–attractiveness link. Evol Hum Behav 36(3):240–247.
519 Gignac GE et al. (2020): Costs of being very intelligent. Intelligence 81(1):101465.
520 Nettle D (2006): Schizotypy & mental health in creatives. J Res Pers 40(6):876–890.
521 Agthe M et al. (2010): Anti-attractiveness bias in organizations. J Exp Soc Psychol 46(6):1151–1154.
522 Li Y et al. (2022): Beauty premium/penalty (sharing). Int J Contemp Hosp Manag 34(3):929–950.
523 Dermer M et al. (1975): When beauty may fail. J Pers Soc Psychol 31(6):1168.
524 Gallucci NT et al. (1984): Too perfect-attraction. Psychol Rep 55(2):351–360.
525 Schmitt DP et al. (1996): Self-promotion & derogation tactics. J Pers Soc Psychol 70(6):1185.
526 Goetz CD et al. (2014): Sexual exploitability cues. Arch Sex Behav 43(6):999–1008.
527 Bendixen M et al. (2015): Self-promotion/derogation-revisit. J Soc Pers Relat 32(8):1056–1065.
528 Zagorsky JL (2016): Are blondes really dumb? Econ Bull 36(1):401–410.
529 Zuckert R et al. (2005): Boring beauty & universal morality-Kant on the ideal of beauty. Inquiry 48(2):107–130. – Croley JA et al. (2017): Villain dermatology-face of evil. JAMA Dermatol 153(6):559–564.
530 Huffmeijer R et al. (2020): Infant face attractiveness & dopamine. Physiol Behav 222:112937.
531 Gerritsen AE et al. (2008): Missing teeth-esthetic perception. Int J Prosthodont 21(2).
532 Hartung F et al. (2019): Responses to facial disfigurement. Sci Rep 9(1):8021.
533 Leventhal G et al. (1977): Attractiveness & sentencing. Psychol Rep 40(1):315–318. – Stewart JE (1980): Defendant attractiveness-trials. J Appl Soc Psychol 10(4):348. – Knox KN et al. (2023): Appearance & justice outcomes. PLoS One 18(10):e0291922.
534 Jamrozik A et al. (2019): More than skin deep. Psychol Aesthet Creat Arts 13(1):117.
535 Ebd.
536 Ackerman JM et al. (2009): Pox on the mind. J Exp Soc Psychol 45(3):478.
537 Rankin M et al. (2003): Abnormal appearance-functional impact. Plast Reconstr Surg 111(7), 2140–2146.
538 Workman CI et al. (2021): »Anomalous-is-bad« stereotype. Ann N Y Acad Sci 1494(1):3–17.
539 Stone A et al. (2019): Disfigured faces & disgust (ET). J Health Psychol 24(9):1191–1200.
540 Hartung F et al. (2019): Behavioural & neural responses to facial disfigurement. Sci Rep 9(1):8021.
541 Hess U et al. (2023): Wrinkles & person perception. Acta Psychol 241:104077.
542 Mangat DS et al. (2017): History of rhytidectomy. Facial Plast Surg 33(3):247–249.
543 Voss LD et al. (2000): Bullying-short pupils. BMJ 320(7235):612–613.
544 Nennstiel R et al. (2024): Grading bias-weight×gender. PLoS One 19(7):e0305703.
545 Steele CM et al. (1995): Stereotype threat. J Pers Soc Psychol 69(5):797–811.
546 Mazurkiewicz N et al. (2021): Humor & obesity stigma (women). Int J Environ Res Public Health 18(15):7974.
547 Schneickert C et al. (2020): Cultural capital & unattractiveness. Cult Sociol 14(1):80–105.
548 Ebd.
549 Bi W et al. (2020): Beauty vs unattractiveness premium (talks). Humanit Soc Sci Commun 7(1):1–9.
550 Aquino YSJ (2020): Is ugliness a pathology? Bioethics 34(4):431–441.
551 Klein M et al. (2023): Wirkmechanismen physischer Attraktivität. (Buch):43–62.
552 Marcus DK et al. (2003): Sex diffs-attractiveness judgments. Pers Soc Psychol Bull 29(3):325–335. – Wagstaff DL (2015): Face vs body by mating context. Evol Mind Behav 13(1):1–17.
553 Baron-Cohen S et al. (2004): Empathy quotient (ASD, sex diffs). J Autism Dev Disord 34(2):163–175.

554 Robinson MR et al. (2017): Genetic assortative mating. Nat Hum Behav 1(1):0016.
555 Coetzee V et al. (2014): Cross-cultural agreement (faces). PLoS One 9(7):e99629. – Brase GL et al. (2004): Mate value & self-esteem. Pers Individ Dif 36(2):471–484.
556 Coetzee V et al. (2014): Cross-cultural agreement (faces). PLoS One 9(7):e99629.
557 Tang Y et al. (2023): Children's self-evaluations (meta). Int J Behav Dev 47(6), 521–539.
558 Thornton B et al. (1991): Attractiveness, effectiveness & self-esteem. J Adolesc 14(1):85–98.
559 Diener E et al. (1995): Attractiveness & well-being. J Pers Soc Psychol 69(1):120–129.
560 Andreoletti C et al. (2001): Appearance & control beliefs. Pers Soc Psychol Bull 27(8):969–981.

4 Die Schönheitschirurgie zwischen »Body Positivity«, Voyeurismus und Wohlbefinden

561 Maisel A et al. (2018): Motives for cosmetic procedures. JAMA Dermatol 154(10):1167–1174.
562 Hedén P et al. (2009): Consulting for future-breast surgery. Aesthetic Plast Surg 33(3):388–394.
563 Parmeshwar N et al. (2018): Decision info sources. Cureus 10(6).
564 Deutsch E et al. (2003): Arztrecht, Arzneimittelrecht, Medizinprodukterecht und Transfusionsrecht. Berlin:186.
565 Prütting J (2016): Indikation bei wunschmedizinischen Maßnahmen. medstra (2016):78–82.
566 Deutsch E et al. (2003): Arztrecht, Arzneimittelrecht, Medizinprodukterecht und Transfusionsrecht. Berlin:186.
567 Saxena P et al. (2013): Stigma-breast implants. J Contemp Ethnogr 42(3):347–377.
568 Tam K-P et al. (2012): Attitudes to cosmetic-surgery patients. J Soc Psychol 152(4):458–479.
569 Ebd. – Coyne SM et al. (2023): Religiosity & cosmetic surgery. Psychol Relig Spiritual 15(3):449.
570 Saxena P et al. (2013): Stigma-breast implants. J Contemp Ethnogr 42(3):347–377.
571 Plasberg DE-F (2019): Neue Nase, neues Leben (TV). ARD Mediathek.
572 Bolton MA (2003): Abdominoplasty-body image & QoL. Plast Reconstr Surg 112(2):619–625.
573 Pavan C et al. (2017): Post-bariatric psych traits. Aesthetic Plast Surg 41(1):90–97.
574 Cash TF et al. (1996): Appearance Schemas Inventory. Cogn Ther Res 20(1):37–50.
575 Phillips KA et al. (1991): Body dysmorphic disorder. Am J Psychiatry 148(9):1138–1149.
576 Minty A et al. (2021): BDD prevalence-review. Glob Psychiatry Arch 4(2):130–154.
577 Andreasen NC et al. (1977): Dysmorphophobia. Am J Psychiatry 134(6):673–676.
578 Scharschmidt D et al. (2018): QoL in BTX/filler patients. Aesthetic Plast Surg 42(5):1119–1125.
579 Crerand CE et al. (2006): BDD & cosmetic surgery. Plast Reconstr Surg 118(7):167e–180e. – Bascarane S et al. (2021): Psych assess in cosmetic surgery. Indian J Plast Surg 54(1):008–019.
580 Pavan C et al. (2017): Psych traits in post-bariatric body-contouring patients. Aesthetic Plast Surg 41:90–97.
581 Sarwer DB et al. (2008): Bariatric pts-psych considerations. Plast Reconstr Surg 121(6):423e–434e.
582 Elfanagely O et al. (2022): Body-contouring PROs. Plast Reconstr Surg 149(6):1338–1347.
583 Elsaie LT et al. (2020): AGA-QoL. Dermatol Ther 33(4):e13799.
584 Tabolli S et al. (2013): AGA coping strategies. Am J Clin Dermatol 14(2):139–145.
585 Fitzpatrick S et al. (2011): Narcissism/perfectionism & surgery. Plast Reconstr Surg 127(6):176e–177e. – Napoleon A et al. (1993): Personalities in plastic surgery. Ann Plast Surg 31(3):193–208.
586 Lăzărescu G-M et al. (2023): Personality & willingness (meta). Front Psychol 14, 1241952.
587 Vally Z et al. (2020): Body appreciation & procedures. Perspect Psychiatr Care 56(2):330–337. – Park LE et al. (2009): Predicting interest in surgery. Body Image 6(3):186–193. – Sherry SB et al. (2004): Perfectionism & cosmetic thoughts. J Appl Biobehav Res 9(4):244–257. – Swami V et al. (2009): Acceptance of cosmetic surgery. Body Image 6(1):7–13. – Chegeni R et al. (2017): Dark triad & surgery. J Appl Biobehav Res 22(4):e12071. – Naami A et al. (2016): Predicting surgery tendency. Int J School Health 3(3):1–6. – Park LE et al. (2010): Appearance-based rejection sensitivity & cosmetic surgery acceptance. J Soc Clin Psychol 29(5):489–509. – Calogero RM et al. (2010): Predicting excessive concerns. Body Image 7(1):78–81.
588 Maio G (2007): Ist ästhetische Chirurgie Medizin? Handchir Mikrochir Plast Chir 39(3):189–194.
589 Toma T et al. (2018): Body-contouring after bariatric-QoL. Obes Surg 28(12):3333–3341.

590 Ebd. – Cintra W et al. (2008): Abdominoplasty post-bariatric-QoL. Obes Surg 18(6):728–732.
591 Bolton MA et al. (2003): Body image & QoL in abdominoplasty patients. Plast Reconstr Surg 112(2):619–625. – Berkane Y et al. (2023): Abdominoplasty/lower body lift QoL. Plast Reconstr Surg 153(6), 1101e-1110e. – Papadopulos NA et al. (2019): Liposuction-QoL. J Plast Reconstr Aesthet Surg 72(8):1363–1372.
592 Nielsen C et al. (2022): Depression vor/nach Abdominoplastik. J Plast Surg Hand Surg 56(6):381–386.
593 Papadopulos NA et al. (2019): QoL after aesthetic liposuction-prospective study. J Plast Reconstr Aesthet Surg 72(8):1363–1372.
594 Wang AT et al. (2023): PROs after breast reduction-meta-analysis. Aesthet Surg J 43(4):NP231–NP241. – Lin Y et al. (2021): QoL after reduction mammaplasty-review. Ann Plast Surg 87(1):107–112.
595 Mian S et al. (2020): Breast reduction & back pain-meta-analysis. Eur Spine J 29:497–502.
596 Findikcioglu K et al. (2013): Breast reduction & spine. Ann Plast Surg 70(6):639–642. – Sahin I et al. (2013): Posture after breast reduction. Aesthetic Plast Surg 37:549–553.
597 Ceber M et al. (2015): Mammaplasty & pulmonary function. Aesthetic Plast Surg 39:540–546.
598 Singh KA et al. (2010): Weight loss & QoL after reduction. Ann Plast Surg 64(5):585–587. – Brown JR et al. (2008): Health habits pre/post reduction. Ann Plast Surg 61(4):375–379.
599 Zaussinger M et al. (2022): Auto-augmentation mastopexy-BREAST-Q. Aesthetic Plast Surg 46(6):2723–2732.
600 Parsa KM et al. (2019): Personality before/after facial surgery. JAMA Facial Plast Surg 21(5):369–374. – Przylipiak M et al. (2019): Attractiveness after surgery-online study. J Cosmet Dermatol 18(1):296–300.
601 Reilly MJ et al. (2015): Facial rejuvenation & perceived traits. JAMA Facial Plast Surg 17(3):202–207.
602 Papadopulos NA et al. (2019): QoL after liposuction. J Plast Reconstr Aesthet Surg 72(8):1363–1372.
603 Wähmann MS et al. (2018): QoL after rhinoplasty-review. Aesthetic Plast Surg 42:1635–1647.
604 Molina B et al. (2015): Satisfaction after BTX-A glabellar treatment. J Eur Acad Dermatol Venereol 29(7):1382–1388.
605 Dayan SH et al. (2010): BTX-A & QoL/self-esteem. Dermatol Surg 36:2088–2097.
606 de Aquino MS et al. (2013): Minimally invasive-QoL. Aesthetic Plast Surg 37(3):497–503.
607 Schwartz GE et al. (1976): Facial muscle patterning & affect. Science 192(4238):489–491.
608 Finzi E et al. (2016): Emotional proprioception (BTX & depression). J Psychiatr Res 80:93–96. – Coles NA et al. (2019): Facial feedback meta. Psychol Bull 145(6):610.
609 Schulze J et al. (2021): BTX for depression-meta. J Psychiatr Res 135:332–340.
610 Ebd.
611 Dreher R et al. (2016): QoL & aesthetic surgery-meta. Plast Reconstr Surg Glob Open 4(9).
612 Papadopulos N et al. (2007): QoL after aesthetic surgery. J Plast Reconstr Aesthet Surg 60(8):915–921.
613 Margraf J et al. (2013): Well-being from the knife? Clin Psychol Sci 1(3):239–252.
614 von Soest T et al. (2011): 5-year psychosocial changes. Plast Reconstr Surg 128(3):765–772.
615 Ebd. – Kam O et al. (2022): Psych benefits of cosmetic surgery. J Nerv Ment Dis 210(7):479–485.
616 Kirkland A et al. (1996): Feminist cosmetic surgery. J Clin Ethics 7(2):151–159.
617 Testa G et al. (2012): Living donation vs cosmetic surgery. J Clin Ethics 23(2):110–117.
618 BSG (2019): B 1 KR 37/18 R. Urteil 27.08.2019.
619 BGH (2019): VI ZR 117/18. Urteil 29.01.2019.
620 Ault P et al. (2018): Scar massage-systematic review. Burns 44(1):24–38. – De Decker I (2022): Silicone gels for scars-meta. Burns 48(3):491–509.
621 Chopan M et al. (2020): Rhytidectomy-13 346 pts. Plast Reconstr Surg 145(6):1402–1408.
622 Stahl S et al. (2024): ERAS in aesthetic breast-PROs. Aesthetic Plast Surg 48(2):84–94. – Stahl S (2023): ERAS unter Sedation-early postop. Aesthetic Plast Surg 47(3):979–997.
623 Aljerian A et al. (2022): Liposuction complications-meta. Plast Surg 32(1), 19–32.
624 Ebd.
625 Kaoutzanis C et al. (2017): Lipo risks & combined cases. Aesthet Surg J 37(6):680–694.
626 Aljerian A et al. (2022): Liposuction complications-meta. Plast Surg 32(1), 19–32.
627 Skorochod R et al. (2022): Viscera perforation after lipo. Aesthetic Plast Surg 46(2):774–785.
628 Wormer BA et al. (2022): Brow lift risk with bleph. Ann Plast Surg 90(4), 288–293.
629 Layliev J et al. (2017): Rhinoplasty complications. Aesthet Surg J 37(7):757–767.
630 Gupta V et al. (2017): Aesthetic breast-major complications. Aesthet Surg J 37(5):515–527.

631 Ebd.
632 Chopan M et al. (2020): Rhytidectomy analysis in 13,346 patients. Plast Reconstr Surg 145(6):1402–1408.
633 Sadhra SS et al. (2017): Otoplasty complications-review. J Plast Reconstr Aesthet Surg 70(8):1083–1090.
634 Winocour J et al. (2015): Abdominoplasty risks & combos. Plast Reconstr Surg 136(5):597e–606e.
635 Beleznay K et al. (2014): Vascular compromise-fillers. J Clin Aesthet Dermatol 7(9), 37. – Friedman PM et al. (2002): NASHA gel safety. Dermatol Surg 28(6):491–494.
636 Keyes GR et al. (2008): Mortality in outpatient surgery. Plast Reconstr Surg 122(1):245–250.
637 BiB (2025): Müttersterblichkeit DE 1892–2023. (www.bib.bund.de).
638 Statista (2025): Verkehrstote DE 1950–2024. (de.statista.com).
639 Doll R et al. (2004): Smoking & mortality-50 yrs doctors. BMJ 328(7455):1519.
640 Zhao J et al. (2023): Daily alcohol & mortality. JAMA Netw Open 6(3):e236185. – Rehm J (2022): Drinking patterns & disease-free life. Lancet Reg Health Eur 19.
641 Abdelaal M et al. (2017): Obesity-morbidity & mortality. Ann Transl Med 5(7), 161.
642 Stalling I et al. (2024): Sex diffs physical function (older). BMC Public Health 24(1):1766.
643 Krause J et al. (2014): Schönheitssoziologie-ein Überblick. Analyse Krit 36(1):153–176.
644 Kowal M et al. (2022): Enhancing attractiveness-93 countries. Evol Hum Behav 43(6):455–474.
645 Duong L (2024): 35 Hair Dye & Hair Coloring Statistics of 2024. (scandinavianbiolabs.com).
646 Kowal M et al. (2022): Sex diffs in attractiveness investments. Int J Environ Res Public Health 19(7):3842.
647 Bonell S et al. (2021): Perceptions of women seeking surgery. PLoS One 16(9):e0257145.
648 Saxena P (2013): Managing stigma-women with breast implants. J Contemp Ethnogr 42(3):347–377.
649 Voracek M et al. (2006): Adult-media actresses-metrics. Arch Sex Behav 35(3):297–304.
650 Weeden J et al. (2007): Attractiveness & sexual behavior. Arch Sex Behav 36(1):79–88.
651 Papio MA et al. (2019): Dental & facial attractiveness-perceived traits. Am J Orthod Dentofacial Orthop 156(4):464–474.e1. – Kammeyer MD et al. (2007): Halo effect & religiosity. Intuition (BYU UG J Psychol) 23.
652 ISAPS (2023): Global survey on aesthetic procedures 2022. (www.isaps.org).
653 Maasen S (2005): Schönheitschirurgie-flexibles Selbstmanagement. In: Artifizielle Körper – lebendige Technik. Chronos:246.
654 Lundgreen P et al. (2009): Hochschulpersonal 1953–2005. – Destatis (2023): Hochschulpersonal 2023. (www.destatis.de).
655 Lenton AP et al. (2008): Online mate choice prefs. IEEE Trans Prof Commun 51(2):169–182.
656 Datta Gupta N et al. (2016): Beauty & well-being. J Happiness Stud 17(3):1313–1325.
657 Group SOE (2023): *JENKE. Das Schönheits-Experiment.* ProSieben. (www.prosieben.de). – Bild.de (2023): Peng, pffft – wenn der Brust die Luft ausgeht. (www.bild.de).
658 Wędrychowska-Szulc B et al. (2010): Ortho motivation. Eur J Orthod 32(4):447–452.
659 Staalesen T et al. (2013): Excess skin & desire for contouring. Obes Surg 23(10):1632–1644.
660 Giordano S et al. (2013): Discomfort due to redundant skin. J Plast Reconstr Aesthet Surg 66(7):950–957. - Elander A (2019): Aspects of excess skin. Surg Obes Relat Dis 15(2):305–311.
661 Kowal M et al. (2022): Enhancing physical attractiveness-93-country study. Evol Hum Behav 43(6):455–474.
662 Russell R et al. (2019): Differential effects of makeup on perceived age. British Journal of Psychology 110(1):87–100.
663 Idema CL et al. (2019): Weight perception & self-rated health. Prev Med 120:34–41.
664 Latham K et al. (2013): Self-rated health & morbidity onset. J Gerontol B 68(1):107–116.
665 Wettstein M et al. (2021): Subjective age buffers stress. Psychol Aging 36(3):322–330. – Alonso Debreczeni F et al. (2021): Subjective age meta. J Gerontol B 76(3):471–482.
666 Shen X et al. (2024): Multi-omics dynamics. Nat Aging 4(11), 1619–1634.
667 Pinquart M et al. (2021): Subjective age-meta. Psychol Aging 36(3):394.
668 Shao J et al. (2020): Feeling younger-better memory. Aging Ment Health 24(1):73–80.
669 Wettstein Met al. (2023): Subjective age-cohort change. Psychol Sci 34(6), 647–656.
670 Brunet Aet al. (2023): Stem cells & ageing. Nat Rev Mol Cell Biol 24(1):45–62.
671 Maio G (2007): Ist ästhetische Chirurgie noch Medizin? Ethische Kritik. Handchir Mikrochir Plast Chir 39(3):189–194.
672 Brunet A et al. (2023): Ageing & rejuvenation of tissue stem cells and their niches. Nat Rev Mol Cell Biol 24(1):45–62.
673 MacGregor FC (1970): Dentofacial disfigurement-implications. Angle Orthod 40(3), 231–233.

674 Moss TP (2005): Disfigurement severity vs adjustment. Body Image 2(2):151–159.
675 Rumsey N et al. (2004): Body image & disfigurement-interventions. Body Image 1(1):83–97.
676 Meyer-Marcotty P et al. (2010): Cleft lip-looked at differently. J Dent Res 89(4):400–404.
677 Williams KD et al. (1998): Silent treatment. Group Process Intergroup Relat 1(2):117–141.
678 Chung KY et al. (2019): Stigma-cleft in low-resource areas. Plast Reconstr Surg Glob Open 7(10), e2487.
679 Shields A et al. (2024): Stigma toward acne. JAMA Dermatol 160(1):93–98.
680 Jovanovic J et al. (1989): Attractiveness & adolescent adjustment. J Adolesc 12(2):225–229.
681 Westfall RS et al. (2019): Just-world belief & attractiveness. Psychol Rep 122(2):536–549.
682 Major B et al. (1984): Praise attributions & attractiveness. Pers Soc Psychol Bull 10(1):43–50.
683 Gupta ND et al. (2016): Beauty in mind-effects of physical attractiveness on well-being. J Happiness Stud 17(3):1313–1325.
684 Datta Gupta N et al. (2016): Beauty in mind-physical attractiveness & well-being. J Happiness Stud 17:1313–1325. – Umberson D (1987): Attractiveness, achievement, well-being. Soc Psychol Q 50(3):227–236.
685 Feingold A (1992): Good-looking-what we think. Psychol Bull 111(2):304–341.
686 Golle J et al. (2014): Smiling & attractiveness. Cogn Emot 28(2):298–310.
687 Joseph J (1928): Nasenplastik und sonstige Gesichtsplastik: Atlas und Lehrbuch. Springer.
688 Schmid B (2008): Schnitt für Schnitt. SZ-Magazin.
689 Wenz A (2023): Körper als gestaltbares Objekt. Süddeutsche Zeitung.
690 Ebd.
691 Cock E (2015): Tagliacozzi & lost history. Soc Hist Med 28(1):1–21.
692 Forbes GB et al. (2007): Beauty ideals & oppressive beliefs. Sex Roles 56(4):265–273.
693 Hakim C (2010): Erotic capital. Eur Sociol Rev 26(5):499–518.
694 Morgan KP (1991): Cosmetic surgery & colonization. Hypatia 6(3):25–53. – Heyes CJ (2016): Cosmetic surgery: a feminist primer. (Buch).
695 Schmidt KW et al. (2006): Es ist ziemlich teuer, authentisch zu sein –Umgestaltung & Integrität.
696 Bonell S et al. (2020): When (fake) beauty turns ugly. Curr Psychol 41(8), 5444–5457.
697 Slicer D (1995): Reshaping the Female Body. (Buch). Blum V (2003): Flesh Wounds. (Buch).
698 Maio G (2007): Ist ästhetische Chirurgie noch Medizin? Ethische Kritik. Handchir Mikrochir Plast Chir 39(3):189–194.
699 Hendrie CA et al. (2012): Teeth as ornament displays signalling mate quality. PLoS One 7(7):e42178.
700 Schunck R et al. (2016): Reich und schön? Kölner Z Soziol Sozpsychol 68(1):113.
701 Orland B et al. (2005): Artifizielle Körper (Buch).
702 Kirkland A (1996): Working within contradiction-feminist cosmetic surgery. J Clin Ethics 7(2):151–159.
703 Kim SY et al. (2017): Whipple ≥80 J-meta. HPB 19(6):475–482.
704 BSG (2016): B 1 KR 35/15 R. Urteil 08.03.2016.
705 Ramsey S et al. (2009): Pubic hair & sexuality (rev). J Sex Med 6(8):2102–2110. – DeMaria AL et al. (2013): Pubic hair grooming among low-income Hispanic, Black & White women. Body Image 10(2):226–231. – Herbenick D et al. (2013): Pubic hair removal-diary. J Sex Med 10(3):678–685. – Craig LK et al. (2019): Pubic hair-cross-cultural. Cross-Cultural Res 53(2):215–237.
706 Ramsey S et al. (2009): Pubic hair & sexuality-review. J Sex Med 6(8):2102–2110. – Blakemore C (2001): Oxford Companion to the Body. (Buch). – Herbenick D et al. (2010): Pubic hair removal (US). J Sex Med 7(10):3322–3330.
707 Yaycı E (2016): Pubic hair removal (Muslim women). Basic Clin Sci 3(4):39–44.
708 Butler SM et al. (2015): Pubic hair prefs & symptoms. J Sex Med 12(1):48–58.
709 Basow SA et al. (1998): Women & body hair attitudes. Psychol Women Q 22(4):637–645.
710 Dixson BJ et al. (2012): Beards-status/aggressiveness. Behav Ecol 23(3):481–490.
711 Clerico C et al. (2017): Labia minora-anatomy/aesthetics. Aesthetic Plast Surg 41(4):714–719. – Radman HM (1976): Labia minora hypertrophy. Obstet Gynecol 48(1 Suppl):78S–79S. – Hayes JA et al. (2021): Basis of labiaplasty-datasets. ANZJOG 61(3):331–338.
712 Kreklau A et al. (2018): »Normal« vulva measurements. BJOG 125(13):1656–1661.
713 Goodman MP (2009): Female cosmetic genital surgery. Obstet Gynecol 113(1):154–159.
714 Sasson DC et al. (2022): Labiaplasty-stigma persists. Aesthet Surg J 42(6):638–643.
715 Flegal KM et al. (2012): US obesity prevalence. JAMA 307(5):491–497.
716 Kalaaji A (2022): QoL & rejuvenation in female genital surgery. Plast Aesthet Regen Surg Fat Grafting:1465–1480.
717 Sorice-Virk S et al. (2020): Labiaplasty-symptoms. Plast Reconstr Surg 146(3):526–536.

718 Kalaaji A et al. (2019): FCGS-motivation & satisfaction. Aesthet Surg J 39(12):1455–1466.
719 Sorice-Virk S et al. (2020): Labiaplasty-symptoms. Plast Reconstr Surg 146(3):526–536.
720 Sharp G et al. (2017): Labiaplasty-psych outcomes. Aesthet Surg J 37(3):324–331.
721 Übersetzung des Verfassers, Originalwortlaut unter https://www.thegreatwallofvulva.com/about/.
722 Orland B (2005): Artifizielle Körper – lebendige Technik. Chronos.
723 Gugutzer R (2007): Körperkult und Schönheitswahn – Essay. bpb.de.
724 Mastroianni AM et al. (2023): Illusion of moral decline. Nature 618(7966), 782–789.
725 Ebd.
726 Robins G (1993): Women in Ancient Egypt. (Buch).
727 Larsson L et al. (2019): Sarcopenia review. Physiol Rev 99(1):427–511.
728 Aspernäs J et al. (2023): Subjectivism, relativism & bullshit receptivity. J Res Pers 108:104394.
729 Nilsson A et al. (2019): Bullshit receptivity & ideology. Pers Soc Psychol Bull 45(10):1440–1454.
730 Maio G (2007): Ist ästhetische Chirurgie noch Medizin? Ethische Kritik. Handchir Mikrochir Plast Chir 39(3):189–194.
731 Kettner M (2006): Wunscherfüllende Medizin. Ethik Med 18(1):81–91.
732 Jamrozik A et al. (2019): Judgments of individuals with facial disfigurement. Psychol Aesthet Creat Arts 13(1):117. – Parsa KM et al. (2019): Personality perception before & after facial cosmetic surgery. JAMA Facial Plast Surg 21(5):369–374. – Przylipiak M et al. (2019): Attractiveness after aesthetic surgery-online photo study. J Cosmet Dermatol 18(1):296–300. – Reilly MJ et al. (2015): Facial rejuvenation & perceived traits. JAMA Facial Plast Surg 17(3):202–207. – Nellis JC et al. (2017): Face-lift surgery & social perception. JAMA Facial Plast Surg 19(5):367–372. – Nellis JC et al. (2018): Rhinoplasty & perceived attractiveness, success & health. JAMA Facial Plast Surg 20(2):97–102.
733 Edelhoff J (2024): Das glänzende Geschäft mit Zahnspangen. Tagesschau (16.05.2024).
734 Villa P-I (2008): Manipulationen am Körper als Technologien des Selbst. S. 282.
735 Plasberg DE-F (2019): Neue Nase, neues Leben – wie gefährlich ist der Boom?
736 Ouassil SE (2024): Wer altert schneller? SPIEGEL (18.04.2024). (spiegel.de)

Schlusswort: Mehr Schönheit und Ehrlichkeit wagen!

737 Plasberg DE-F (2019): Neue Nase, neues Leben – wie gefährlich ist der Boom? – Denadai R et al. (2015): Aesthetic surgery reality TV & public perception. Aesthetic Plast Surg 39:1000–1009. – NDR (2024): Glücklich operiert? (S01/E03). (ardmediathek.de).
738 Künstler WE (1942): Aesthetic operations history. Bull Hist Med 12(1):27–69. Keil G (1978): Geschichte der plastischen Chirurgie. (Buch). – Gurunluoglu R et al. (2001): Paulus Aegineta & plastic surgery. Plast Reconstr Surg 108(7):2072–2079.
739 Walster E et al. (1966): Attractiveness in dating. J Pers Soc Psychol 4(5):508–516. – Strauss A (1946): Ideal vs chosen mate. Am J Sociol 52(3):204–208. – Kirkpatrick C (1951): Attractiveness, age & marital adjustment. Am Sociol Rev 16(1):81–86. – Perrin FA (1921): Physical attractiveness & repulsiveness. J Exp Psychol 4(3):203-217.